健康界图书

健康界

与您共建学习型医院

CN-HEALTHCARE
BOOKS

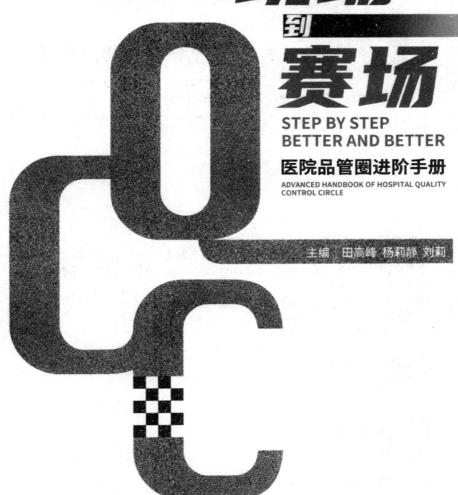

从现场到赛场

赛场

STEP BY STEP
BETTER AND BETTER

医院品管圈进阶手册

ADVANCED HANDBOOK OF HOSPITAL QUALITY
CONTROL CIRCLE

主编 | 田高峰 杨莉静 刘莉

中国出版集团

中译出版社

图书在版编目（CIP）数据

从现场到赛场: 医院品管圈进阶手册 / 田高峰, 杨莉静, 刘莉主编.—
北京: 中译出版社, 2023.8
　　ISBN 978-7-5001-7499-8

Ⅰ. ①从…　Ⅱ. ①田…　②杨…　③刘…　Ⅲ. ①医疗质量管理－手册
Ⅳ. ①R197.323.4-62

中国国家版本馆CIP数据核字（2023）第151493号

出版发行 / 中译出版社
地　　址 / 北京市西城区新街口外大街28号普天德胜大厦主楼4层
电　　话 /（010）68359827, 68359303（发行部）；68357328（编辑部）
邮　　编 / 100044
传　　真 /（010）68357870
电子邮箱 / book@ctph.com.cn
网　　址 / http://www.ctph.com.cn

策划编辑 / 于建军
责任编辑 / 于建军
封面设计 / 龙　惠　张　婕

排　　版 / 李　平
印　　刷 / 北京久佳印刷有限责任公司
经　　销 / 新华书店

规　　格 / 710毫米 × 1000毫米　　1/16
印　　张 / 27.75
字　　数 / 350千字
版　　次 / 2023年8月第1版
印　　次 / 2023年8月第1次

ISBN 978-7-5001-7499-8　　　　　　　　**定价：86.00元**

编 委 会

推荐序
一

在医院高质量发展要求精细化管理持续深入开展的过程中，品管圈的应用越来越广泛，推广成果越来越显著，不仅可以提高医院精细化管理水平，也能充分激发医护人员的潜能，提升发现问题和解决问题的能力。作为全面质量管理的重要管理工具，近十年国内医院品管圈活动开展得如火如荼，成为持续改进医疗质量与安全的重要手段，逐步在医疗质量、医疗服务，医疗技术、行政、后勤等得到运用和推广。

医疗健康领域的全国医院品管圈大赛自2013年开始举办，截至2022年底已连续成功举办十届。全国共有31个省份的医院逾百万名医护人员参与，产出数万个质量改进项目，极大地促进了品质管理工具在医院管理领域的应用。

但因我国工业化进程发展时间短、区域经济和医疗发展不平衡，造成医院品管圈推行的深度和广度参差不齐，主要原因有以下几点：第一，由于历史原因，近几十年我国医疗行业才进入广泛运用质量管理工具的快速发展阶段；第二，中国地理区域广阔、人口众多，各区域经济发展、医疗水平差异大，导致各区域医院品管圈导入时间不一、推动效果千差万别；第三，由于医院规模、发展历程、经营状况、医院文化、领导班子重视度等原因，即使同一区域的医院，品管圈推行的深度、广度也有很大差别。因此，品管圈推行助力医院高质量发展还有很大的提升空间。

这是一本非常难得的品管圈实战的好书，该书也是田高峰、杨莉静老师团队多年咨询辅导医院经验的结晶。书中详细地介绍了品管圈的国内外历史发展的状况、品管圈七大手法、品管圈十大步骤、医院品管圈如何推动以及国家级、省级医院品管圈大赛经验分享，更难能可贵的是作者精心挑选出六篇国家级、省级医院品管圈大赛一二等奖的优秀案例供读者学习参考。

衷心希望品管圈在全国各地医院开花结果，希望这本书能为中国医院管理职业化、同质化、系统化发展贡献一份力量。

高州市人民医院党委书记

2023年7月

推荐序二

　　"进入新时代，踏上新征程"，中国医疗卫生健康事业已全面步入高质量发展快车道，为加快建立健全现代医院管理制度，国家陆续出台了许多配套政策与措施，大力支持与鼓励医院体系创新、技术创新、模式创新、管理创新，大力促进医院"三转变、三提高"，品管圈的广泛应用更是为这类活动提供了一个很好的现代品质管理工具。"天下大事必作于细"，品管圈的核心理念就是"细"，本质上就是在医疗服务质量管理细节处、敏感点既安装"安全锁"，也密织"满天星"，更杜绝"风险点"。

　　坚持以人民健康为中心，必须紧紧围绕"权责清晰、管理科学、治理完善、运行高效、监督有力"等现代医院管理制度的主要目标及重点任务，品管圈是一个严谨且活泼的必备质量管理工具；坚持着力"人才、内涵、精细、党建"等医院高质量发展关键点，品管圈是一个实用且高效的必备精益管理工具；常言道"真相在现场"，品管圈是一个贴近基层更贴近人心的必备精细管理工具。

　　读罢此书意犹未尽，我有必要向同行分享读后感。此书既有品管圈完整全面系统的理论解析，也有品管圈理念、路径、方法的详细点拨，更有品管圈经典实践案例的具体分享，可以说此书是当前医院深入推进高质量发展、实践现代医院管理制度的一本必备工具书，是现代医院做深做实做亮品管圈工作的一部最佳辅导教材！

该书由医管实战专家田高峰和杨莉静老师及其团队合作完成，是他们丰富品管圈实战经验的结晶，相信该书不仅能让业内读者深入浅出地了解和掌握品管圈的工具、方法，同时书中展示的优秀案例也能让业内同行学习和借鉴。这一套科学、实用的管理体系推行的方法和技巧值得大家一起学习，希望广大医管同仁能将品管圈理论深入实践，与时俱进，为医疗卫生健康事业的高质量发展做出自己更大的贡献。

中国医院协会县（市）医院分会副主任委员

成都市新都区人民医院党委书记

2023年7月

前 言

  著名管理大师彼得·德鲁克说过，医院是世界上最复杂的组织。医院管理涉及十余个不同的管理方向，如医疗质量管理、医院人力资源管理、医患沟通管理、医院职能管理、医疗信息管理、护理管理、药事管理、临床试验室管理、病案管理、医院后勤管理、医院文化管理等。从运营角度来讲，部门、科室有几十个甚至上百个，临床诊疗流程有几十甚至上百种，物资种类达到成千甚至上万种，在这样复杂的组织管理中，要兼顾质量、安全、成本、效率、患者满意等目标，实属不易。如果医院没有科学的管理体系、管理方法、管理工具以及职业化的管理团队，其管理水平就会跟不上医院发展要求，成为制约医院高质量发展的关键因素。

  一个优秀的医院管理者需要多年实践和工作经验的积累，更需要掌握一系列科学的管理方法和管理工具。品管圈是其中必备的一种，它不仅是科学的质量管理工具和管理方法，更是一种在工作中实现有效交流的语言、一套质量管理的思维体系、一种改善的文化。

  在国家卫生健康委员会医政司的大力支持下，通过全国医务人员的共同努力，全国共有8000余家大中型医院，10万个品管圈圈组开展了质量管理工具的运用，100多万名医务工作者投入到应用品管圈等多维管理工具持续改进医疗质量的行列，产出国家专利近千项，核心论文8000多篇，出版专著教材15部。多维管理工具运用已经实现全面覆盖，成功举办多届的全国医院品管圈大赛在不断提升医疗质量与医疗安全管理水平，为推动公立医院实现高质量发展、实现"健康中国"战略贡献力量。

为了让更多行业同仁了解品管圈的发展历程，系统了解问题解决型品管圈的方法、工具及步骤，让国内更多的医院有效系统地推行品管圈，并且能够在国家级、省级医院品管圈大赛中脱颖而出，我们编写了这本书。全书分为七章，不仅详细讲述品管圈的理论知识，更结合临床实践案例，实现理论与实践相结合，简单易懂，使学者在学习品管圈的道路上少走弯路，节约宝贵的时间。此外，本书还专门详细地介绍了医院推行品管圈避坑指南，通过总结多年的国内咨询项目实战经验，将成功推行品管圈的前提要素、品管圈推行步骤、详细的表单及推行案例——列举。在最后一章，我们精心挑选近两年获得国家级、省级医院品管圈大赛一等奖和二等奖的案例，供读者学习、参考。

本书不仅是编者团队多年品管圈实战经验的总结，也是各位品管圈前辈努力的结果，感谢他们不遗余力地推动品管圈，我们是站在品管圈前辈巨人的肩膀上前进。

感谢成都市新都区人民医院党委书记古翔儒书记、曾小琴副院长，高州市人民医院党委书记车斯尧书记对图书内容定位提出的真知灼见；感谢高州市人民医院、佛山市妇幼保健医院对本书的支持，感谢两家医院提供了国家级、省级医院品管圈大赛一等奖和二等奖的案例。感谢高州市人民医院苏冰莲、李坤浪、赖沛伦、陈翠玲、刘俏贤、韦华、凌晓明、梁志敏、黄婷、崔建凤、范婷、谢亮、陈海文和佛山市妇幼保健医院冯锦屏、卢德梅、王丽娟、林秀贤、黄芳、邬锦茹、饶珈铭、陈宝珊、毛肖萍、何雪梅、贺汤菁，感谢大家提供的素材与帮助。健康界图书团队为本书的及时出版做出了贡献。

限于编者水平，书中内容难免存在疏忽或纰漏，恳请专家和读者及时指正，欢迎读者朋友一起探讨交流。

田高峰　杨莉静

2023年7月

目 录

赛篇：真知即真行

知篇

知是行之始

品管圈把以往的经验管理、粗放管理转化成科学管理和精细化管理，实现了定性管理到定量管理的转变，是推动医疗质量和安全持续改进的工具。品管圈从诞生到今天被广泛推广、应用，是数位关键人物的不断完善、创新与推广的结果。

第一章

从头认识品管圈

我国从1979年开始，由中国质量协会举办每年一次的全国性品管圈小组发表大会。截至2018年10月，我国累计注册质量管理小组4200余万个，创造可计算经济效益近一万亿元。

目前，全国质量管理小组活动已建立起由中华全国总工会、中华全国妇女联合会、中国科学技术协会和中国质量协会联合推进，各地方和行业质量协会全面支持的组织网络和工作体系，搭建了以中央企业质量管理小组成果发表赛、创新大赛，各地方、行业质量管理小组发表赛等为载体，形式多样的成果交流推广平台。该活动已在电力、通信、烟草、建筑、航天、医疗等国民经济领域蓬勃开展，有效地提升了人员素质，激发了人员的积极性与创造力，推动组织改善质量、降低消耗、提升绩效，帮助组织真正实现质量变革、效率变革、动力变革。

医疗健康领域的全国医院品管圈大赛自2013年开始举办，截至2021年底已连续成功举办9届。全国共有31个省份的医院逾百万名医护人员参与，产出数万个质量改进项目，极大地促进了品质管理工具在医院管理领域的应用。

品管圈的起源与概念

概念和主题类型

品管圈的概念

品管圈（Quality Control Circle，以下简称QCC）就是由相同、相近或互补性质的工作场所的人们自动、自发组成数人一圈的小圈团体（又称"质量管理小组""QC小组"，一般6人左右），团队合作、集思广益，按照一定的活动程序来解决工作现场、组织管理等方面所发生的问题及课题。它是一种比较活泼的质量管理形式，目的在于提升产品质量和提高工作效率。

品管圈具有五个特点：

1.同一工作场所，工作性质相同、相近或相关的人组圈，针对所选定部门的内部问题。

2.以自下而上、自动自发的精神，通过头脑风暴、群策群力，借助团队的力量。

3.按照一定的活动程序，运用科学统计工具及各种品管手法（旧七大手法、新七大手法）。

4.解决工作现场质量、安全、效率、成本、时间等方面的问题及课题。

5.一线员工获得参与感、满足感和成就感，学习并运用管理工具来解决实际问题，通过改善活动获得物质和精神激励，形成改善文化的氛围。

品管圈的主题类型

品管圈主要包括问题解决型和课题达成型两大主题类型。

问题解决型品管圈的目的是解决工作现场存在的不良问题，存在问题的工作现场与现行标准的工作现场相比有差距，通过原因分析、要因评价及真因验证，最后对真因进行对策拟定，制定改善对策，以改善现状，使工作现场达到规定的要求或标准。

课题达成型品管圈的目的是创新业务或在既有业务基础上打破现状，所选主题通常以前不曾有过，不是针对工作现场存在的问题进行改善活动。

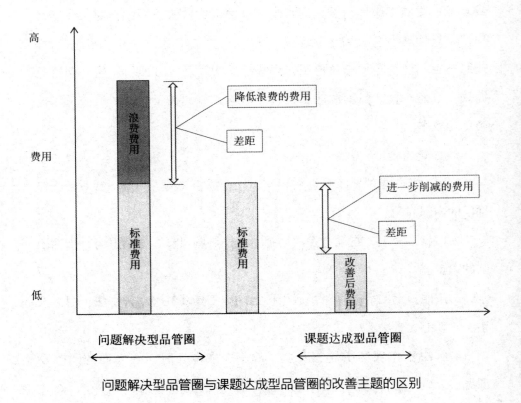

问题解决型品管圈与课题达成型品管圈的改善主题的区别

两类品管圈的改善步骤也存在明显不同。问题解决型品管圈主要探索问题改善的重点，寻找要因、真因，制定对策，解决问题；课题达成型品管圈主要探索改善主题的最佳方案。

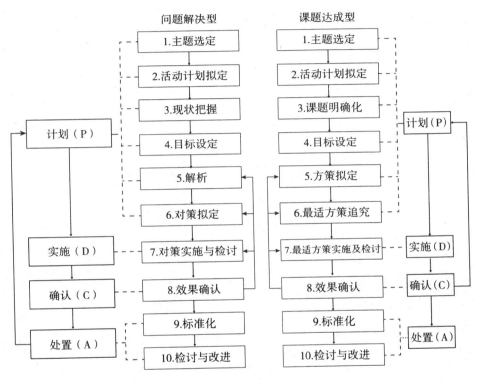

两种品管圈的改善步骤及关系

判断该品管圈的主题是问题解决型还是课题达成型可以以问题是否发生为依据。

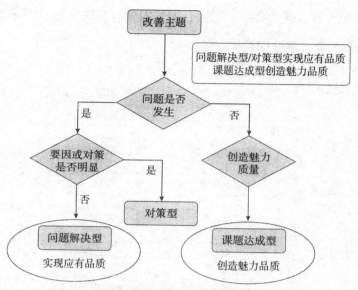

判断品管圈主题类型的方法

品管圈的发展历程

品管圈的起源

品管圈的理论基础是美国统计学家、管理学家戴明（William Edwards Deming）的统计方法课程和美国管理学家朱兰（Joseph Moses Juran）的质量管理课程。

品管圈是由日本石川馨博士于1962年所创，国内多称之为"质量管理小组"。1962年4月，石川馨在"日本科学技术联盟"发行的《现场与QC》杂志创刊词中提倡："以现场领班为中心，组成一个圈，共同学习品管手法，使现场工作成为品质管理的核心。"

1963年，第一届品管圈发表大会在日本仙台举办。此后，品管圈活动在日本各企业间如火如荼地开展起来。很多学者认为，品管圈就是日本产品品质保证的秘诀。

美国著名管理学家戴明曾说："我认为日本产品质量迅速提升，日本人民生活水平飞快提高，都是品管圈起了巨大作用而获得的成果！"

品管圈为日本企业界带来了巨大的利益，取得了很好的成果。随后，韩国、巴西、泰国、新加坡等国家也相继实施、推行品管圈活动。目前，全球有近百个国家和地区开展品管圈活动。

全球范围内开展品管圈活动的国家和地区

亚洲		大洋洲		3	科特迪瓦	8	法国
1	孟加拉国	1	澳大利亚	4	埃及	9	德国
2	中国	2	斐济	5	埃塞俄比亚	10	希腊
3	印度	3	新西兰	6	加纳	11	荷兰
4	印尼	美洲		7	肯尼亚	12	匈牙利
5	伊朗	1	阿根廷	8	马达加斯加	13	爱尔兰
6	以色列	2	巴西	9	模里西斯	14	意大利
7	日本	3	加拿大	10	莫桑比克	15	列支敦士登
8	韩国	4	智利	11	尼日利亚	16	北马其顿
9	马来西亚	5	哥伦比亚	12	塞内加尔	17	挪威
10	尼泊尔	6	哥斯达黎加	13	南非	18	波兰
11	巴基斯坦	7	古巴	14	坦桑尼亚	19	葡萄牙
12	菲律宾	8	厄瓜多尔	15	突尼斯	20	罗马尼亚
13	新加坡	9	危地马拉	欧洲		21	俄罗斯
14	斯里兰卡	10	墨西哥	1	奥地利	22	斯洛文尼亚
15	中国台湾地区	11	秘鲁	2	比利时	23	西班牙
16	泰国	12	美国	3	保加利亚	24	瑞典
17	土耳其	13	委内瑞拉	4	塞浦路斯	25	瑞士
18	沙特阿拉伯	非洲		5	捷克	26	英国
19	越南	1	阿尔及利亚	6	丹麦	27	南斯拉夫
		2	布基纳法索	7	芬兰		

品管圈在中国的发展

中国台湾地区是东南亚第一个有规模地推广品管圈的地区。1967年，中国台湾地区数家工业公司开始推广品管圈活动。

1977年，机械部以北京内燃机总厂为代表的一批试点企业邀请日本质量管理专家来中国讲学。同时，国内一批专家、学者也致力于介绍和传播国外全面质量管理的科学知识。

1978年9月，北京内燃机总厂诞生第一个QC小组，活动名称为"质量小组"，并在全国第一次QC小组代表会议上向全国工业企业职工发出了《关于工业企业职工开展QC小组活动的倡议书》。

20世纪70年代末、80年代初，时任国家经委副主任的袁宝华先后访问了英国、法国、日本、美国、联邦德国、瑞士、奥地利等国家，系统考察了这些国家企业管理的情况，深感我国企业管理水平与发达国家的先进水平相比差距之大。

1979年，在袁宝华等人的推动下，中国质量管理协会正式成立，2001年更名为"中国质量协会"（简称"中国质协"）。如今，中国质量协会已经成长为国内最权威、国际上具有重大影响力的质量、品牌组织之一。

1979年8月，北京召开了全国第一次QC小组代表会议。随后，全国QC小组每年召开一次全国代表会议。

1985年，中国质量管理协会QCC工作委员会成立，具体负责QCC工作的研究、指导和推进。

2002年4月，中国质量协会正式下发《关于开展"创新型"课题QC小组活动的意见》，"创新型"课题QC小组纳入推进轨道。

2006年2月，中国质量协会下发《开展"创新型"课题QC小组活动实施指导意见》。

2016年8月，中国质量协会组织制定的《质量管理小组活动准则》团体标准正式发布，并于当年11月实施。

全球瞩目的中国医院品管圈

品管圈作为一种质量管理方式，近年来在医院的医疗质量持续改进过程中，得到了深度而广泛的运用，并于2016年被国家卫生和计划生育委员会明确写入《医疗质量管理办法》，要求医疗机构熟练运用品管圈等医疗质量管理工具开展医疗质量管理与自我评价。

目前，品管圈在中国、日本、马来西亚、新加坡和韩国等地的医院中已被广泛应用，效果显著。其中，在中国台湾地区的医疗服务领域，品管圈是各医院最重要、最普及的医疗质量管理手法。

中国台湾地区医疗品管圈的开展

1999年，台湾地区"财团法人医院评鉴暨医疗质量策进会"开始筹划第一届医品圈发表暨竞赛活动。经过两次筹备会议，2000年3月30日，由台湾地区公卫医管与行政界代表、医疗临床界代表及产业管理专家代表等10人，正式筹组第一届医品圈评审团，并于当年4月正式公告开办第一届医品圈发表暨竞赛活动。

至今为止，医品圈发表暨竞赛活动在中国台湾地区已举办至第十六届，台湾地区的大部分医院都积极参与，成果显著。

2002年，第三届医品圈发表暨竞赛活动增设"质量改善组"，征求非医品圈质量改善项目参与竞赛。

2006年，为了扩大活动参与层面，鼓励医疗界打破单位内或专业领域的本位主义，第七届医品圈发表暨竞赛活动将名称更改为"全面医疗质量提升竞赛活动"，推广"整合性全人医疗照护"及"病人安全""实证医学"等相关议题。

2007年台湾地区举办了第八届医品圈发表暨竞赛活动。为促进医疗机构重视多元化、系统化及实证基础的改善观念，活动架构逐步发展为现行的竞赛架构，分为参赛医品圈主题类、系统类及实证医学应用类等三大竞赛类别。

2008年，第九届医品圈发表暨竞赛活动的名称改为"医疗质量奖"，延续医疗质量提升的"持续改善""管理循环"及"团队运作"精神。

2010年，第十一届医品圈发表暨竞赛活动举办。基于鼓励医疗界持续质量改善及激发创意的思考，活动主题类增设"持续质量改善奖"及"创意奖"，并更新主题类积分计算方式及进阶规则，希望借此激励医疗机构持续踊跃参与活动及增加质量提升主题，以达到中国台湾地区的医疗水平得以持续提升的目的。

2011年，第十二届医品圈发表暨竞赛活动鼓励99张床以下的基层医疗机构及长期照护服务机构加入医疗品质改善行列，主题项增设"社区医疗照护奖"。

中国台湾医疗领域的品管圈活动历经20多年，参与其中的医疗及卫生相关机构在推行质量提升历程上对生命的尊重及用心可见一斑。

中国大陆医疗品管圈的开展

2000年以前，中国大陆仅有少数医院运用品管圈，而且很少应用于护理以外的药事管理、手术室以及医院质量管理等相关部门。

2004年，时任海南省医院协会会长的刘庭芳带团去台湾地区考察，恰逢台湾地区医院一年一届的品管圈竞赛活动，刘庭芳决定将其正式而广泛地引入大陆医疗领域，让品管圈在大陆扎根、发芽、开花、结果。为了使品管圈在中国医院管理中发挥巨大作用，刘庭芳多方奔走，寻找品管圈试点合作医院。

2005年，品管圈在海南省皮肤病医院和海南省精神病医院诞生。

2007年，上海药学会将品管圈引入医院药事管理。

2008年，海南省率先在全国成立独立第三方医院评审评价机构，刘庭芳作为牵头人，将开展品管圈活动写进海南省医院评审标准。同年，浙江省医院药事管理质控中心推动部分医疗机构认真开展品管圈活动，扩大了品管圈的影响力，受到相关领导和有关专家的重视和好评。为确保品管圈项目能持续开展，浙江省设立品管圈专属组织机构。

2009年，江苏省南京市妇幼保健医院第一期医院"品管圈"活动成果报告会在南京举行。

2009年6月，中国大陆地区首届医院品管圈竞赛在海口召开。

2010年5月，浙江省医院质量管理论坛暨品管圈推广会在杭州召开。

2011年4月，品管圈圈长论坛在杭州首次召开。

2012年，刘庭芳主编的《中国医院品管圈操作手册》出版发行，以品管圈应用为主题的医疗质量管理实践培训在上海、山东、北京等29个省份开展。迄今为止，已经有3万余名医务人员接受培训。自此，品管圈在中国大陆扎根发芽。

2013年是中国医院品管圈发展的里程碑。10月26日，在国家卫生和计划生育委员会医政医管局的指导下，由清华大学主办，清华大学医院管理研究院、《中国医院院长》杂志社共同承办的首届全国医院品管圈大赛在北京举行决赛。同年11月，刘庭芳牵头并发起成立中国医院品管圈联盟（现中国医院品质管理联盟）。

首届全国医院品管圈大赛共有全国19个省份上报品管圈93圈，进入决赛56圈，参加人数约500人。大赛的举办增强了品管圈活动在我国医疗机构中的影响力，让更多的医院体会到品管圈对医疗质量持续增进的有效作用，有助于进一步把品管圈活动推向全国所有的医疗机构。

此后，全国医院品管圈大赛在每年的10月份前后举办一次，参赛的圈数、人数逐年增多，参赛的广度、深度不断加强，活动影响力不断扩大，至今已成为我国规模最为庞大、影响最为深远的医疗机构赛事。

中国医院品管圈成果在国际舞台的推广

2018年4月，中国医院品质管理联盟联合国际医疗品质协会（ISQua）举办首届"全球医院品管圈大赛暨医疗安全与质量管理论坛"，旨在提供可实施的实用性建议，加深医疗质量与安全相关的研究，寻找高效创新的服务模式，促进国内医疗质量与安全的持续改进，建立各国医疗工作者之间的交流与联系。

2018年9月，中国医院品质管理联盟与亚洲质量功能展开协会合作，联合主办亚洲医疗质量提升大赛，推荐全国医院品管圈大赛获奖项目与来自新加坡、马来西亚、日本等其他亚洲国家的参赛队伍同场竞技，取得了骄人成绩。

2019年，在国际医疗品质协会举办的全球首届医疗品质提升大赛上，中国代表队揽获了大赛唯一的一等奖殊荣。本次大赛采用的标准是由中国医院品管圈大赛的比赛标准经国际医疗品质协会和国际医疗质量科学院的专家提炼简化而成，意味着中国医院品质大赛标准已为国际同行所认可、成为世界医疗质量评价的有机组成部分。

据清华大学医院管理研究院统计，截至2019年底，我国大陆医疗机构已产出超过8万例品管圈成果，参与的医护人员超过100万名。

国际质量大师、亚洲质量功能展开协会会长新藤久和教授在看了中国医院的品管圈研究报告和应用案例之后感叹，中国医院的品管圈应用水平已经超过了日本。

从2004年到2019年，中国医院品管圈历经15年坚守，从引进到输出，实现了跨越式发展，在国际高水平学术舞台发出响亮的声音，引起全球瞩目。

思考要点

1. 什么是品管圈？品管圈在日本是如何发展起来的？
2. 问题解决型品管圈和课题达成型品管圈的共同点和不同点主要有哪些？
3. 品管圈是如何在中国发展起来的？品管圈在中国的发展取得了哪些成效？
4. 品管圈是如何在中国医疗行业发展起来的？取得了哪些成效？
5. 中国医院品管圈的推广对于国际医疗品质协会有何影响？

第二章

不可不知的推动者

从20世纪50年代品管圈的概念诞生，到今天在全世界各领域广泛推广、应用，期间经历数位重要人物的不断完善、创新与推广，这些重要人物目前在管理领域也颇具影响力。从美国到日本，再到中国，他们为品管圈工具的传播、推广、应用做出了突出贡献。为了更好地了解和学习品管圈的历史背景，本章主要介绍了"质量管理之父"戴明、"品管圈之父"石川馨、"中国质量之父"袁宝华、"中国医院品管圈之父"刘庭芳等4位重要人物的事迹。

戴明：质量无须惊人之举

质量无须惊人之举。

——戴明

事迹

戴明，世界著名的质量管理专家，被誉为"质量管理之父"。

1900年，戴明出生于美国。1917年，戴明进入怀俄明大学学习，1921年获得电气工程学士学位，毕业后留校任教。1927年，戴明在贝尔研究所认识了沃特·阿曼德·休哈特（W. A. Shewhart）博士。休哈特被称为"统计质量控制之父"，他对戴明的科学研究产生了重大影响。1928年，戴明获得耶鲁大学博士学位。1930年，戴明加入美国农业部固氮研究所。1935年，戴明在罗纳德·费希尔（Ronald Fisher）、埃贡·皮尔逊（Egon Pearson）和杰西·内曼（Jerzy Neyman）等统计学家的指导下学习，对统计学的发展做出了贡献，特别是在抽样领域。他的工作影响了民意调查者、市场研究人员和美国人口普查局。

主要贡献

第一阶段：对美国初期统计质量控制（SQC）推行的贡献

1939年，戴明出任美国人口统计局调查顾问，为人口调查开发了新的抽样法，并证明了统计方法不仅可以应用于工业，还可以应用于商业。

二战期间，戴明又把统计学引入工业管理，把统计理论应用于战时生产，并建议军事相关单位的技术和检验人员都要接受统计质量管理方法学习，并结合实际进行教育训练。

同时，戴明在通用电气公司开班讲授统计质量管理，并与其他专家在美国各地持续开课培训，训练范围涵盖工业、住宅、农业、水产等。戴明为统计质量控制在美国的推广应用做出了非常突出的贡献。

第二阶段：对日本质量管理的贡献

1946年，戴明响应美国军方最高指挥部的征调，赶赴日本，帮助当地开展战后重建工作。

1950年，戴明到日本指导质量管理。他吸取了在美国的经验教训，在日本的讲座不再突出自己擅长的统计学，而是突出质量管理。

在东京授课时，面对控制着日本80%资本的最有实力的21位企业家，戴明跟他们强调了两点：第一，大多数的质量问题是管理者的责任，不是工人的责任，因为整个生产程序是由管理者制定的，工人被排除在外；第二，如果能争取一次把事情做好，不造成浪费，就可以降低成本，毋需加大投入。

当时，日本企业家问戴明：日本从一个生产质量低劣产品的国家转变为制造高质量产品并在国际市场上具有竞争优势的国家，需要多久？戴明预言："如果企业运用统计质量工具，建立适合日本国情的质量管理机制，大概5年的时间，产品质量就可以超过美国。"

果然，日本的产品质量总体水平在1955年超过了美国。

20世纪60年代，日本总结了经验，在采用电子计算机的同时，大量引进外国先进技术，各企业普遍导入了美国现代化的管理方法（包括统计质量管理、工程能力管理等），并结合日本具体情况加以应用，强调人的能力开发和经营管理的重要作用。日本企业过去靠少数专家、技术人员自上而下进行的质量管理，逐渐转为企业领导人、管理人员和工人都发挥作用的质量管理，并以提高质量为中心，带动开发设计、制造、销售、技术服务等一系列管理工作。

20世纪60年代初，日本工业生产总值占世界第五位，到1973年已经跃居世界第三位。自此以后，戴明在日本成为质量管理教父级的人物。30年间，戴明在日本各地连续开设了多期质量管理培训课程，传播质量管理思想，像分析解决质量问题的"四步质量环节：学习、吸收、消化、创

新""质量管理十四条原则"等质量管理理论框架和操作要点，基本都是在
日本各地讲课时成型的。为了表达对戴明的感激与敬意，日本科学技术联
盟（JUSE）于1951年设立了戴明奖。

戴明奖颁发给在三个领域做出贡献的个人或组织：在全面质量管理的
研究方面取得杰出成绩；在用于全面质量管理的统计方法的研究方面取得
杰出成绩；在传播全面质量管理方面做出杰出贡献。

第三阶段：在美国及全世界推行全面质量管理（TQM）的贡献

20世纪七八十年代，日本工业不仅在产品质量上，而且在经济上都
让美国工业面临着巨大的挑战。1978年，日本人均国民生产总值已接近美
国。并且在这个时候，中东战争导致世界能源危机，美国汽车巨头出现连
年巨亏。

1975年，丰田超过大众，成为美国最大的汽车进口商。1981年，日本
成为全球最大的汽车生产国和出口国，汽车出口量是美、德、法三国汽车
出口量的总和。1982年至1992年，日本汽车在北美地区投资扩张。日本只
用了10年时间，就在美国中西部地区建立了一个几乎与法国面积相当的汽
车工业基地，其规模超过了英国、意大利和西班牙。截至20世纪90年代后
期，日本汽车生产量至少占世界汽车生产量的三分之一甚至更多。

1980年，美国国家广播公司（NBC）播出了一部题为《为什么日本能
做到的事我们做不到》的纪录片，这部纪录片使戴明迅速成为美国质量管
理的明星。从此，邀请戴明讲授管理思想的电话络绎不绝，邀请方包括福
特、通用电气、摩托罗拉等著名公司。

戴明帮助美国企业开始了长期的生产品质改善和管理体制变革。例如，
摩托罗拉公司开展的长达10年的"全面质量管理运动"、通用电气采用的六

西格玛质量管理方法等都是由戴明奠定的基础。事实上，戴明"质量管理十四条原则"就是美国20世纪80年代开始迄今仍盛行的全面质量管理的基础，所有全面质量管理所包含的重点，几乎都可以在"质量管理十四条原则"中找到类似或相同的诠释。

为推动美国企业的管理改革，从1981年起，戴明不断地在全美各地举行"四日研讨会"，每年举办20次以上，年听众达两万人之多。戴明在"四日研讨会"上所讲的内容被拉兹柯（Latzko）和桑德斯（Saunders）编辑为《戴明管理四日谈》，在管理界产生了巨大影响。有些媒体甚至称戴明是"美国的企业管理之父"，还有的称戴明为"第三次工业革命之父"。可以说，戴明以他独具特色的质量管理思想，在管理实践领域开辟了一个新时代。美国终于重新发现了戴明，他的荣誉也纷至沓来。

1983年，戴明当选美国国家工程院（National Academy of Engineering）院士。1986年，戴明入选位于戴顿的科技名人堂（Science and Technology Hall of Fame）。1987年，时任美国总统里根（Reagan）给戴明颁发了国家科技奖章（National Medal of Technology）。1988年，美国国家科学院（National Academy of Sciences）又给他颁发了杰出科学事业奖（Distinguished Career in Science Award）。1991年，戴明进入汽车名人堂（Automotive Hall of Fame）。

这些荣誉，戴明可谓当之无愧！

戴明80多岁高龄时，还一直在世界各地奔波授课。他一生共出版过8种著作，其中有5种是在82岁之后完成的。

小结

国际上有两个质量管理的奖项均以戴明的名字命名。

日本的戴明奖是由日本科学技术联盟于1951设立的；美国的戴明奖是由美国统计协会大都市分会（The Metropolitan Section）于1990年设计的。这两个奖项都会颁发给对改进质量与生产力有贡献的人士。

戴明把自己的一生都奉献给了管理研究。他在日本成名，但他对拯救和振兴美国经济具有一种传教士般的使命感。他力图用一己之力，扭转美国经济发展和企业管理中的种种不良倾向。他把自己的工作与美国的命运紧密联系在一起。正因为如此，现代管理大师彼得·德鲁克（Peter F. Drucker）评价戴明："他对日本和美国都产生了难以估量的影响。虽然在祖国屡遭拒绝，但他是一个特别爱国的美国人。"

石川馨：QC七大手法可以解决95%的品质问题

QC七大手法可以解决95%的品质问题。

——石川馨

生平事迹

石川馨，日本质量管理大师，被称为"品管圈之父"。

1915年，石川馨生于东京。

1939年，石川馨于东京帝国大学应用化学系毕业，担任海军技术大尉，在日产液体燃料株式会社任职。

1947年，石川馨起任东京大学副教授。

1952年，石川馨获得戴明奖。

1960年，石川馨获工程博士学位，并升任教授。

1972年，石川馨获得格兰特奖章。

1976年，石川馨退休，改任东京理科大学教授，同年成为东京大学名誉教授。

1978年，石川馨任武藏工业大学校长。

1982年，石川馨获得休哈特奖章。

1989年，石川馨去世。

主要贡献

如果说戴明、朱兰到日本讲学和演说为日本20世纪五六十年代的质量革命奠定了基础，石川馨则为后续质量改进运动的广泛开展立下了汗马功劳。石川馨延续戴明PDCA循环（计划—执行—检查—处理）和朱兰的品质管理三部曲（计划、控制与改进）的思想，于1962年4月在日本《现场与QC》杂志上正式使用术语"QC小组"，因此石川馨被誉为"品管圈之父"。

石川馨是20世纪60年代初期日本"品管圈"运动的主要倡导者之一。推行"品管圈"活动是日本经管思想的一次革命，其内容可归纳为6项：质量第一；面向消费者；视下道工序为顾客；用数据、事实说话；尊重人性；强调机能管理。

1981年，石川馨在日本"第1000个QC小组成立大会"上演讲时谈到QC小组想法的由来："我很早之前就设想让日本企业的员工都能接受QC培训，但这太难实现了，于是我就想到先培训班组长与现场组织者。"

品管圈后来进一步演化为全面质量管理。在全面质量管理模式下，日本企业界从高层管理人员到基层员工都确立了质量管理的观念。他们将质量管理的概念和方法用于解决生产过程中出现的问题；用于进料管理和新产品设计管理；用于帮助高层管理人员制定和贯彻经营管理方针；用于解决销售、人力资源和行政管理问题。此项活动还包括质量审核，含内部审核和外部审核。

石川馨特别强调有效的数据收集和展示。他发明或倡导使用了一系列简单有效的统计品管工具，"QC 七大手法"就是其中最著名的一种。

特性要因图是石川馨于 1952 年发明的，又称为"石川图"，因其形状与鱼骨相似，故又常被称为"鱼骨图"。鱼骨图是用来分析引起某种质量变化的原因的一种工具，经常与头脑风暴法一起使用。

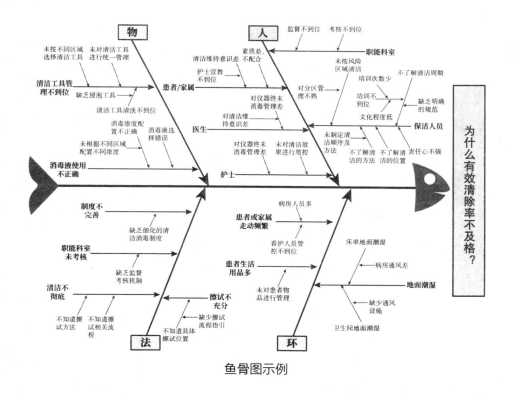

鱼骨图示例

石川馨博士的主要著作包括《品管圈活动的一般原则》《如何开展品管

圈活动》《何谓全面质量管理》《质量管理入门》等。

小结

历史上有两次质量管理科学出现重大成果的机会：第一次是二战期间，休哈特、戴明、朱兰等质量大师开发与应用质量管理；第二次是二战后，世界政治进入和平阶段，日本经济进入快速复苏时期，质量管理理论由美国传播到日本。

二战后进入和平时期，各国通过质量管理、ISO质量体系标准、标准化等一系列管理体系、制度来规范约束国际市场竞争，以此推动世界各国提高产品质量管理水平。

以石川馨为代表的日本学者对西方的质量理论进行消化、吸收，通过一生不断地努力，理论结合实践，将西方质量管理理论转化为能被日本民族文化所包容的质量理论，进行应用推广和质量理论创新，为推动日本经济发展做出了重大贡献。

袁宝华：以我为主，博采众长，
融合提炼，自成一家

以我为主，博采众长，融合提炼，自成一家。

——袁宝华

事迹

袁宝华生于1916年，河南南召人。

1934年，袁宝华考入北京大学。

1935年，袁宝华参加了著名的"一二·九"运动。

1936年，袁宝华加入中国共产党。

1937年"七七事变"爆发后，袁宝华回到家乡，组织群众开展抗日救国运动，并从事党的地下斗争。

1945年，袁宝华赴东北开展工作，先后担任县委书记、省委分委宣传部长和省青委书记等。

1949年中华人民共和国成立后，袁宝华先后在东北工业部、重工业部、冶金工业部、物资总局、物资管理部、国家计划委员会、国家经济委员会等国家重要经济管理部门担任领导职务。

1985年5月至1991年12月，袁宝华担任中国人民大学校长。

2004年，中国企业管理科学基金会推出以袁宝华名字命名的企业管理奖，它是中国最高级别的企业管理奖项之一。

2005年，国际职业经理人协会授予袁宝华"国际管理大师"荣誉证书。

2018年，中国质量协会授予袁宝华"全国质量管理小组活动40周年功勋"奖章。

2019年，袁宝华在北京逝世，享年103岁。

主要贡献

1978年6月，时任国家经济委员会副主任的袁宝华向全国发出了关于开展"质量月"活动的通知，决定于当年9月在全国开展"质量月"活动。8月3日，原国家经委召开全国第一届"质量月"活动广播电视动员大会。

动员大会召开后，由原国家经委主任及副主任带队、国务院各工业部门的领导参加，分别到全国各地检查产品质量。"质量月"活动期间，不仅有厂长、局长，而且还有部长亲自"站柜台"，访问用户，带头背废品（把有质量问题的产品亲自带走研究解决，在当时叫作"背废品"）、次品，听取用户及消费者对产品质量的意见，认真贯彻"包修、包换、包退"原则，受到群众的好评，对提高产品质量起了很大的推动作用。

1978年10月31日至1978年12月5日，袁宝华率领中国经济代表团考察日本。在《赴日考察的简要过程、感受和今后工作的建议》一文中，袁宝华提道：

"一些多次到过中国的日本老朋友（如石川馨教授、河合良一社长），在座谈中，对我国的企业管理坦率地提出了看法和意见。他们认为：第一，中国的精神管理多，科学管理少，口号喊得多，实际做得少；第二，日本公司经理、厂长有明确的权限，可以放手做工作，而中国工业管理部门和工厂权限不清，关系模糊，在中国的工厂不知谁是"经营者"；第三，中国对厂长、车间主任等生产现场指挥人员不重视科学管理的教育；第四，中国在引进大量先进设备的同时，如果不引进先进的管理技术，会影响效率的发挥，出不了好产品。中国现有设备如果很好地管理，生产效率可以提高50%；第五，希望中国尽快建立推动质量管理的机构，建立全国统一的质量标准和标识，有统一的质量管理语言；第六，日本引进美国管理技术，照抄的就失败，结合日本实际、取其精华的就成功，希望中国参考日本经验，制定出适合中国情况的科学管理办法。这些意见，我们认为是中肯的，需要认真研究。"

虽然距离上述中肯的意见被提出已经过去40多年，但目前这六条意见在很多企业和医院依然受用，不得不惊叹质量管理前辈的真知灼见。

1978年11月13日，中国经济代表团与日本质量管理专家石川馨就日本"质量月"活动进行座谈，袁宝华在座谈会上讲述了五个自己的感想：

"第一个感想，日本的企业真正把质量摆在了第一位；日本的企业在矛盾很多的情况下，抓住了质量，把产品质量摆在重要地位，这一点我们要很好地学习，要真正使'质量第一'思想深入人心，要从喊口号阶段进入到实际行动阶段。

"第二个感想是，日本的企业真正做到了预防第一。

"第三个感想，日本的企业广泛开展了自主管理活动，特别在质量上，把广大工人都发动起来了，自觉地开展质量管理活动，这一点很重要。工人不是靠行政命令，而是靠自觉，这个力量是无穷无尽的。

"第四个感想，日本的企业管理干部、公司领导，对企业管理、质量管理真正花了大力气，为了提高质量，做到了千方百计。

"第五个感想，半个月的考察以来，看到日本整个社会抓产品质量、产品标准、检验，消费者对产品质量的监督，企业生产者为提高质量而做的努力，充分说明，全社会都在为提高产品质量做工作。"

综上所述，第一点是"质量第一"思想要深入人心；第二点是做到预防第一；第三点是自主改善；第四点是领导重视和参与；第五点是全员参与。这五点目前仍是质量管理提升的重要法宝。

1979年3月，袁宝华创建了中国企业管理协会，并担任会长。协会的主要任务是出版有关企业管理的书刊；收集有关情报资料，研究国内外企业管理的制度、技术方法和经验；协助有关部门交流、推广企业管理经验；组织有学者、教授参加的专家团，帮助企业运用统计学方法改进质量管理，举办各种管理讲座，培训企业的管理干部；出席国际会议，进行国际交流。通过以上工作，我国的企业管理、质量管理在1980年得到较大的提高，逐步走上轨道。

袁宝华在《千秋功业，永世流芳》一文中写道："实际上，产品质量是企业管理工作的综合反映，质量要上去，企业各方面的管理都必须跟上。要真正做到质量第一，就必须加强企业管理。"

1979年8月，在袁宝华等人的推动下，中国质量管理协会正式成立。

1979年全国开展第二次"质量月"活动，袁宝华强调了两件事：第一，要召开全国质量管理小组代表会议，总结交流我国质量管理工作的经验，讨论《工业产品质量管理条例》，成立中国质量管理协会，把我国的质量管理工作逐步提高到一个新水平。第二，要从全国的优质产品中评选出拔尖过硬的产品，在全国第二次"质量月"广播电视大会上授予金质奖和银质奖。

1980年全国开展第三次"质量月"活动，袁宝华强调了三件事：第一，广泛开展全面质量管理，全面质量管理是现代化工业生产的一种科学的质量管理办法，是企业管理的中心环节。第二，坚持高标准、严要求，创造更多的优质产品。第三，从原材料、元器件、配套件抓起，保证产品质量。

1981年全国开展第四次"质量月"活动，袁宝华强调了三件事：第一，领导干部要亲自动手，对质量管理全面检查；要发动一次"为用户服务，对人民负责"的大讨论，表彰先进，推动后进。第二，要深入研究一下产品质量升降趋势，分析造成的原因是什么，采取哪些有力的措施进行改善。第三，提出下一年度本部门、本地区、本单位的质量工作目标，并逐月检查落实。

1982年，袁宝华在"全国制定、修订国家标准经验交流和表彰先进大会"上的讲话中提到："标准化工作很重要，对于提高产品质量、组织专业化生产、节约原材料、节约能源、保障安全和卫生等方面都有重要作用。国外工业发达国家，把标准化作为组织现代化生产的重要手段，科学管理的重要组成部分。可以说，标准化水平是衡量一个国家生产技术水平和管理水平的重要尺度，是现代化的一个重要标志。"

1983年，袁宝华在《关于全国第五次质量管理小组代表会议情况向国务院领导同志的汇报提纲》中讲到当前工作中的主要问题和意见：

第一点，当前质量工作中的主要问题：1.在思想方面，不少同志没有牢固树立"质量第一"的思想，往往片面追求产值、数量、速度，忽视质量；2.在政策方面，很多政策不是鼓励提高质量，而是维护落后，干好干坏一个样；3.在管理方面，现在以事后检验把关为主，管理方式比先进工业国家落后了几十年，虽然开始推行全面质量管理，但数量少，水平低，仍处于起步阶段；4.技术基础落后，没有先进的标准、设备和测试手段，要提高产品质量是困难的；5.国家计划没有列出质量指标，工作中不容易把质量排到重要日程事项上；6.质量管理机构不健全。

第二点，六点意见：1.要加强质量第一的思想教育；2.国家计委、经委、财政部、劳动部、物价局、标准局等单位要制定鼓励提高质量的政策、法规，改革不适应提高质量的政策、法规；3.要抓落实，建立健全各级质量管理机构；4.积极推行全面质量管理，深入、广泛、扎实地开展质量管理小组活动；5.加强技术基础工作，以提高产品质量为龙头，加速技术改造和产品升级换代，要落实措施；6.切实加强对质量工作的领导。

1980年3月和1985年6月，经中共中央决定，国务院任命，袁宝华先后兼任全国职工教育管理委员会主任和中国人民大学校长。期间，他还创建了中国企业家协会、中国职工思想政治工作研究会，并分别任会长。

1985年，袁宝华在"国家经委召开的质量检查工作座谈会"上的讲话主要包括四个要点：第一，要端正经济工作的指导思想，努力改善经营管理，不能单纯追求利润而牺牲产品质量和经济效益。第二，要在质量管理工作上突出"管"字，企业领导要深入实际，掌握数据，取得管理的主动权。第三，要明确企业管理必须以质量管理为主，企业领导始终坚持质量第一的方针，积极推行全面质量管理，以优取胜。第四，要加强质量管理教育和培训，从领导到全体员工都要通过教育与培训，提高质量意识。

1998年，袁宝华在"全国第20次QC小组代表会议"上的讲话中提到四个要点：第一，就企业管理、质量管理和质量管理的基础QC小组活动而言，其重点就是要研究管理如何适应和迎接新世纪到来的要求。第二，无论是传统管理，还是新的意义上的管理，都需要创新精神，都需要解放思想、实事求是、开拓创新。第三点，企业管理离不开两条：一条是产品质量，一条是人的素质。没有质量就没有数量，没有质量到市场上就没有竞争力。所谓"竞争在市场，决战在工厂"，靠的就是管理。没有拥有知识的人不可能生产出知识含量高的产品。没有职工的积极性，也不会有企业的活力。第四，QC小组工作是大有前途的，因为它锐意创新，着眼于创新，着力于创新。创新是科技进步的灵魂，是我们国家兴旺发达的动力。

袁宝华企业管理金奖

"袁宝华企业管理金奖"是由中国企业管理科学基金会于2005年设立的以"袁宝华"名字命名的中国企业管理领域的最高奖项，以此表彰和奖励在我国企业管理领域开拓创新、并在形成体现中华文化的管理方法等方面做出杰出贡献的企业家。

袁宝华自建国以来主持我国经济工作达几十年之久，在我国经济界和企业界德高望重，他大力倡导加强企业管理，推动企业管理现代化，在企业管理理论方面有很深的造诣。他在1983年1月提出的"以我为主，博采众长，融合提炼，自成一家"十六字方针，已成为我国企业界学习借鉴发达国家先进企业管理经验，建立中国特色企业管理科学体系的指导方针。

"袁宝华企业管理金奖"的设立，有助于推动中国企业家队伍建设，进一步促进中国企业管理思想、管理方法和管理模式的创新，提升企业管理水平，激发广大企业和企业家投身于中国特色的企业管理现代化事业。

"袁宝华企业管理金奖"评选表彰活动是经中央、国务院清理整顿评比、达标、表彰项目后批准保留的评选表彰项目，从2010年起，由原来每年开展一次改为每两年开展一次。这项活动坚持高标准和公开、公正、公平的原则，由专门设立的专家委员会和评审委员会按照严格的标准和程序，每届评选出3~5名在企业管理实践和理论方面做出突出贡献的企业家，授予他们"袁宝华企业管理金奖"，并于第二年召开的"全国企业家活动日暨中国企业家年会"上给予表彰和奖励。

这项活动开展以来，受到了广大企业及社会各界的关注，得到了党和国家领导人及国务院有关部委的关心和支持，取得了良好的社会反响，对我国企业家不断探索创新管理模式，加强学习与自我修炼起到了极大的鼓励和鞭策作用，对企业管理工作者和管理学界深入研究中国企业管理的科学发展规律，促进科学管理领域的交流与合作，产生了积极的影响和推动作用。

2005—2009年，"袁宝华企业管理金奖"每年评选一次，2010年以后每两年评选一次，2020年是第十一届，已评选出39位获奖者。

小结

袁宝华在长期工作中积累了丰富的经验，形成了自己的思想方法、工作方法和工作作风，在经济建设、物资管理、企业管理、工业管理、经济体制改革、经济管理、干部教育和职工教育等方面多有论述，著作颇丰。

袁宝华经历了国家质量管理事业从无到有、从萌芽状态到成熟的各个历史时期，是中国质量事业发展的重要见证者和主要推动者之一，是全面质量管理理念在全国范围内推行与实施的奠基人。

袁宝华高度重视产品质量管理和产品品牌建设，大力推动引进日本质量管理制度和方法，构建中国企业现代化质量管理和企业产品品牌建设体系，为提升中国产品的质量建设和经济效益做出了重大贡献。

刘庭芳：医院质量管理工具中最好用且最有效的是品管圈

中国医院管理存在"十二重十二轻"：重规模，轻内涵；重硬件，轻软件；重临床，轻管理；重经济，轻质量；重投入，轻成本；重结果，轻过程；重使用，轻培训；重事物，轻战略；重实务，轻文化；重概念，轻工具；重传统，轻创新；重垂直，轻水平。也正由于这"十二重十二轻"管理痼疾的作祟，中国的医院管理水平正处于"管理赤字"与"管理逆差"状态。

——刘庭芳

事迹

刘庭芳生于1938年，是安徽凤阳人。

1981年，刘庭芳担任凤阳县第二人民医院院长。

1990年，刘庭芳担任凤阳县卫生局局长。

1991年，刘庭芳被调往安徽省儿童医院任院长。

1995年，作为卫生部三次表彰的先进人物、安徽省卫生系统先进工作者，刘庭芳被海南省作为优秀人才引进。

1996年5月，刘庭芳任海南省第二人民医院院长。

2000年，刘庭芳创新性研究成果《县、乡、村卫生管理一体化》转化为海南省委、省政府农村卫生改革方案。

2000年，刘庭芳赴南京大学学习管理哲学研究生课程。

2005年，刘庭芳开始在清华大学继续教育学院医药卫生培训与研究中心兼任学术主任。

2008—2016年，刘庭芳创新性研究成果《我国医疗机构第三方评审"1+3"模式研究》获时任国务院副总理刘延东批示肯定。

2012年，刘庭芳创建清华大学医院管理研究院。

2013年10月，首届全国医院品管圈大赛在北京召开，刘庭芳主持开幕式。11月，中国医院品管圈联盟成立，刘庭芳担任联盟主席。

2016年11月，刘庭芳被第十届中国医院院长年会评选为影响中国医院发展进程"十年十人"之一。

2017年，国际医疗质量协会邀请刘庭芳在伦敦全球医疗安全与质量高峰论坛上以品管圈为主题做报告。

2018年，刘庭芳被中国质量协会授予全国质量改进活动40周年卓越贡献奖。

2019 年，刘庭芳被中国质量协会授予"全面质量管理推进十周年杰出推进者"。

2021 年，刘庭芳被中国白求恩精神研究会授予"白求恩式楷模"殊荣。

主要贡献

中国医院品管圈的引进

2004 年，刘庭芳带团去我国台湾地区考察。当时，品管圈对于人们来说还是比较陌生的概念，国内医院管理界对品管圈也知之甚少。路过一家医院的礼堂时，刘庭芳看到一条横幅——"医品圈大赛"，他感到很新奇，便向台湾医院协会的秘书长询问。对方解释道："医品圈又叫'品管圈'，最初源于美国，后经日本质量大师石川馨教授发展成一个质量管理的工具。"

虽然考察日程中没有参观医品圈活动的安排，但刘庭芳真诚地向对方提出了参观大赛的意愿，最终争取到了 10 分钟的时间，期间不准摄像、录音、拍照。正是这 10 分钟，成为品管圈进入中国大陆医疗系统的一个契机。

"那个圈的主题是'为何院办的交通车服务效率低下？'"时隔多年，那 10 分钟呈现的场景在刘庭芳脑海中仍然清晰如昨，"通过品管圈这一工具可以发现问题、解决问题并且制定成标准的规范流程，当其他医院遇到类似问题时，就可以直接拿来应用。"

刘庭芳深感震撼，原来医疗质量的改善、服务质量的提升、医院成本的控制，包括保障病人的安全，有一整套科学管理的工具，其中最好用、最有效的就是品管圈。

品管圈虽然理念先进，但要在传统的思维模式下推广并实施，困难可想而知。面对这种新的理念和工具，大家没有热烈欢迎，而是持怀疑态度：在我国台湾地区使用的东西在大陆有效果吗？

在自己的"地盘"推广应该相对容易，所以刘庭芳选择先在海南省"试水"。为了消除大家的顾虑，他一边宣传推广，一边进行培训解惑，最后选择了两家规模不大、容易操作的医院作为试点——海南省皮肤病医院和海南省精神病医院。

2005年初，海南省第一批品管圈诞生了。随后，刘庭芳计划在海南省全面推广，但推广工作并非想象中那样顺利。

2008年，出现一个非常有利的转机——海南省率先在全国成立了独立第三方医院评审评价机构，刘庭芳作为牵头人开展工作。在制定海南省医院评审标准时，刘庭芳将追踪方法学和品管圈写进了评审标准，品管圈的运用成为医院管理的硬性考核指标。

这一创新的医院评审标准实施后，被写进海南省医改方案，同时得到了原国家卫生部医管司的高度评价和肯定，刘庭芳也因此被委托在清华大学主持医院品管圈研究。自此，品管圈正式进入中国医疗系统，成为科学管理工具，解决了医院大量的管理和服务问题。

中国医院品管圈的推广

刘庭芳先后主持开展了品管圈的研究工作，他主编的《中国医院品管圈操作手册》出版发行了数万册。他还发表了多篇论文并带领团队先后在全国29个省份开展培训与现场示范工作。迄今为止，已有20多万名医务人员接受了培训，全国共完成品管圈8万项，这意味着全国已经利用品管圈这一科学工具解决了8万个医疗质量问题。

在参与全国第二轮医院评审评价标准制定的过程中，刘庭芳力主将运用现代管理工具改进医疗质量写入中国医院评审评价标准。在历经10多次讨论，4次提议失败后，刘庭芳的第五次建议终获通过。由此，品管圈作为现代质量管理工具被正式写入全国医院评审评价标准。

2013年10月，首届中国医院品管圈大赛在北京举办。11月，刘庭芳发起并成立了中国医院品管圈联盟，联盟致力于协同构建品管圈学习交流推广平台，引领全国医院品管圈的创新发展。

2016年，由刘庭芳领衔开展的《我国医疗机构第三方评审"1+3"模式研究》课题结题，该课题初步研发出适应我国实际需求的医院第三方评审评价模式的路径，填补了我国在该领域的空白。

2017年，国务院下发关于医院评审制度改革的指导意见，第三方评价正式成为国家政策和医改工作的一项重要内容。

截至2021年底，全国医院品管圈大赛已举办9届，共有31个省份的医院逾百万名医护人员参与，产出质量改进项目8万多个，获国家专利200多项，发表文章2000余篇、专著8部，产生与国际接轨的品管圈质量评价标准2项。

带领中国医院品管圈走向世界

2017年，国际医疗质量协会邀请刘庭芳在伦敦全球医疗安全与质量高峰论坛上以品管圈为主题做报告。报告结束后，国际医疗质量协会首席执行官在点评时说，品管圈在中国的应用范围广、质量高，这是对全世界医疗事业的贡献，中国经验值得全球的同行们学习和借鉴。

近年来，很多公司找到刘庭芳，劝说他将品管圈的推广和应用商业化，甚至有人做好方案想注册公司，希望得到刘庭芳的支持，但都被他一口回绝了。"坚决不干此事，"刘庭芳说，"我这辈子绝对不会越过这条底线。"

2019年10月20日，国际医疗品质协会第三十六届年会在南非首都开普敦召开，在本届年会特别举办的全球首届医疗品质提升大赛上，中国代表队荣膺大赛唯一的一等奖殊荣。

参赛队来自50余个国家，经两轮严格遴选，最终从1500余个项目中选拔出24支代表队进入总决赛。决赛队分别来自中国、美国、英国、加拿大等国家。代表中国参赛的山东大学齐鲁医院的课题研究型项目《基于ERAS肺癌患者气道管理360模式构建（肺福之言圈）》，以其创新性、科学性、实用性和大量的数据分析，以及最佳方策的提出和实施，取得了总分第一的成绩，荣获大赛唯一的一等奖。

本次大赛是首次以统一的标准对世界各地的医疗品质提升项目进行评价，旨在通过竞赛为全球各个国家与地区提供一个相对统一的医疗质量交流平台。此次大赛采用的标准源自刘庭芳历时7年逐步完善的中国医院品管圈大赛比赛标准，并经国际医疗品质协会和国际医疗质量科学院的专家提炼简化而成。

十几年前，国内医院管理界对品管圈知之甚少，而今品管圈已成为我国医院管理中最常用的管理工具之一，中国医院品管圈也走上国际舞台，这幕后的"推手"就是刘庭芳。为此，他被称为"中国医院品管圈之父"。

小结

品管圈是一种质量管理工具、一种有效交流工作的语言，也是一套质量管理思维体系。

刘庭芳在我国内地医院引进品管圈，到将之消化、吸收，再到全国推广，最后带领中国医院品管圈走向世界，这一路是非常艰辛的，充满挫折，没有持之以恒、永不言败的精神是不可能完成的。

**思考
要点**

1. 戴明一生有哪些成就，他为什么被称为"质量管理之父"？

2. 石川馨一生有哪些成就，他为什么被称为"品管圈之父"？

3. 袁宝华为中国质量管理发展做出了哪些贡献，他为什么被称为"中国质量
之父"？

4. 刘庭芳为中国医院品管圈发展做出了哪些贡献，他为什么被称为"中国医院
品管圈之父"？

Q 行篇

行是知之成

"品管圈之父"石川馨曾说:"95%的品质管理问题,可通过全体人员活用品管圈七大手法得到解决。"问题解决型品管圈活动的结构与手法可概括为"4+10+7",即按照 PDCA 循环(戴明环)的程序来进行,通过十大步骤,并运用质量改善的七大工具进行改善。

第三章

问题解决型品管圈的实施步骤

本章介绍的内容是目前我国医疗界问题解决型品管圈的推行模式或步骤。问题解决型品管圈活动的结构与手法可概括为"4+10+7"，即按照PDCA循环（戴明环）的程序来进行，通过十大步骤，并运用质量改善的七大工具进行改善。

品管圈活动的基本步骤是根据PDCA循环——计划（P）、实施（D）、确认（C）与处置（A）的程序进行的，共包括为十大步骤：计划（P）对应主题选定、活动计划的拟定、现状把握、目标设定、要因解析、对策拟定；实施（D）对应对策实施与检讨；确认（C）对应效果检查；处置（A）对应标准化、检讨与改进。

十大步骤中，步骤二活动计划的拟定、步骤三现状把握和步骤四目标设定可依据时间情形进行调整。步骤三现状把握是本章的难点，特别是查检表的设计和查检项目的确定。步骤五要因解析需要全体圈员运用头脑风暴对根本原因进行分析，避免原因分析不充分或遗漏。另外，在开始十个步骤前要进行上期活动成果追踪并组建品质团队。

组建品质团队

上期活动成果追踪

在本期品管圈活动开始前，科室需对上一期活动成果进行追踪。上期活动成果追踪一般主要包含：第一，上期活动主题名称；第二，目标结果、改善后的结果及目标达成率等指标展示；第三，效果维持追踪最好到最近两个月。

缩短手术室接台手术间隔时间

活动主题	缩短手术室接台手术间隔时间
活动单位	医务科、护理部、手术室、信息科
活动期间	2019年10月1日至2020年3月1日
实施对策	1. 将器械进行分科分组管理，同时录制视频学习，建立在线学习二维码； 2. 加强低体温预防，成人全麻类手术送恢复拔管，同时增加弹性班人员，加快手术接台； 3. 建立手术沟通群，提前安排手术接台顺序，同时建立信息化叫号系统。
目标达成率	手术室接台手术间隔时间由53分钟降至35分钟。

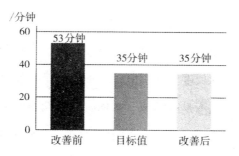

手术室接台间隔时间改善前后与目标结果对比

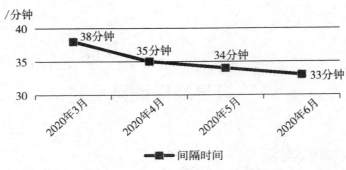

缩短手术室接台手术间隔时间效果追踪

组建品质团队

人员组成

问题解决型品管圈的组成人员一般包含辅导员、圈长及圈员（圈员最好为来自不同岗位、不同学科的医生和护士）。

辅导员主要负责创造氛围及环境，在活动中协助指导、提出建议并对品管圈活动的进度进行把控。

圈长的职责为牵头组织活动、拟订与执行圈活动计划、率先接受教育、提升自我能力、培养后继圈长、向上级报告等。

圈员的职责为积极参与活动、服从团队意见及圈长的安排、遵守已有的标准、接受教育、设法提升自己的能力、以"圈"为荣等。

我们可以通过"新木桶理论"来理解品管圈成员之间的关系。新木桶理论是在原有的"木桶理论"基础上诞生的。"木桶理论"认为，木桶装多少水取决于木桶短板的长度。事实上，木桶到底能装多少水，还要从很多方面去考虑，比如木桶是不是有缝隙、木桶有没有漏洞等。而且，"木桶理论"是基于木桶放在平地上的状态，假如木桶放在一个斜坡上，结果就不同了，这就是"新木桶理论"。"新木桶理论"认为，木桶倾斜面木板越长越可以成功装下更多的水。在品管圈活动中，圈长负责调试木桶放置的倾斜度，依据各个圈员的特点分配任务，使每个圈员的优势得以发挥。

成员数据表

成员数据表应包含科室名称，圈名及圈名的意义，组圈日期，辅导员、圈长及圈员基本情况等信息，其中成员基本情况应包含职务、姓名、年龄、工作年限、职称、学历、科室及品管圈的分工。

成员数据表

科室：妇产科					组圈日期：2019-08-05	
圈名：孕你同行圈					辅导员：×××	
圈名意义： 产科团队心手相连，共促安全分娩，共创幸福家庭，为母婴安康保驾护航，为和谐社会贡献力量。					圈长：×××	
					圈会时间：40分钟/次	
					圈会频次：1次/月	
成员基本情况						
职务	姓名	年龄	工作年限	职称/学历	科室	分工
辅导员	×××	48	29	主管护师/本科	产房	监督、指导、培训
成员基本情况						
职务	姓名	年龄	工作年限	职称/学历	科室	职责
圈长	×××	33	13	主管护师/本科	产科门诊	分配任务、组织、统筹
秘书	×××	28	11	护士/本科	产科门诊	文献查询、记录、整理
圈员	×××	42	25	副主任护师/本科	护理部	策划、安排现场活动
	×××	53	30	主任医师/本科	产科门诊	追踪、跨部门协调
	×××	27	5	信息工程师/本科	信息中心	多媒体视频制作
	×××	37	18	主管护师/本科	产房	组织成员活动
	×××	35	17	护师/本科	产科门诊	标准化、成果汇报
	×××	27	6	护师/本科	产房	调查分析、效果确认
主要工作	通过品管圈活动，提升高危孕妇产检依从性					
活动时间	2019年8月5日—2020年4月30日					

活动前成员能力初评

在品管圈活动开始前，所有成员需要从品管圈手法、团队合作能力、专业知识、沟通协调能力、责任心、解决问题的能力等方面对自己进行初评。

活动前能力初评表

圈员姓名	评价项目						
	QCC手法	积极性	团队合作	专业知识	沟通协调	责任心	解决问题能力
×××	3	5	5	3	5	5	5
×××	1	5	5	5	3	5	5
×××	3	5	3	5	3	3	3
×××	1	3	3	5	3	3	3
×××	1	1	5	3	5	3	3
×××	3	1	5	3	5	5	3
×××	3	3	3	3	5	3	1
×××	3	1	5	1	1	3	1
×××	5	3	5	1	1	1	1
备注：由9名圈员按"531"评分法进行自我评价，总分45分							

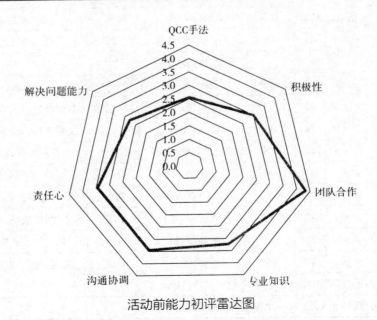

活动前能力初评雷达图

圈文化

圈文化包含圈名及其意义（投票产生）、圈徽及其意义（投票产生），有的圈还会制作圈歌。

圈名就像一个人或一个企业的名字，它代表了品管圈的灵魂和力量。圈名最好与部门名称、工作属性或改善主题相关联，也可以与改善活动的期盼相关联。圈名是通过全体成员头脑风暴并投票表决得来的。

圈名投票

圈名	得票
护航圈	3
孕你同行圈	5
医爱圈	2
护孕圈	2

与科室对应所用的品管圈常见圈名

科室/课题名称	圈名
内分泌科	护糖圈
麻醉科	手数圈
新生儿科	护苗圈
提高住院患者结肠镜检查肠道准备合格率	清畅圈
提升高危孕妇产检依从性	孕你同行圈

在确定圈名的同时，需要设计与圈名相符的代表品管圈团队的圈徽。圈徽要与圈名和改善主题相关联，另外要对圈徽所代表的含义进行说明。

圈徽的选择是通过全体成员头脑风暴及投票表决得来的。

某医院品管圈进行圈徽的投票评分汇总表

候选圈名	候选圈徽	分数	结果
守护圈		30	
护苗圈		48	选定
救生圈		40	
花蕾圈		44	

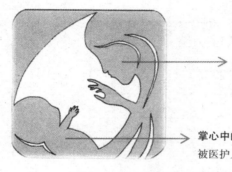

医护人员：代表新生儿科医护人员用耐心、爱心、细心、同情心、责任心托举早产儿，为新生儿提供优质、安全、高效、满意的服务，提高喂养效率，缩短喂养时间，让其早日回归父母亲的温暖怀抱。

掌心中的宝宝：代表在我们医院诞生的早产儿，被医护人员精心呵护在手中。

粉紫色：粉紫色代表生命充满爱、温暖及希望。

某医院品管圈圈徽的含义

有的圈组还编制了圈歌，制作了代表圈意义的歌词。下面是某医院品管圈制作的圈歌。

歌名：《阳光总在风雨后》

意义：不经历风雨怎么见彩虹，没有人能随随便便成功！——正意味着我们的"守护圈"只有克服种种困难，不断改进，才能获得成功！

歌词：

每次疼痛难耐的时候，有我陪在你左右。

每次快速康复的背后，是你信任的眼眸。

每次面对你的时候，感受到你的sorrow。

在你满意的笑容背后，是我无限的追求。

不管时空怎么转变，世界怎么改变，

入学仪式初衷誓言，永铭记心间。

圈会安排

品管圈活动推行过程中，圈员除了通过微信群、QQ群进行日常交流，还需要定期举办会议，一般每月至少举行一次圈会，整个过程中圈会举行次数不少于8次。第一次圈会的主题是选题、制定活动计划；第二次圈会的主题是现状调查、目标设定；第三次圈会的主题是要因分析、真因验证；第四次圈会的主题是制定对策；第五次圈会的主题是对策实施；第六次圈会的主题是效果检查；第七次圈会的主题是成果巩固，标准化事项；第八次圈会的主题是活动总结和下步计划。

另外，召开圈会要防止"会而不议、议而不决、决而不行"，可以参考三星高效会议管理"九三"原则：凡是会议，必有准备；凡是会议，必有主题；凡是会议，必有纪律；凡是会议，必有议程；凡是会议，必有结果；凡是会议，必有训练；凡是会议，必须守时；凡是会议，必有记录；凡是会议，必有追踪。

圈会要开得高效，还需要记住三个原则：

1.会后没人落实等于零；

2.会后不检查工作等于零；

3.会后抓住不落实的事，追究不落实的人，才能真正落实。

步骤一：主题选定

　　主题选定包含发现问题、主题选定、叙述主题、选题背景介绍、明确选题理由等五个环节。其中，选题背景介绍是品管圈组织者最容易忽略的，选题背景介绍是品管圈组织者运用循证的方法，通过查阅国内外文献，分别从改善主题的广度和深度来分析，突出改善主题的迫切性及重要性。

发现问题

　　品管圈活动的关键在于最终成果与预期效果是否一致，因此选择合适的活动主题是非常关键的。主题是品管圈活动的灵魂，应遵循医院发展的方向、战略方针，上级的指示和要求来选定，主题选定可以从以下几点着手。

　　1.工作场所的问题点

　　品管圈组织者需列出日常工作场所可能存在的所有问题点，工作场所问题点来源于以下几方面：

　　（1）日常管理指标，如护理监测指标、护理质控检查指标，从中发现问题；

　　（2）与同事、患者、患者家属的沟通，如有人抱怨耗时多的流程等；

　　（3）工作的结果或反思，活动组织者需鼓励圈员养成随时随地记录问题点的习惯；

（4）问卷调查和电话回访反馈，如满意度调查结果、患者反馈期望等。

2.导致问题发生的相关因素

医院常见问题点

提高质量方面	节约成本	提高效率	提高安全系数
患者的满意度、院内感染率、质量指标异常等，例如降低换药时疼痛指数	人员多、耗材浪费、设备使用率低等，如降低手术室耗材使用量	工作量少、达成率低等，如缩短手术接台时间	安全管理，如提高手卫生依从性

3.医疗质量安全改进十大目标

《2022年国家医疗质量安全改进目标》为：

目标一　提高急性ST段抬高型心肌梗死再灌注治疗率

目标二　提高急性脑梗死再灌注治疗率

目标三　提高肿瘤治疗前临床TNM分期评估率

目标四　提高住院患者抗菌药物治疗前病原学送检率

目标五　提高静脉血栓栓塞症规范预防率

目标六　提高感染性休克集束化治疗完成率

目标七　提高医疗质量安全不良事件报告率

目标八　降低非计划重返手术室再手术率

目标九　降低住院患者静脉输液使用率

目标十　降低阴道分娩并发症发生率

4.医院绩效考核和等级评审目标

三级公立医院绩效考核指标一览表

序号	相关指标	指标属性	指标导向
1	门诊人次数与出院人次数比	定量	监测比较
2	下转患者人次数（门急诊、住院）	定量	逐步提高↑
3	日间手术占择期手术比例	定量	监测比较
4	出院患者手术占比▲	定量	逐步提高↑
5	出院患者微创手术占比▲	定量	逐步提高↑
6	出院患者四级手术比例▲	定量	逐步提高↑
7	特需医疗服务占比	定量	监测比较
8	手术患者并发症发生率▲	定量	逐步降低↓
9	I类切口手术部位感染率▲	定量	逐步降低↓
10	单病种质量控制▲	定量	监测比较
			逐步降低↓
11	大型医用设备检查阳性率	定量	监测比较
12	大型医用设备维修保养及质量控制管理	定性	监测比较
13	通过国家室间质量评价的临床检验项目数▲	定量	逐步提高↑
14	低风险组病例死亡率▲	定量	逐步降低↓
15	优质护理服务病房覆盖率	定量	逐步提高↑
16	点评处方占处方总数的比例	定量	逐步提高↑
17	抗菌药物使用强度（DDDs）▲	定量	逐步降低↓
18	门诊患者基本药物处方占比	定量	逐步提高↑
19	住院患者基本药物使用率	定量	逐步提高↑
20	基本药物采购品种数占比	定量	逐步提高↑
21	国家组织药品集中采购中标药品使用比例	定量	逐步提高↑
22	门诊患者平均预约诊疗率	定量	逐步提高↑
23	门诊患者预约后平均等待时间	定量	逐步降低↓
24	电子病历应用功能水平分级▲	定性	逐步提高↑
25	每名执业医师日均住院工作负担	定量	监测比较
26	每百张病床药师人数	定量	监测比较

续表

序号	相关指标	指标属性	指标导向
27	门诊收入占医疗收入比例	定量	监测比较
28	门诊收入中来自医保基金的比例	定量	监测比较
29	住院收入占医疗收入比例	定量	监测比较
30	住院收入中来自医保基金的比例	定量	监测比较
31	医疗服务收入（不含药品、耗材、检查检验收入）占医疗收入比例 ▲	定量	逐步提高↑
32	辅助用药收入占比	定量	监测比较
33	人员支出占业务支出比重 ▲	定量	逐步提高↑
34	万元收入能耗支出 ▲	定量	逐步降低↓
35	收支结余 ▲	定量	监测比较
36	资产负债率 ▲	定量	监测比较
37	医疗收入增幅	定量	监测比较
38	门诊次均费用增幅 ▲	定量	逐步降低↓
39	门诊次均药品费用增幅 ▲	定量	逐步降低↓
40	住院次均费用增幅 ▲	定量	逐步降低↓
41	住院次均药品费用增幅 ▲	定量	逐步降低↓
42	全面预算管理	定性	逐步完善
43	规范设立总会计师	定性	逐步完善
44	卫生技术人员职称结构	定量	监测比较
45	麻醉、儿科、重症、病理、中医医师占比 ▲	定量	逐步提高↑
46	医护比 ▲	定量	监测比较
47	医院接受其他医院（尤其是对口支援医院、医联体内医院）进修并返回原医院独立工作人数占比	定量	逐步提高↑
48	医院住院医师首次参加医师资格考试通过率 ▲	定量	逐步提高↑
49	医院承担培养医学人才的工作成效	定量	逐步提高↑
50	每百名卫生技术人员科研项目经费 ▲	定量	逐步提高↑
51	每百名卫生技术人员科研成果转化金额	定量	逐步提高↑
52	公共信用综合评价等级	定性	监测比较
53	门诊患者满意度 ▲	定量	逐步提高↑

续表

序号	相关指标	指标属性	指标导向
54	住院患者满意度 ▲	定量	逐步提高↑
55	医务人员满意度 ▲	定量	逐步提高↑
增1	重点监控高值医用耗材收入占比	定量	监测比较

注：1. 指标中加"▲"的为国家监测指标。

2. 指标导向是指该指标应当发生变化的趋势，供各地结合实际确定指标分值时使用，各地可根据本地实际确定基准值或合理基准区间。

3. 增1为落实《国务院办公厅关于印发治理高值医用耗材改革方案的通知（国办发〔2019〕37号）而增设的指标。

5. 参考其他医院常见改善主题

医院常见改善主题表

主题来源	具体条目
临床医疗	提高房颤患者服用华法林后INR达标率
	缩短急诊发血时间
	降低住院患者平均住院日
	提高科室病案首页手术及操作项目填写完整率
	降低住院患者平均住院天数
	提高病案首页主要诊断编码正确率
	缩短子宫肌瘤手术患者平均住院日
	提高新生儿科临床路径入径率
	提高病理标本取材规范化率
	降低I类手术伤口抗生素使用率
	提高医务人员手卫生依从性
	提高住院患者抗菌药物治疗前病原学送检率
	缩短住院择期手术病人等待手术时间
	降低血液透析患者低血压发生率
	降低宫颈癌患者放疗膀胱炎发生率
	提高药品不良反应的上报率

续表

主题来源	具体条目
临床护理	提高腹部手术患者术后加速康复护理措施达标率
	降低住院患者深静脉血栓发生率
	提高非计划拔管预防措施落实合格率
	缩短患者心电图检查等候时间
	降低导管（血液透析导管）相关血流感染发生率
	提高静脉血栓栓塞症规范预防率
	降低心血管内科住院患者跌倒发生率
	提高呼吸内科患者痰培养标本及时送检率
	提高在预防DVTA发生中护理干预的正确执行率
	降低血压漏测率
	降低入院处置不完整率
	降低院感科陪护率
	降低患者空腹血糖漏报率
	降低病房噪音量
	降低骨科患者外周静脉炎发生率
	提高感染内科传染病防治知识知晓率
	降低导尿管相关尿路感染发生率
	降低心血管内科住院患者跌倒发生率

　　工作场所的问题点、导致问题发生的相关因素、医院绩效考核和等级评审目标等问题点可以采用"动词＋名词＋衡量指标"的方法转化为主题（详见叙述主题）。而"医疗质量安全改进十大目标"及"医院常见改善主题"可以直接作为改善主题的名称。

主题选定

主题选定的方法

　　主题选定的方法包括直接指定法、投票法、记名式团体技巧法、优先次序矩阵法等。

直接指定法指的是根据实际需求，如文献查证结果、政策导向、公共卫生指标、医院管理战略等重要议题，领导直接指定或圈员直接选定主题，从而对迫切需要解决的问题加以解决。如当下病人对病房的满意度低，那就进行改善病人满意度的活动。

投票法指的是通过投反对或赞成票，以少数服从多数的原则决定活动的主题。

记名式团体技巧法包括多重投票法、排序法、加权投票法。

优先次序矩阵法主要有评价法和共识标准法。

主题选定经常采用评价法，圈员先列出评价项目，所有成员对所列出的评价项目打分，将分数相加，分数最高的项目即本期品管圈的活动主题。其中，评价项目可依据实际状况调整，如上级政策、可行性、迫切性、圈能力、重要性、效果、时效性等，选择3—5项进行评分。其中上级政策指活动主题是否符合上级目前推行的重要政策（医院目标、评审、专科发展、考核指标）；可行性指的是活动主题是否可行（数据收集、圈员参与、文献支持）；迫切性指的是是否可推迟进行；圈能力指的是圈员可自行解决或者在其他部门协助下完成（圈员的组成、圈员的改善经历）。

在主题评价前可以对评价项目进行加权，算出各评价项目的权重是多少。针对所提出的问题点进行逐一评价时应以评价项目为主，应先根据"上级政策"对主题1—6进行评分，再根据"可行性"对主题1—6进行评分，以此类推，即进行"垂直式"评分。若是进行"横向式"评分，即以问题点为主，先对主题1进行"重要性""迫切性""圈能力"的评分，再对主题点2进行评分，将很难显出各个问题的差异性。

主题选定评价权重表

圈员	上级政策	重要性	迫切性	圈能力	总分
王××	0.3	0.3	0.24	0.16	1
郭××	0.3	0.22	0.2	0.28	1
冯××	0.27	0.3	0.28	0.15	1
刘×	0.35	0.25	0.28	0.12	1
毛××	0.32	0.2	0.25	0.23	1
邬××	0.28	0.2	0.2	0.29	1
覃×	0.25	0.24	0.25	·0.26	1
吴××	0.3	0.2	0.3	0.2	1
张××	0.3	0.28	0.3	0.12	1
饶××	0.25	0.28	0.2	0.27	1
陈××	0.35	0.25	0.3	0.1	1
李××	0.3	0.23	0.22	0.25	1
平均分	0.3	0.2	0.3	0.2	

注：圈员根据各项评价指标的贡献程度，以相加不超过1分的标准做权重打分，并累计计算出各项指标的权重。

制表人：郭××　　制表时间：2019年7月3日

主题选定评价表

主题名称	提案人	上级政策（0.3）	重要性（0.2）	迫切性（0.3）	圈能力（0.2）	总分	顺序	选定
1.提高剖宫产术后再次妊娠阴道试产率	王××	46×0.3	44×0.2	40×0.3	44×0.2	43.4	1	★
2.提高糖尿病孕妇定期监测血糖依从性	覃×	40×0.3	42×0.2	38×0.3	44×0.2	40.6	2	
3.降低经产妇首次剖宫产率	饶××	40×0.3	42×0.2	34×0.3	40×0.2	38.6	3	
4.提升产科门诊健康教育的有效性	邬××	38×0.3	34×0.2	32×0.3	42×0.2	36.2	4	
5.降低剖宫产术后并发症发生率	刘×	40×0.3	32×0.2	28×0.3	30×0.2	32.8	5	
6.降低经产妇会阴侧切率	张××	32×0.3	30×0.2	30×0.3	32×0.2	31	6	

	分数/人数	上级政策	重要性	迫切性	圈能力	评价说明：以评价法进行主题评价，共12人参与选题过程；票选分数：5分最高、3分普通、1分最低，第一顺位为本次活动主题。
评价说明	1	次相关	次重要	次迫切	低：0～50%	
	3	相关	重要	迫切	中：51%～75%	制表日期：2019年7月5日
	5	极相关	极重要	极迫切	高：76%～100%	制表人：郭×× 记录人：陈××

主题选定的注意事项

选择主题时需要注意两方面：一方面，注意活动题目不能太大，如"提高患者的满意度""降低平均住院日"，应当是圈员力所能及；活动题目也不能太小，如"提高患者大便送检率"等；另一方面，选题时衡量指标要考虑其可收集性或量化性，否则易造成指标设定不合理，难以改善，如"提高护士专科护理能力"及"保护病人的就医隐私"等。

叙述主题

叙述主题包含三个元素：①动词（提高/降低/减少）+②名称（改善的主题）+③衡量指标。例如：①减少 + ②门诊病人 + ③排队候药时间；①降低 + ②标本管理 + ③缺陷发生率；①提高 + ②门诊患者 + ③满意度。

叙述主题的衡量指标选择需要注意以下四点：

1.衡量指标需明确提出，形式包括计量、计数、知觉三种。其中，计量指可测量出来，如排队等候时间；计数指可以计算数量，如不良事件例数；知觉则可以反馈出来，如满意度。

2.指标要明确、可测量、具有信度和效度。信度是对测验的稳定性和可靠性的估计，而效度则是对测验有效性和准确程度的估计。

3.有标准的需列出标准，如"提高血液透析患者充分性指标达标率"，需标出相关的检查标准 。

4.注明研究范畴、入选标准、排除标准等。

案例1：

衡量指标：高危孕妇规范产检率＝

$$\frac{按规范时间产检的高危孕妇人数}{医院建档产检的高危孕妇人数} \times 100\%$$

规范产检的标准为提前到诊、按时到诊，未规范产检的标准：未到诊、延后到诊。

案例2：

衡量指标：急诊危重患者院内转运安全隐患发生率＝

$$\frac{转运安全隐患发生例数}{转运总例数} \times 100\%$$

注：转运中发生安全隐患1项或1项以上均记为1例。安全隐患评价指标包括：转运风险评估不充分；转运未分级或分级错误；转运设备、药品准备不充分；转运人员不足、资质不够、分工不明确；接收科室准备不充分；管道固定不妥；转运线路不合理；患者体位不当。

纳入标准：急诊病情分级为Ⅰ级、Ⅱ级的需要转运的患者。

排除标准：病情评估不易转运，但因抢救需要必须转运的患者。

选题背景介绍

选题背景介绍主要是陈述选题的高度和深度。高度是指符合国际、国内的相关政策要求，深度是指体现专业内涵和意义。选题背景介绍主要从以下四方面对主题的高度和深度进行阐述。

1.从政策要求、行业规范、指南、医院发展目标等方面进行阐述。

例如，主题"降低手术用物准备缺陷率"选题背景：《三级综合医院评审标准实施细则（2011版）》要求"术前准备制度落实，执行率100%""手术核查、手术风险评估后执行率100%""急救设备完好率100%，处于应急备用状态，有应急调配机制"。

2.阐述国内外的行业现状，用文献资料佐证必要性、可行性，向标杆案例学习。

例如主题"提高哮喘患儿症状控制良好率"选题背景为：全球近30年哮喘的患病率持续上升；中国儿童哮喘的患病率每10年增幅超50%，中国有约3000万哮喘患者，哮喘儿童超过600万，城市儿童哮喘总患病率高达3.02%；研究表明哮喘未控制的患儿成年以后伴有持续的肺功能损害。

3.阐述医院目前的状况。

例如主题"提高哮喘患儿症状控制良好率"选题背景为：从诊疗规模来看，医院儿童呼吸科门诊年接诊人次30 677人次，其中咳喘专科年门诊量28 455人次，目前入组建档管理的哮喘患儿共 649人；医院和国内高水平医院做比较，哮喘患儿每年增长近200人，控制率约78.6%，与全国平均控制率84.1%及省内高水平医院控制率95%的水准存在较大差距。

4.阐述不进行改善会造成的不良后果。

例如主题"降低手术用物准备缺陷率"选题背景为：国外研究表明，充分的手术用物准备不但可以减少医疗废物，减少额外支出，而且可以提高手术患者的术中安全性。

国内研究显示，手术用物准备不足，导致巡回护士频繁进出手术间，增加了悬浮空气中的细菌流入，流入手术间的细菌会感染手术台器械，手术人员手术衣、手部，以及手术切口，大大增加了手术患者感染的风险。

手术用物准备缺陷的危害包括：延误抢救工作，错过抢救黄金时机；延长手术时间，增加患者费用；频繁进出手术间，增加感染风险；增加手术护士工作量。手术用物准备是否充分直接或间接影响到手术进度及手术质量，现实生活中因手术准备不完善导致医院被问责的案例屡见不鲜。

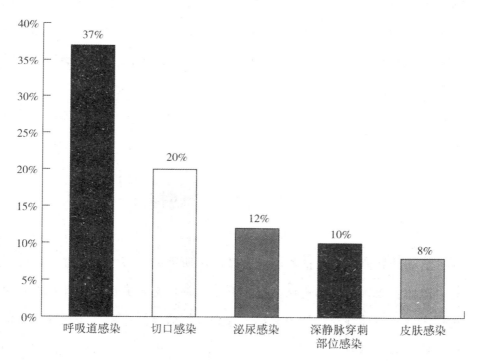

心脏术后部位感染占院内感染比例

参考文献：晁玉凤，李京京，鲁妍，ICU院内感染调查分析，南方护理学报，2001年2月第8卷第1期15–16

明确选题理由

选题理由主要强调品管圈活动的实施对患者及其家属、医院、科室及医务人员等产生的作用。

例如主题"降低手术用物准备缺陷率"的选题理由：对患者而言，可减少术前准备不完善导致的手术延误，缩短手术时间，降低感染风险，提高手术安全性，减少医疗费用，促进快速康复；对医院而言，可提高患者对医院及医护人员的满意度，打造手术室精准管理品牌，提升医院影响力，提高社会满意度；对科室而言，可实现手术安全管理信息化、常态化、多元化、标准化，降低医疗风险，提高手术室准时开台率及手术室利用率，防范因手术用物准备缺陷导致的不良结局，保障手术安全；对医护人员而言，有助于使用科学工具解决护理中遇到的实际问题，加强手术管理，降低患者风险，提升手术医疗服务品质，增强团队协作精神，实现自我价值。

步骤二：活动计划拟定

活动计划拟定是预估整个品管圈活动所需的时间，事先准备好的图表，以监督改善活动的进展情况，并采取一切必要的行动使计划能够按时完成，或使计划在预期内完成，起到进度监控的作用。活动计划拟定包括预估各步骤所需时间、决定活动日程及各圈员工作分配、拟定活动计划书并提交上级核准、进行活动进度管控四个步骤。

预估各步骤所需时间

品管圈活动中的时间分配大概为：

P：投入30%的时间，掌握问题重点，以求改善过程更有效率；

D：投入40%的时间，要求人员能将"实施对策"落实并形成习惯；

C：投入20%的时间，确认改善成效；

A：投入10%的时间，整理资料，建立标准。

需要注意的是，有些月份有5周，可以通过日历看每个月有几周。比如，本月如果有四个周一就算4周，如果有五个周一就算5周，另外，看周二、周三、周四、周五、周六、周日也可以。例如，品管圈活动计划时间从2017年2月至2017年9月，期间共有31周。按照PDCA四大阶段，时间分配方案为：

P：投入30%的时间，即主题选定至对策拟定阶段花费约10周；

D：投入40%的时间，即对策实施与检讨阶段花费约12周；

C：投入20%的时间，即效果确认至标准化阶段花费约6周；

A：投入10%的时间，即检讨与改进阶段花费约3周，加起来为31周时间。

决定活动日程及各圈员工作分配

制作活动计划表时应当根据每一个圈员的思维习惯、特长爱好，按照各步骤为其分配合适的工作，即每个步骤落实到人，然后依据活动内容完善实施地点、所用工具。标注计划线及实施线时，一般用虚线表示预计进度，用实线表示实际进度，且计划线在实施线之上；计划线与实施线不符合之处应加以说明，尽量不要用节假日作为理由，排期时需排除节假日；可以在虚实线下面标出圈会的时间点（一般用小圆圈表示）。另外，在表格的最下方注明制作人、制作时间，有助于增强荣誉感。

需要注意的是，要依据每个步骤执行的先后顺序来画表。国家或医院有要求的品管圈活动因为最初就选定了主题、设定了目标，所以要先做"主题选定""目标设定""活动计划拟定"，再做"现状把握"。另外，"解析"和"对策拟定"，"效果确认"和"标准化"在时间上不能重合。

拟定活动计划书并提交上级核准

提交品管圈活动计划书之前，必须号召所有圈员共同商讨，彻底研究"活动计划书"的内容，确定它的操作是否符合上级政策，权衡它的利弊，然后递交上级核准。

进行活动进度管控

活动计划书可以多准备一份放在工作场所或其他适当地点，供圈员随时了解目标的进行情况，如果有些步骤赶不上进度，对负责人也能起到提醒敦促作用。

活动进行时，尽可能依据计划进度进行，如果实际与计划有差异，最好设法赶上，如确实赶不上，备注说明原因，尽量保证实际完成时间与预计时间一致，达到真正的进度管控的目的。

活动计划表的拟定经常会出现以下问题，需要注意：

1.甘特图不规范（缺品管工具、地点、负责人）；

2.甘特图计划与实施进度不一致却无说明；

3.甘特图中已到标准化阶段，未划实线；

4.甘特图（时间表）时间分配不合理；

5.甘特图缺少5W1H。

步骤三：现状把握

现状把握指的是了解工作现场实际情况，包括四个操作步骤：第一，绘制流程图，梳理与改善主题相关的流程，找出容易出错的环节；第二，制作查检表，进行现场数据的收集与统计，分别了解改善主题在不同层面的情况；第三，依据"三现"原则进行实地查验；第四，绘制柏拉图，把重点问题提炼出来。

绘制流程图

流程图是展现过程步骤和决策点顺序的图形文档，是将一个过程的步骤用图的形式表示的图表。流程图由一些图框和流程线组成，其中图框表示各种操作的类型，图框中的文字和符号表示操作的内容，流程线表示操作的先后顺序。流程图应有对这项工作最了解的人参与绘制。

一个好的流程图可以直观地描述整个活动中所有环节的人流、信息流，让人很容易知悉整个过程。

作为诊断工具，流程图能够辅助决策制定，让管理者清楚知道可能出现问题的地方，从而确定出改善的行动方案。

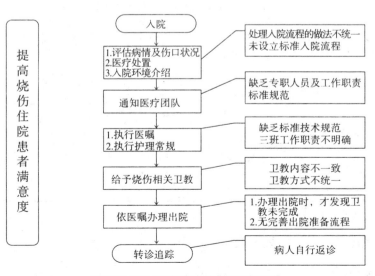

提高烧伤住院患者满意度的流程图

流程图常见的结构包括循序结构、选择结构和重复结构。

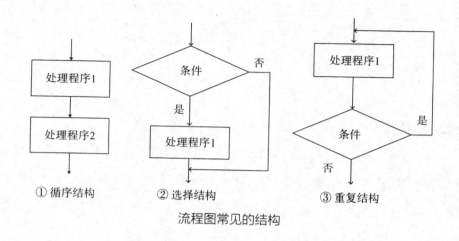

① 循序结构　　② 选择结构　　③ 重复结构

流程图常见的结构

流程图基本符号

符号	名称	意义
（开始、结束符号）	开始、结束	表示流程的开始和结束
（处理程序符号）	处理程序	要处理的具体的任务或工作
（判断符号）	判断	不同方案选择，判断某一条件是否成立。例：审批——不通过／通过　是否成功——失败／成功
→	流程线	表示执行的方向和顺序
（文档符号）	文档	以文件的形式输入或输出，即流程中涉及的文档。例：制度
（预定义流程符号）	预定义流程	预先定义的进程，使用某一预先定义的流程进行处理。例：会诊管理流程

流程图编制的基本要求及常见错误如下。

1.流程图处理程序要单一入口与出口。

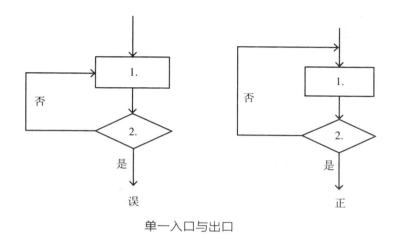

单一入口与出口

2.路径符号应避免相互交叉。

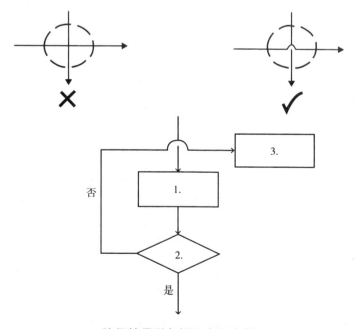

路径符号避免相互交叉实例

3.同一路径符号的指示箭头应只有一个，此处是初学者最容易出现错误的地方。

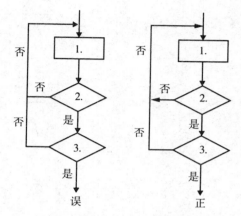

同一路径符号的指示箭头唯一

4.需要反馈的流程要形成闭环，相同流程图符号大小应尽量一致，此处是容易被忽略的地方。

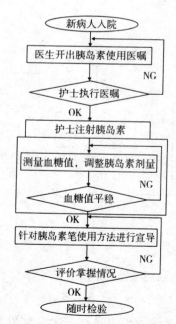

某医院新病人入院正确使用胰岛素笔流程图

5.开始符号在流程图中只能出现一次，但结束符号不限。若流程图能一目了然，则开始符号和结束符号可省略。

6.选择结构及重复结构的选择条件或决策条件的文字叙述应简明清晰，路径应标识"是"及"否"或其他相对性文字指示说明。

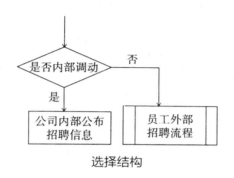

选择结构

7.用虚线标注改善重点。

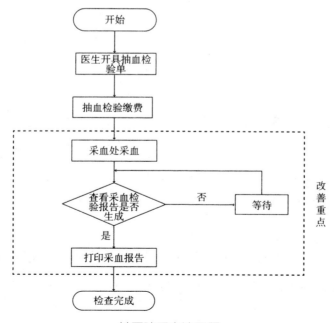

某医院采血流程图

流程图制作有三个注意事项：第一，从宏观方面把握流程中缺少、重复、瓶颈、易出错的步骤；第二，如果主题与流程无关，可以不呈现在流程图上；第三，与时间相关，有多个步骤时可用箭头图展示。

制作查检表

查检表是一种为了便于收集数据，使用简单记号填记并统计整理，用作进一步分析、核对、检查而设计的一种表格或图表。查检表设计前需进行层别，制作查检项目，然后到现场进行数据收集。

查检项目一般从流程中出现差错的环节或特性要因图针对的问题容易缺失的项目中选出，可圈选4—6项。查检项目应运用层别法，主要对现象进行逐步查检，而非直接针对原因进行查检。例如，提高患者胰岛素笔使用正确率，首先依照胰岛素注射流程进行原因分析及改善，而不是直接查检态度不认真这一原因。

检查项目	次数	占比	累计占比
态度不认真			
家属不重视			
技术不过关			
时间观念差			
不想注射			
其他			
合计			

检查项目	次数	占比	累计占比
注射步骤错误			
注射计量错误			
针头使用错误			
注射时间错误			
药物装卸错误			
其他			
合计			

以"提高患者胰岛素笔使用正确率"为主题的品管圈活动的现状把握查检表对比图

查检表收集的各项目的数据分配比例无显著差异时，需重新收集资料，对其他观点进行项目划分，再进行比较分析。

住院患者抗菌药物治疗前病原学送检率查检表

调查项目	缺陷条目数	占比	累计占比
医生未开送检医嘱	48	19.51%	19.51%
送检医嘱时间迟于用药时间	42	17.07%	36.59%
标本未留取	45	18.29%	54.88%
标本未及时送检	41	16.67%	71.54%
送检标本不合格被退回	36	14.63%	86.18%
检验科标本丢失	34	13.82%	100.00%
总数	246		

查检表设计的注意事项包括：

1.查检项目一般为5—7个项目，前面3—4个累计占比应达到70%—80%，查检项目如果有"其他"项目，"其他"项目应该放在最后1项，且数值一定最小，否则分类错误，必须重新分析；

2.查检病例不少于120例，查检时间一般为3周；

3.收集数据和查检力求简单，容易执行；

4.查检表格式要考虑查检项目及其频率；

5.查检项目要随时检讨，必要的加入，不必要的删除，可增加空白字段，在查检的过程中修改完善。

对化疗药物不良反应发生现状查检表

查检项目	日期						
	3.12	3.13	3.14	3.15	3.16	3.17	3.18
医嘱失误							
调剂失误							
传递失误							
给药失误							

续表

查检时间：2018.3.12—2018.3.18	
查检人员：×× 查检地点：××病房 查检方式：现场查检，正字记录 查检对象：化疗患者	

6.查检基准要一致，有时需要对查检项目进行定义说明，如查验人员对查检项目"限特定条件支付用药""限门诊用药""单次就诊超适应证用药"等进行了注解。

"降低医保限制性用药不规范使用率"现状查检表

检查项目	注解	检查日期				合计
		2021/9/11— 2021/9/15	2021/9/16— 2021/9/20	2021/9/21— 2021/9/25	2021/9/26— 2021/9/30	
限特定条件支付用药	比对《药品目录》或本地三大目录备注信息中有特别限定适应证或条件的药品进行审核	572	615	521	520	2228
限门诊用药	对仅限门诊使用的药品进行审核	181	233	108	158	680
单次就诊超适应证用药	参保人单次就诊时使用的某种药品，没有对应的疾病诊断	151	202	111	136	600
阶梯用药	分为住院和门诊，参保人在使用二线用药时，审核在设定的时间期限内是否有相关的一线用药，如没有，则该二线用药被检出	49	51	34	58	192
妊娠期禁忌用药	妊娠期妇女禁用此类药品	22	38	26	25	111
单次就诊中药饮片单味复方不予支付	提供单味及复方均不支付的中药饮片明细，处方中仅有其中一味中药饮片或全部是明细中的中药饮片即检出	23	33	14	25	95

续表

检查项目	注解	检查日期				合计
		2021/9/11—2021/9/15	2021/9/16—2021/9/20	2021/9/21—2021/9/25	2021/9/26—2021/9/30	
合　计		998	1172	814	922	3906
查检时间（when）：2021年9月11日—9月30日						
查检对象（whom）：住院、门诊参保患者						
查检地点（where）：医保物价部办公室、住院药房、临床科室						
查检人员（who）：品管圈成员						
查检方法（how）：省医保平台可疑数据、采用普查方式由圈员现场登记						
查检数量（how many）：住院、门诊患者8439人						

7.查检后的现状值要进行说明，这一说明在三个地方要用到——选题背景、现状把握、计算目标值。

三现原则实地查验

三现原则（三现主义）起源于日本，是丰田、索尼等公司的常用工具。"三现"指的是"现场""现物""现实"。三现原则是指当发生问题的时候，管理人员要快速到"现场"去，亲眼确认"现物"，认真探究"现实"，并据此提出和落实符合实际的解决办法。

现场——鹰的眼睛，俯瞰全局

三现原则中的"现场"要求管理人员不能只坐在办公室决策，而是要立即赶到现场，奔赴第一线。现场是生机勃勃的，每天都在变化，不采取正确的观察方法，管理人员就无法感觉它的变化，无论是正常变化还是异常变化。

"以现场为中心"是管理人员必须树立的观念，而三现原则是贯彻"以现场为中心"最好的方式，要保持与现场最密切的接触并对其有最深入的了解。

在医院里，由人、机、料、法、环、信和QCDMSS（现场管理六大目标：品质、成本、交货期、士气、安全、技能）所交织的现场是所有信息的来源。要想对现场规范、流程有更深刻的认识、真正的了解，就必须付出更多时间去观察现场。问题发生在现场，解决问题永远在现场，管理必须贴近现场，贴近员工。只有在现场才会找到办法，在会议室听汇报是发现不了问题的，也不可能解决问题。

管理人员必须将"先去现场"当作例行事务，站在现场观察事情的进展，养成到现场的习惯。在一天的工作时间里，管理人员应该至少有一半时间待在现场。现场是所有真实资料的来源，管理人员应该到现场去探查所取得的信息，而不是直接采用他人提供的资料报告。我们在现场时，甚至用不着某些数字资料，因为我们看到的、感觉到的，就是原始的第一手资料。

管理人员也必须创建可视化的现场管理（6S及目视化管理），管理人员只要走入现场，一眼即可看出问题的所在，而且可以在当时、当场下达指示。

现物——兔的眼睛，观察细节

"总是以事实为基础而行动"是现场管理中一个重要的概念，解决问题要求管理人员找到事实真相，而找寻事实真相最通用的方法是"到问题中去，并客观地观察其过程"。当你观察到你以前看不到的地方时，事实将出现，要仔细观察事实，思考变化的原因。当你这样做时，隐藏的原因将会出现，而你发现真相的能力也在这个过程中有所提高。

"现物"就是现场管理的对象。当有问题或异常状况出现时，管理人员应该第一时间赶到现场，仔细观察或检查现物，多问几个"为什么"，应用一般常识和低成本的方式应当就能够确认问题的原因，根本用不着高深复杂的科技。

出现问题时管理人员如果不去现场，而是聚集在会议室里讨论问题，那么每个人都只会推卸自己应负的责任。问题的解决应从问题的认定开始，一旦认定清楚，问题也就解决了一半。管理人员的工作内容之一应当是经常保持注视变动运行的现场，而且依据现场和现物的原则来认定问题。

现实——树的眼睛，记录事实

"现实"就是管理者以现实为依据，对于问题的解决处置要迅速，当场采取临时对策措施。解决问题需要管理人员面对现实，把握事实真相，而事实总是变化无常的，要抓住事实就要识别变化，理想与实际之间总是有很大的差距。如果我们不亲临现场，不调查事实和背景原因，就不能正确认识问题。我们要多问几次"为什么"，对现物、现实进行确认。

当管理人员待在现场，观察现物，找出问题产生的真正原因，许多与现场有关的问题都可以即时、当场解决。在现场管理中，有句很流行的话："现在就做！马上动手做！"

利用三现原则发现问题、分析问题、解决问题，可以大大改善现场的秩序。但这些问题很可能会再次因同样的理由发生。因此，一旦问题被解决，新的工作流程就必须做到程序化、标准化，将其作为员工唯一的工作方式，确保改善的效果维持下去。

管理是一种实践，其本质不仅在于"知"更在于"行"，只有通过踏踏实实的现场管理，才能创造一流的现场、一流的管理。

大野耐一圈

　　日本"生产管理教父"大野耐一是丰田生产模式的创始人，是现代现场改善方式方法和关键指导思想的提出者，他提出的大野耐一圈（Ohno Circle）尤为著名。

　　大野耐一在担任丰田汽车公司副社长期间，有一天，他走进生产线，要求工程师在地上画一个圆圈，并要工程师站在圈内连续观察8小时，以发现生产线的流程应如何改善才能更具效率。大野耐一让工程师像刑侦专家一样，回到工作现场搜索证据，为持续改善建立良好的根基。在现场观察时，不只是看而已，还要自问：发生了什么事情？看到了什么？情况如何？问题何在？而这个圆圈，也因此被命名为大野耐一圈，是丰田实践现场主义最著名的表征。

　　大野耐一曾说："在制造业，数据当然重要，但是，我认为最重要的是事实。"他认为，如果不充分了解实际情况，就不能解决问题、做出改善。

　　大野耐一圈可以让观察者学会专注，专注于现场，专注于问题。如果没有这个圈，观察者就会在车间里到处走动，走马观花。这样观察不仅不一定能发现问题，而且观察者会根据自己过往的经验和喜好，选择性地查看现场，对自己感兴趣的每次都要查看，不懂的或者不感兴趣的会选择性忽视，就很难发现现场存在的问题。

　　再者，大野耐一圈可以让观察者学会凝视，凝视现场，凝视实际。没有凝视就无法看出问题的本质，这就如同我们都认识很多品牌的标志，但是让我们画出具体的线条，我们才发现根本想不起来具体的样子。

　　追其根本，大野耐一圈是让现场管理者学会专注和凝视的手段和方法。这个方法体现了大野耐一的智慧，把复杂的说教变得如此简单明了。

　　如今，大野耐一圈已经演变成直径28英尺的圆形地垫/喷漆，并印有观察者两只脚的位置，被广泛应用到车间各现场。

　　眼见为实，耳听为虚，这一中国传统观念被丰田加以利用和发展。丰田公司认为：书面报告和数字表格只代表结果，不会显示亲自到现场看到的东西——实际流程的细节。做客观全面考察是丰田公司开展解决问题、进行新产品开发、评估工作业绩等工作的基础。

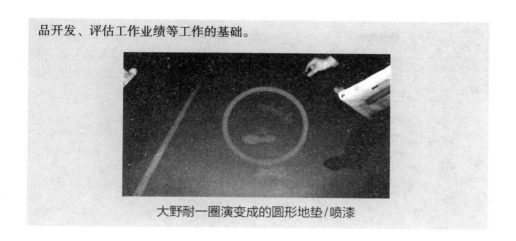

大野耐一圈演变成的圆形地垫/喷漆

柏拉图分析

　　柏拉图是依据查检表列出的数据，将数据汇总，然后按照查检项目数量的大小，从大到小降序排列，计算出百分比及累计百分比（累计百分比是绘制的项所占百分比加上上一项百分比之和，为此项的累计百分比）的图形。

孕妇未规范产检查检汇总表

序号	原因	例数/例	占比/%	累计占比/%
1	患者候诊时间长	49	40.16	40.16
2	医护人员交代下次产检不清	31	25.41	65.57
3	孕妇对产检认知度低	21	17.21	82.78
4	交通不便	11	9.02	91.80
5	工作忙，没时间产检	8	6.56	98.36
6	医院停车难	2	1.64	100.00
7	合计	122		
三现原则				
查检时间（when）：2019.8.10—2019.8.31				
查检对象（whom）：产科门诊高危孕妇				
查检地点（where）：产科门诊资料室				

续表

| 查检人员（who）：品管圈成员 |
| 查检方法（how）：由小组成员对未规范产检孕妇进行电话随访后记录 |
| 制表人：黄×× 时间：2019.9.1 |

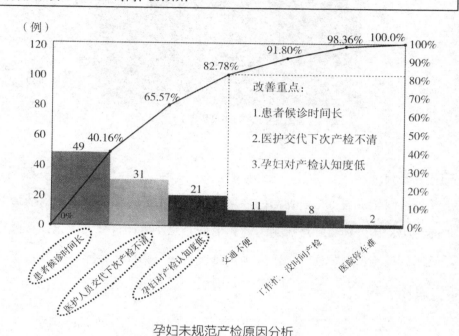

孕妇未规范产检原因分析

需注意的是，当柏拉图有"其他"项目时，应放于最后，而且必须小于前一项数值，否则是分类错误，必须重新分析。如下表中查检项目数量过多，且"其他"不是最小项，也未列于最后，需重新分析。

提高血液标本送检合格率的查检表

血液标本不合格原因数据统计			
序号	项目	例数/例	累计占比/%
1	标本溶血	173	30.6
2	抗凝标本凝集	117	51.2

续表

	血液标本不合格原因数据统计		
序号	项目	例数/例	累计占比/%
3	标本类型错误	65	62.7
4	标本采集量错误	48	71.2
5	临床要求回退	38	77.9
6	标本容器错误	26	82.5
7	其他	26	87.1
8	结果与临床不符，重采复查	21	90.8
9	血清（血浆）过少，无法检测	19	94.2
10	不合格项	11	96.1
11	标本脂血	10	97.9
12	检测项目重复	6	98.9
13	采集时间不符合检测要求	6	100.0
	合计	566	

现状把握最终通过幻灯片呈现时需要5张图表，包括流程图、查检空白表、查检原始表、柏拉图、柏拉图数据表格。所有图表的展示应当规范：流程图经常出现的问题包括符号、图不规范，无虚线框等；查检表经常出现的问题包括结果无说明、无数据汇总等；柏拉图经常出现的问题包括左侧数据线数据不是项目总和、起点未到零点、折线未与柱状图交于第一个柱子右上角顶点、未圈出改善重点等。其中，柏拉图绘制是难点，易出错。

步骤四：目标设定

目标设定共有三种方法，包括问题点解析法、改善能力预估法、标杆学习法。

问题点解析法

问题解析法是根据已掌握的现状，检查存在问题时所得现状值，结合改善重点值及圈能力值，计算目标值，目标值分为降低类和提高类。

降低类目标值的计算方法为：

目标值＝现状值－改善值＝现状值－（现状值 × 改善重点值 × 圈能力值/100）

提高类目标值的计算方法为：

目标值＝现状值＋改善值＝现状值＋（1－现状值）× 改善重点值 × 圈能力值）

例如，降低住院患者的不满意度，假设不满意度为20%，依据柏拉图二八法则得出的改善重点值为82%，圈能力值计算结果为70%，则目标值＝20%－（20% × 82% × 70%）≈9%。

其中，圈能力值的计算方法有两种，第一种计算方法需参考下表。工作年资基础分为60分，每增加1年加2分，20年以上均为100分。

圈能力评价表一

项目	工作年资能力		学历能力		主题改善能力		品管圈经验值
评分标准	工作年资（A）	能力值（a）	学历（B）	能力值（b）	主题改善能力（C）	能力值（c）	参加品管圈一次者在能力基础上加5分，以此类推，最高不超过20分。
	0—5	60—70	中专	20	1	20	
	6—10	73—80	大专	40	2	40	
	11—15	82—90	本科	60	3	60	
	16—20	92—100	硕士	80	4	80	
	＞20	100	博士	100	5	100	
权重	40%		30%		30%		

圈能力值计算公式：圈能力值 $= a \times 40\% + b \times 30\% + c \times 30\% +$ 品管圈经验值。

下表为某圈长的圈能力计算案例：

某圈长的圈能力值计算

圈长	工作年资能力		学历能力		主题改善能力		品管圈经验值	圈能力值
	工作年资（A）	能力值（a）	学历（B）	能力值（b）	主题改善能力（C）	能力值（c）		
张×	12	84	本科	60	4	80	10	85.6

工作年限为12年，对应圈能力值84分；

学历为本科，对应能力值60分；

改善能力是主观的自评分，自评4分，对应的能力值为80分；

品管圈经验值：参加了两次品管圈活动，对应分值为10分；

最终圈能力值为 $84 \times 40\% + 60 \times 30\% + 80 \times 30\% + 10 = 85.6$

圈能力值的第二种计算方法是依据"531"评价法计算圈能力，如下表所示。

圈能力评价表二

项目	圈员								
	何××	王××	冯××	黄××	彭××	邓××	谢××	徐××	钟××
学历	3	3	3	3	5	3	1	3	3
职称	5	3	5	5	5	5	5	5	3
专业年限	5	1	3	5	3	3	3	3	1
QCC经验	3	1	1	3	3	3	5	3	1
QCC手法考核程度	3	1	1	3	1	1	3	3	1
总分	19	9	13	19	17	15	19	17	9
平均分	15.22								
圈能力值	$15.22 \div 25 \times 100\% = 60.88\%$								

评价说明	分数	学历	职称	专业年限	QCC经验	QCC手法考核程度
	1	本科以下	初级	10年	未参加过QCC活动	0—59
	3	本科	中级	11—15年	参加过1—3次QCC	60—89
	5	本科以上	高级	15年以上	参加过3次以上	90—100

制表人：王×× 　　制表日期：2022/1/21

改善能力预估法

改善能力预估法是根据品管圈开展的程度、圈员的互动能力、解决重点问题的能力及问题改进难易程度进行自我挑战，预估目标值。

例如，以"降低住院患者深静脉血栓发生率"为主题的品管圈活动，圈能力值约为72%，院领导给予高度支持，圈员决定挑战圈能力80%，然后依据现状值和改善重点计算目标值。

标杆学习法

标杆学习法是依据医院的方针、计划、领导指示、文献查证的结果、行业的标准或规定及参考兄弟单位的标准进行目标值的设定。

1. 根据医院、科室的方针、领导指示及计划设定目标值。例如，以"降低肿瘤内科住院患者平均住院天数"为主题的品管圈活动，现状值平均为 8.7 天，目标设定时可依据医院、科室方针，要求"肿瘤内科住院患者平均住院天数小于 7.5 天"为合格，设定目标值为 7.5 天。

2. 依据医学或管理文献查证的结果设定。例如，以"降低病理标本管理缺陷率"为主题的品管圈活动，改善前病理标本管理缺陷率为 2.78%，经文献查证，国内外统计的病理标本管理缺陷率为 0.09%—0.43%，利用标杆法将目标值设定为 0.26%（取国内外统计发生概率的 0.09%—0.43% 中间值）。

3. 依据医疗行业的规章制度、流程规范等设定。例如，"提高临床输血申请合格率"为主题的品管圈活动，《三级医院评审标准（2020 年版）广东省实施实施细则》要求"每年至少一次对全院医务人员进行临床输血相关法律、法规、规章制度、输血知识等培训，并有考核；用血科室有针对本专业特点进行相关输血知识培训"，广东省三甲评审要求临床输血申请单合格率区间值为最低 92%、适中 95%、最佳 98%，所以将临床输血申请合格率定为 98% 为目标值。在 2021 年由国家卫生健康委发起并启动了国家医疗质量改进目标专项行动，其中"提高住院患者抗菌药物治疗前病原学送检率"专项行动，目的在于遏制细菌耐药和提高抗菌药物使用的科学性与规范性，进一步提升治疗效果和保障人民群众健康权益。改善前住院患者抗菌药物治疗前病原学送检率为 30.5%，其规定住院患者抗菌药物使用前病原学送检率 ≥ 50%，所以设定改善目标为 50%。

4. 参考"同性质作业水准"，即参考其他医院的水准，制定目标。例如，开展以"提高剖宫产术后再次妊娠阴道试产率"为主题的品管圈活动，现状值为 58.79%，查阅了相关文献，结合国内高水平医院现状及本院实际情况，确定以 13.5% 为目标值。

目标值的合理性论证

目标值设定后应进行合理性论证。例如医院开展以"提高剖宫产术后再次妊娠阴道试产率"为主题的品管圈活动。

目标值计算：目标值＝现状值＋改善值＝现状值＋（1－现状值）×改善重点×圈能力值＝8.33%＋（1－8.33%）×78.3%×70.30%＝58.79%

文献佐证：通过剖宫产术后再次妊娠阴道试产率对比表及对比图进行目标值合理论证。

剖宫产术后再次妊娠阴道试产率对比表

医院名称	剖宫产术后再次妊娠阴道试产率	数据来源
四川大学华西第二医院（华西妇产儿童医院）	9.26%	何镭，陈锰等，剖宫产术后再次妊娠阴道分娩孕妇的妊娠结局分析[J]，中华妇产科杂志 2016, 51(8):586–591.
复旦大学附属妇产科医院	13.3%	刘海燕，刘学渊等，二胎政策下的瘢痕子宫再次妊娠后阴道试产的安全性，复旦学报（医学版）Fudan Univ J Med Sci 2019 Jul. 46(4).
兰州大学第一医院	7.7%	周亭亭，剖宫产术后再次妊娠阴道分娩的临床分析[D].兰州大学，2018.
某妇幼医院	8.33%	某妇幼医院胎儿医学研究所

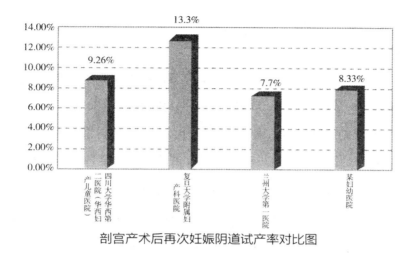

剖宫产术后再次妊娠阴道试产率对比图

为了解目标设置是否合理，提高目标值设定可比性，圈员经过讨论，采用标杆参考法，查阅了相关文献，结合国内高水平医院现状及医院实际情况，一致同意以13.5%为目标值。

需注意目标值设定时容易出现的错误，包括目标设定数据错误、目标设定数据无出处、使用目标值计算公式不正确（降低与提高相混淆）、目标设定没有进行合理性论证（至少要查阅3～5篇参考文献）。

步骤五：解析

解析包括原因分析、要因评价、真因验证三个步骤。

原因分析

原因分析是指针对现状把握阶段列出的柏拉图中的多个改善重点，分别画出一个鱼骨图，全体圈员进行头脑风暴，全面分析人、物（料、机合并）、法、环。

原因分析使用鱼骨图，常用的方法有大骨展开法和小骨集约法（详见第四章第七节"鱼骨图"）。画鱼骨图时圈员常犯的错误包括图形无标题、鱼骨图中鱼头文字说明不正确、鱼骨分析不彻底、鱼骨箭头不对、鱼骨过少等。一般针对每个改善重点都分别要有鱼骨图。如果是1个改善重点画1张鱼骨图，那么每张鱼骨图需有20个以上小骨；如果只画1张鱼骨图，那么鱼骨图需有50个以上小骨。另外注意鱼头方向，鱼头右侧为原因型，以"为什么……"来写；鱼头左侧为对策型，以"如何提高/改善……"来写。

要因评价

要因评价即针对通过鱼骨图找到的所有末端原因（无法继续往下分析的原因），根据圈员经验进行投票或根据其重要性进行打分，然后依据二八原则，将分值超过80%的原因选定为要因。参与打分的圈员要对每一项原因了解清楚后再进行评价，可以用"531"评价法打分，如果评价出来的分值都接近，可以用1、5、9评价法进行评价打分，再统计总分。

这个环节中的常见错误包括无要因评价、要因评价无原始表、无汇总表，要因打分与鱼骨图分析不相关等。

要因评价应注意三点。第一，圈成员打分后按照二八原则选出要因，不能以主观的判断来确定；第二，要因一定是末端原因；第三，每个鱼骨图需有对应的要因分析表（表、图均需有）。

真因验证

真因验证是把要因作为查检项目制作查检表，到现场针对现物收集数据后，将数据进行汇总整理，绘制柏拉图，依据二八原则找出真因。要因评价后，小组应先进行讨论再进行真因验证，因为有些要因虽然比较重要，但是圈能力无法解决，故需要剔除。

真因验证必须采用三现原则（PPT中要展示去现场查检的照片、现场状况的照片、查检表查检后的扫描件以及柏拉图），因为要因评价是相对主观的评价，没有进行现场数据收集加以验证，说服力比较低。

这个环节中的常见错误包括无真因验证、时间小于3周、标本量小于120、无柏拉图、柏拉图不正确等。

真因验证的注意事项包括七点。

1.针对要因进行查检后，绘出柏拉图，找出真因。

2.真因验证的查检：时间跨度不小于3周；样本量不少于120人次，不足则需延长验证时间；不可头脑风暴或查文献。

3.真因要从流程、制度着手。

4.真因验证时，对查检项目进行查检时最好制作查检项目的标准。例如提高急诊科保洁人员院感防控措施执行率为改善主题的品管圈活动，通过原因分析及要因评价得出有效氯的配置错误、清洁工具交叉使用、培训不到位、缺乏监督考核机制、未制定医疗废物管理体系、未制定清洁消毒的标准操作规程、医疗废物交接出现偏差、医疗废物称重不规范八个要因，针对要因进行真因验证，在真因验证前先对八个要因进行查检项目、阴性及阳性标准化的制定。

5.PPT要呈现真因验证原始表、柏拉图及其数据表格。

6.真因验证的柏拉图用频次，不用人次；

7.柏拉图改善重点：选取最靠近80%的百分比。

"提高急诊科保洁人员院感防控措施执行率"真因验证查检标准表

缺陷内容	内容	阳性	阴性
有效氯的配置错误	有效氯配置流程及规范	无相关工作流程及规范	有相关工作流程及规范
清洁工具交叉使用	清洁工具分区分色管理	无分区分色管理	有分区分色管理
培训不到位	查看培训计划及完成状况	不符合培训要求	符合培训要求
缺乏监督考核机制	查看科室相关考核机制	无监督考核机制	有监督考核机制
未制定医疗废物管理体系	查看医疗废物管理体系	无疗废物管理体系	有疗废物管理体系
未制定清洁消毒的标准操作规程	查看清洁消毒操作规程及查看执行状况	有清洁消毒操作规程且依照其执行	无清洁消毒操作规程且执行不到位
医疗废物交接出现偏差	查看医疗废物管理交接流程及执行状况	有医疗废物管理交接流程并依照其执行	无医疗废物管理交接流程且执行不到位
医疗废物称重不规范	医疗废物称重流程及规范	有医疗废物称重流程及规范	无医疗废物称重流程及规范

　　下面为某医院以"提高急诊科保洁人员院感防控措施执行率"为改善主题的品管圈活动，在现状把握阶段，发现急诊科保洁人员院感防控措施执行率的改善重点为有效清除率不及格、医疗废物登记欠规范、清洁工具使用不正确、医疗废物称重欠规范。

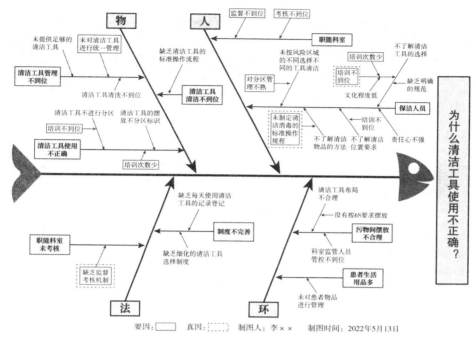

清洁工具使用不正确原因分析鱼骨图

要因：□　真因：▢　制图人：李××　制图时间：2022年5月13日

清洁工具使用不正确的要因评价表

编号	特性要因图中的原因		圈员评分											
	中原因	小原因	黄××	黄××	邓×	罗××	谭××	刘×	莫××	李××	车××	总分	排名	选定
1	保洁人员	文化程度低	1	3	1	3	3	1	1	1	1	15	19	
2		培训次数少	5	5	5	5	5	5	3	5	3	41	2	★
3		缺乏明确的规范	3	5	5	3	5	3	5	5	3	37	6	★
4		责任心不强	3	1	1	1	1	3	5	5	3	23	14	
5		对分区管理不熟悉	5	5	3	5	3	5	5	3	3	37	6	★
6		培训不到位	3	5	5	3	5	5	5	5	3	39	3	★
7		未制定清洁消毒的标准操作规程	5	5	5	5	5	3	5	3	3	39	3	★
8	职能科室	监督不到位	5	5	3	3	3	5	5	3	3	35	8	
9		考核不到位	3	3	1	3	3	3	3	1	3	23	14	

续表

编号	特性要因图中的原因		圈员评分											
	中原因	小原因	黄××	黄××	邓×	罗××	谭××	刘××	莫××	李××	车××	总分	排名	选定
10	清洁工具清洁不到位	缺乏清洁工具的标准操作流程	1	1	1	1	1	1	1	1	1	9	21	
11		未提供足够的清洁工具	1	1	5	3	1	3	1	1	3	19	18	
12	清洁工具管理不到位	未对清洁工具进行统一管理	5	5	5	5	5	5	5	5	3	43	1	★
13		清洁工具清洗不到位	3	1	5	3	5	1	3	5	3	29	10	
14		培训次数少	3	1	1	3	1	1	1	1	1	13	20	
15	清洁工具使用不正确	培训不到位	1	1	5	3	5	3	3	3	3	29	10	
16		清洁工具的摆放不分区标识	3	3	5	1	3	3	3	5	3	29	10	
17	制度不完善	缺乏每天使用清洁工具的记录登记	1	3	3	1	3	3	1	3	3	21	17	
18		缺乏细化的清洁工具选择制度	3	5	5	1	3	3	3	5	5	33	9	
19	职能科室未考核	缺乏监督考核机制	5	5	5	3	5	5	5	3	3	39	3	★
20	污物间摆放不合理	没有按照6S要求摆放	3	1	5	5	3	3	3	3	3	29	10	
21		科室监管人员管控不到位	1	1	1	1	1	1	1	1	1	9	21	
22	患者生活用品多	未对患者物品进行管理	5	5	1	1	1	1	1	1	3	23	14	

方法：以评价法进行要因评分，共9人评分，票选分数：5分最高、3分普通、1分最低，总分45分；以80/20定律36分以上为要因

"提高急诊科保洁人员院感防控措施执行率"真因验证查检表

查检标准 \ 日期	有效氯配置流程及规范	清洁工具分区分色管理	查看培训计划及完成状况	查看科室相关考核机制	查看医疗废物管理体系	查看清洁消毒操作规程及查看执行状况	查看医疗废物管理交接流程及执行状况	医疗废物称重流程及规范	有效氯配置流程及规范	清洁工具分区分色管理
原因	有效氯的配置错误	清洁工具交叉使用	培训不到位	缺乏监督考核机制	未制定医疗废物管理体系	未制定清洁消毒的标准操作规程	医疗废物交接出现偏差	医疗废物称重不规范	有效氯的配置错误	清洁工具交叉使用

为了加强真因的科学性，对该专案进行为期1周的真因查检，"1"代表是，"空白"代表否
查检时间（When）：2022-5-16至2022-5-22
查检对象（Whom）：保洁人员
查检地点（Where）：临床科室
查检人员（Who）：李××、黄××
查检方法（How）：现场查看

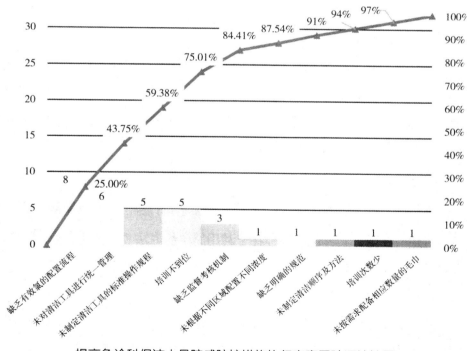

提高急诊科保洁人员院感防控措施执行率真因验证柏拉图

步骤六：对策拟定

对策拟定主要是针对造成问题点真因拟定可能的方案和对策，并通过评价和整合产生有效的实施对策，最终制定相应的改善计划。在对策拟定过程中，通常要从治本而非治标的角度出发，活用创造思考的原则，提出与管理不相矛盾、安全与可靠，且经济效益最大的永久性的对策。现阶段已规定的执行工作不能当作对策。

对策拟定的方法

针对运用鱼骨图、系统图或关联图等解析工具圈选出来的"要因或真因"，可用头脑风暴的方式寻求解决方案，也可参考愚巧法、PQCDSM（精益管理六大产出）、缺点列举法、希望点列举法、5W2H法、ECRS（取消、合并、重排、简化）分析法等。

1.愚巧法

愚巧法又称"防呆法"，指的是愚钝的人也可以因为防范措施的设立而避免错误的发生，其方法的精神在于利用简单的方法（如辨别、标识、警告、分类、制止及检查等功能），一次性将事情做对，避免人员产生错误。愚巧法是常用的创新思考对策的方法之一。

愚巧法在生活中也很常用，如瓦斯原本是无色无味的，因此非常危险，为了防患于未然，人们给它加上臭味，当人们闻到臭味就表示瓦斯漏气，需详细检查；电脑作业系统也是如此，用户要删除档案时，电脑系统并不会立刻执行删除动作，而是再次询问用户是否确定删除，而且删除后的档案置于"垃圾箱"中，使用者还有还原文件的机会。

愚巧法的操作特点包括不需要注意力、不需要经验与直觉、不需要专业知识与高超的技能。

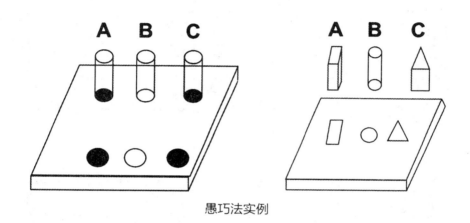

愚巧法实例

愚巧法常用的十大原理包括断根原理、保险原理、自动原理、相符原理、顺序原理、隔离原理、复制原理、层别原理、警告原理和缓和原理。

断根原理指的是将原因从根本上排除，使错误绝对不会发生。例如，指纹扫描取款既避免了设备吞卡，又避免了取款人忘记拔卡。

保险原理指的是用两个以上的动作或依序执行才能完成工作。例如，麻醉药品实行双人双锁管理。

自动原理指的是以光学、电学、力学、机构学、化学等学科的原理来限制某些动作的执行或不执行，例如感应门自动开启、关闭。

相符原理指的是有形用品采用形迹管理。

顺序原理指的是为避免顺序或流程倒置，依编号顺序排列，例如科室的文件盒采用序号标注。

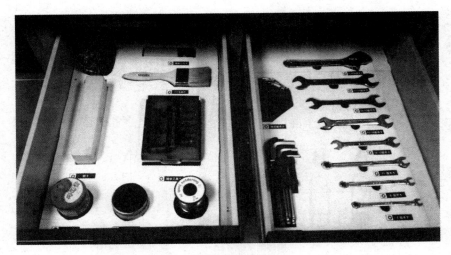

相符原理实例

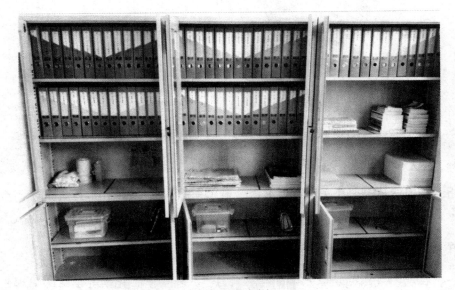

顺序原理实例

隔离原理指的是通过划分不同区域的方式保护某些地区，使之不发生危险和错误。例如，医院污物间工具按照污染区、半污染区、清洁区及多重耐药区进行隔离摆放。

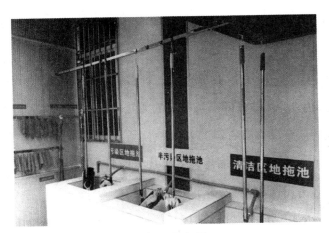

隔离原理实例

复制原理指的是同一件工作如果需做两次及以上，应采用复制方式。

层别原理指的是为避免将不同的工作做错，而将物品或工具分层存放，例如，治疗室物品按照类别分层存放。

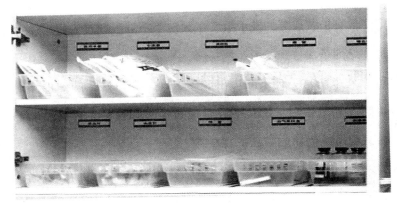

层别原理实例

警告原理指的是当有异常发生时，用声或光等警告讯号提示。

缓和原理指的是借各种方法减少错误发生造成的损害，虽然不能完全排除但能降低损害程度。例如，引入冷藏配送箱，保证药物转运不断链，保障药品质量安全。

2. PQCDSM

P（Productivity）：有没有更省时、省力、省人的做法？

Q（Quality）：有没有可提高质量的方法？

C（Cost）：有没有更省钱的方法？

D（Delivery）：有没有缩短患者平均住院日的方法？

S（Safety）：有没有更安全的方法？

M（Morale）：员工士气高涨还是低落？员工间的关系如何？配置是否合理？

3. 缺点列举法

缺点列举法是把工作的缺点、界限通通列举出来，对各项目进行评估，利用头脑风暴想出消除缺点的构想。例如，医护人员洗手的缺点在于洗手次数多了导致皮肤容易干燥，而且冬天洗手很不舒服，针对洗手次数多容易干燥，可更换含有护肤成分的洗手液，冬天洗手不舒服则改为使用热水洗手。

4. 希望点列举法

希望点列举法是一种不断提出"怎么样才会更好"的理想和愿望，以探求解决问题和改善对策的技法，是通过提出和列举改善对象的希望或期望点进而实现持续创新的方法。

例如，采用用户访谈、焦点小组、问卷调研以及卡片法等方式来获取希望点，列出的希望点越多越好，这是思维发散的过程。对所获取的希望点，依据其可行性进行甄别、筛选，优先选出一些有意义和价值的点子，这是思维收敛的过程。以优选希望点为切入点，细化并完成最终方案的创新。

5. 5W2H法

下表为5W2H四层次提问法的具体内容。

5W2H四层次提问法

5W2H	第一层次	第二层次	第三层次	第四层次	结论
WHO	是谁	为什么是他	有更合适的人吗	为什么他是更合适的人	定人
WHEN	什么时候	为什么在这个时候	有更合适的时间吗	为什么此时是更合适的时间	定时
WHERE	什么地点	为什么在这个地点	有更合适的地点吗	为什么此处是更合适的地点	定位
WHY	什么原因	为什么是这个原因	有更合适的理由吗	为什么更合适	定原因
WHAT	什么事情	为什么做这个事情	有更合适的事情吗	为什么此事是更合适的事情	定事
HOW	如何去做	为什么采取这个方法	有更合适的方法吗	为什么此方法是更合适的方法	定方法
HOW MUCH	花费多少	为什么要这些花费	有更合理的花费吗	为什么这些花费是更合理的花费	定耗费

6. ECRS分析法

ECRS分析法是工业工程学中程序分析的四大原则，以取消、合并、重排、简化的方式进行思考。取消是指考虑该项工作有无取消的可能性；合并就是将两个或两个以上的对象变成一个；重排是指通过改变工作程序，使工作的先后顺序重新组合，以达到改善工作的目的；简化即指工序的改善，也是局部范围的省略。

对策拟定表

拟定对策通常会使用对策拟定表。对策拟定表是在因果分析图的基础上，根据现状问题发生的原因而制定系统性、针对性的措施、计划和方法的表格。

对策拟定表一般为矩阵式表格，其内容包括问题点、真因分析、对策方案、评价（可行性、经济性、效益性）、总分、提案人、实施计划、负责者、对策编号等若干项目。对策拟定表中的项目可根据实际需求进行增减或替换。

对策拟定表模板

what 问题点	why 真因分析	how 对策方案	评价			总分	选定	where 地点	who 提案人	when 执行日期	负责者	对策编号
			可行性	经济性	效益性							
注：全体圈员就每一个评价项目，依可行性、经济性、效益性等项目进行对策选定；评价方式——优5分、可3分、差1分；圈员共××人，总分共××分，以二八法则××分以上为实行对策。												

在填写对策拟定表内的项目时，尽量保持项目内容明确及措施可操作。

对策拟定之后，并不是每一个对策都能执行。因此圈员们利用"评价法"依照已设定的评估指标如可行性、效益性、经济性等对策进行评价，建议优先考虑以圈员能力可解决的对策，选择最适合的方案。

可行性指的是以圈员的能力该项对策是可以自行解决的，不要其他部门协助。经济性指的是该项对策实施需要投入的经济成本。效益性指的是该项对策在实施后是否能达到预期的目标。

对策拟定评价标准表

分数	可行性	效益性	经济性
1	不可行	不能达到预期目标	经济投入太大
3	可行	部分达到预期目标	经济投入适中
5	高度可行	完全达到预期目标	经济投入小

每个真因最好拟定不少于2条对策，2—5条最佳。如果绞尽脑汁都无法提出2条对策，可依实际状况列出，但绝对不可每个真因都只提出1条对策，以免无法解决问题，达不到目标值。若1个真因仅能列出一条对策，则表示圈员们头脑风暴不够彻底或创新能力不足。

若需要提高的幅度较大，则需选择较多的对策来执行，以求达到设定的目标值。一般不考虑圈能力的影响，因为如果此对策比较新颖，圈能力相对比较弱，通过打分，不会选定较新颖的对策。不是所有对策最终都会被选定。

对策拟定应注意以下六点：

第一，所提对策应力求具体可行，避免笼统抽象，但在进行头脑风暴时，可先天马行空、不加限制地列出对策，先追求"量"，再逐项审慎评估对策施行的可行性。

第二，所提对策应符合经济效益，花费金钱解决问题并不是品管圈的精神所在，最佳方法是在所有圈员的努力下，想出成本最低且符合圈能力的对策。

第三，对策拟定时要顾及执行者对于对策执行的接受性及时效性。对策选出后需进行说明，包含对策执行的目的、意义、实施顺序及有效时间，以利于执行者了解与管控。

第四，所提对策应当长久有效，能产生持续性的效果，即治本而非治标。

第五，通过对策拟定表评价后选定的对策应进行整合，同类对策应合并执行。

第六，最终确定的对策数量以4—6条为最佳，以便集中人力、物力解决问题，达到最好的效果。

缩短早产儿完全经口喂养的过渡时间的对策拟定表

what	why	how	评价					选定	who	when	where	对策编号
问题点	真因分析	对策方案	可行性	经济性	圈能力	效益性	总分		负责人	实施时间	实施地点	
早产儿完全经口喂养过渡时间长	未锻炼口腔喂养	开展口腔运动干预	31	21	32	30	114	√	黄××	2019年11月	新生儿科早产儿病房	对策二
		进行非营养性吸吮	29	24	37	28	118	√	廖××	2019年11月		
		进行口腔免疫治疗	30	29	35	32	126	√	贾××	2019年11月		
		及早进行试喂	26	16	24	20	86					
	缺乏经口喂养评估标准	制定经口喂养能力评估量表	31	29	30	25	115	√	喻××	2019年10月		对策一
		参考国内外量表选取适合的评价标准	21	32	30	29	112	√	黄××	2019年10月		
		查阅相关文献，参考制定评价标准	30	29	30	35	124	√	黄××	2019年10月		
		与医生沟通，共同制定评估量表	26	21	16	24	87					
	缺乏评估能力	对护理人员进行同质化培训	23	31	20	26	100	√	范××	2019年11月		对策二
		加强相关知识培训	24	20	27	20	91					
		定期考核护理人员	29	30	27	31	117	√	张××	2019年11月		对策二
		把口腔运动评价加入查房的一部分	25	21	26	19	91					
	培训形式单一	使用互联网进行辅助培训	26	23	30	25	104	√	卢××	2019年11月		对策二
		使用多种形式进行培训	25	20	12	26	83					
		融入真人案例进行分析培训	20	21	16	22	79					

步骤七：对策实施与检讨

对策实施与检讨是在对策确定后，实施具体的措施或方案，确定改善方案后一定要让圈员充分了解，需事先说明改善内容，并做好分工。对策实施过程中要掌握实施变化。每一改进阶段，务必掌握动态，在对策拟定不具体、实施未能赶上进度、数据不完整或对策实施没有效果时，辅导员应特别予以辅导、督促，落实圈活动。圈长应随时掌握状况，必要时寻求支持，并对对策的可行性、有效性进行动态追踪与评估。对策实施与检讨如下表。

对策实施与检讨表模板

对策一	对策名称	
	真因	
	问题点	

对策内容： what：改善对象（真因造成现况缺少是什么） how（1）：实施步骤（针对改善对象——分解对策内容）	对策实施： who（负责人）： when（实施时间）： where（实施地方）： how（2）：实施步骤（具体对实施步骤，越详细越好，以具体对文字说明或图片、图表等形式辅助表达对策实施或完善等过程）
对策处置： 1. 目标达成的列入标准化（文字描述要清楚，如将××纳入标准化作业书或标准化操作规范） 2. 未达成目标再重新拟定对策	对策效果确认： 1. 对策执行情况（应描述对策执行情况和结果，附带效果说明，最好用数据或图表表示） 2. 对真因、问题点、主题指标呈现阶梯式改善效果

对策实施与检讨的注意事项有八点。

1. 对策实施一般遵循PDCA的原则。

2. P（plan）部分是对策内容部分介绍改善的现状（问题点）及改善对策（概括说明）。

3. D（do）部分是对策实施部分需详细记录对策实施的过程与结果。

4. C（check）部分是对策效果确认是描述对策执行情况，将改进结果应以数据的方式呈现，针对真因、问题点、改善主题的衡量指标，展示其中1—2个。效果确认共有三种方法，包括针对本项对策所对应的真因进行效果确认、针对真因所导致问题点进行效果确认、针对整个主题的效果进行确认，此时的数据应呈阶梯式变化，第三种确认方法在此阶段不要单独呈现。

5. A（action）部分是标准化，如果对策无效或效果不佳必须进行检讨，对于找出的问题可视实际情况再次进行"解析"，重新提出对策并实施，务求达到预定的成效。

6. 并非所有的实施对策都需要标准化，只有改善成效较佳或可形成制度、规范的对策才能进行标准化。

7. 若遇到短期内（预定计划时间内）无法解决的难题，建议考虑修正改进方案和完成日期。

8. 若针对相同问题点拟定了多项对策，对策实施时最好不要同时使用多项对策，以免混淆对策的效果，即便改善真有成效，也无法确认是哪项对策使然。但若对策之间相互独立（针对问题点不同，且确定对其他问题点不会有相互作用），则可同时进行。如，设计制作一种新型产品与培训考核新知识并无冲突，则两项措施可同时实施。

对策实施与检讨常见的错误有四种。

1. 对策内容部分过于详细，和对策实施部分重复。

2. 对策实施部分内容空洞，描述含糊，无具体的对策实施过程、方法等。

3. 效果确认部分方法错误，未针对该对策对应的真因或问题点进行数据对比，或未使用数据、图表展示。

4. 效果处置部分"成果巩固"和"处理遗留问题"表述错误或过于简单，千篇一律使用"效果良好"的表述，不符合实际情况。

步骤八：效果确认

对策实施一段时间后，不同的对策之间会产生相互作用，为了验证对策效果是相互抵消还是有加成作用，需要在对策实施后进行效果确认，如果发现没有明显改善效果，圈员们须再对原因进行分析，重新进行对策拟定和实施。

改善效果分为有形成果、无形成果及附加成果3种。

有形成果

有形成果主要是指可以用数据或图表表现的，通常能直接计算其效益的成果。一般展示改善前数据对比（含改善前后柏拉图对比）、改善前后流程图对比、目标达成率及进步率和经济效益等。

1.改善前后数据变化

改善前数据和改善后数据是指现状把握阶段的数据和各个对策实施后的数据，一般用柱状图进行展示，如下表为"提高剖宫产术后再次妊娠阴道试产率"改善前后数据变化。

改善前、中、后试产率数据

项目	改善前	对策一改善中	对策二改善中	对策三改善中	对策四改善中	目标值	改善后
调查日期	2019.7.10—7.31	2019.10.29—11.29	2019.11.30—12.31	2020.1.1—2.15	2020.2.16—4.10	13.5%	2020.4.11—6.30
数据来源	HIS	HIS	HIS	HIS	HIS		HIS
数据/项目数	8.33%	10.04%	11.15%	12.27%	13.48%		13.71%

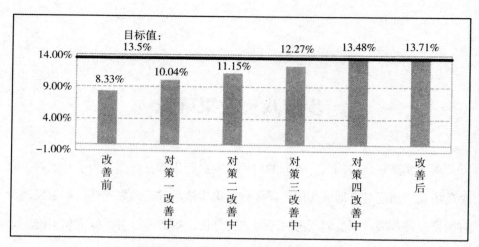

改善前、改善中及改善后试产率对比

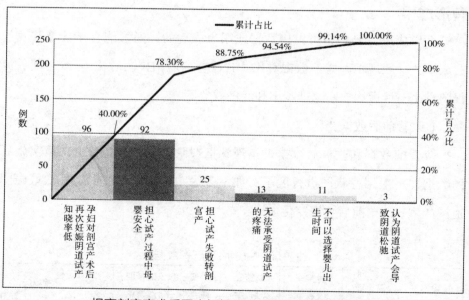

提高剖宫产术后再次妊娠阴道试产率改善前柏拉图

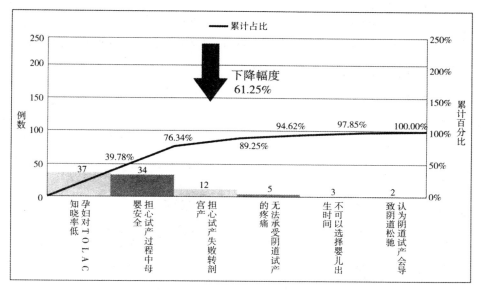

提高剖宫产术后再次妊娠阴道试产率改善后柏拉图

2.计算目标达成率及进步率

目标达成率公式为：目标达成率＝|（改善后数值－改善前数值）|/|（目标值－改善前数值）|×100%

进步率公式为：目标进步率＝|（改善后数值－改善前数值）|/改善前数值×100%

例如，"提高剖宫产术后再次妊娠阴道试产率"的目标达成率和进步率计算方法如下：

目标达成率＝（改善后数值－改善前数值）/（目标值－改善前数值）

　　　　×100%

　　　　＝（13.71%-8.33%）/（13.5%-8.33%）×100%

　　　　＝104.06%

进步率＝（改善后数值－改善前数值）/改善前数值×100%

　　　＝（13.71%-8.33%）/8.33%×100%

=64.59%

需要注意，目标达成率一般为100%±10%，即90%～110%，若目标达成率高于150%或低于80%需要做说明。

3.改善前后流程图变化

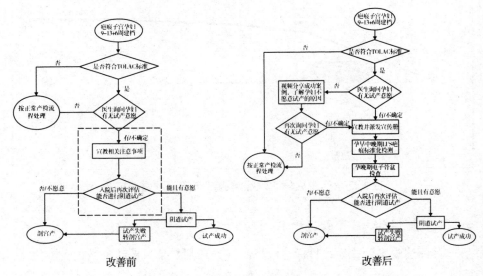

某医院改善前后流程图对比

4.经济效益

经济效益一般是指提高了工作质量、降低了费用、缩短了平均住院日、降低人力资源等所节省的金额。将减少的数据计算出金额，如"提高剖宫产术后再次妊娠阴道试产率"的经济效益计算如下：剖宫产术平均住院天数为4.84天，阴道分娩平均住院天数为2.99天，住院日减少1.85天，剖宫产术平均住院费用为14157.54元，阴道分娩平均住院费用为7566.45元，费用减少6591.09元，2020年减少住院日数2753天，节约医疗费用980万元。

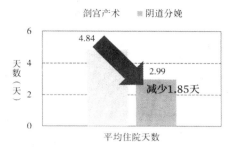

阴道分娩与剖宫产平均住院天数对比图

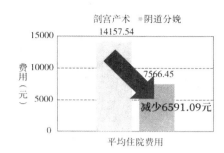

阴道分娩与剖宫产平均住院费用对比图

无形成果

相对有形成果而言，无形成果无法用客观数据量化。一般根据全员参加活动前后的主观感受进行衡量，然后圈员对每一项目对自己目前状况进行打分，一般按照1～5分打分法，最高分为5分，代表能力很高，最低分为1分代表能力及差，下表为改善主题"提高剖宫产术后再次妊娠阴道试产率"实施前后圈员进步对比表。

某品管圈实施前后圈员进步对比表

编号	评分项目	活动前		活动后		活动成长	正/负向
		总分	平均	总分	平均		
1	QCC手法	30	2.5	52	4.33	1.83	↑
2	积极性	30	2.5	54	4.5	2	↑
3	团队合作	34	2.83	54	4.5	1.67	↑
4	专业知识	28	2.33	50	4.17	1.84	↑
5	沟通协调	24	2	54	4.5	2.5	↑
6	责任心	36	3	62	5.17	2.17	↑
7	解决问题能力	30	2.5	54	4.5	2	↑

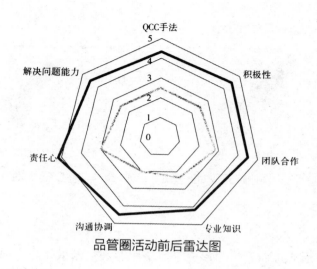

品管圈活动前后雷达图

附加成果

某个问题得到解决，可能会使得其他相关问题被改善，这就是附加成果。附加成果一般可以从流程优化、满意度提升、课题论文、著作专利、成果奖励及推广等方面展示。

注意事项

改善前后柏拉图对比时，要注意主题的衡量指标在柏拉图纵坐标的值发生变化，改善后纵坐标的最大值是通过改善前项目数量的总和与改善后项目数量的总和的比计算得出，例如，改善前改善项目总和为48，改善后项目总和为24，改善后柏拉图纵坐标最大值应设置为48/24 × 100% = 200%。

计算经济效益时，转化要合理，统计数据要实事求是，不能预估数据，要依据医院实际情况进行统计。

效果确认是衡量本次活动的实施效果，如果无明显效果时，应重新进行原因分析，如果原因分析得准确，则应重新拟定改善对策或追加其他改善对策。

步骤九：标准化

标准化是在对策实施与检讨中，把有效的对策形成规定、制度、流程或标准作业程序的过程。一个好的标准的制订能够达到两个目的：一是用于掌握各种问题重点，想出改善对策；二是用于研究开发、效率的提高。

标准化主要有拟案、审查、核准、整理编号、发布、说明及培训、实施、修改八个步骤，经过这八个步骤制定的标准作业书具有一定的权威性。

标准作业书模板

类别： □流程改善 □提升质量 □行政管理 □临床路径	作业名称：	编号：	
		主办部门：	
		制定日期：（制表日期）	
		修订日期：	
		修订次数：	

一、目的 二、适用范围 三、说明 　（一）作业程序（流程图） 　（二）作业内容（对策内容） 　（三）使用事项（事项名称列出） 四、注意事项 五、附则 　（一）实施日期（核定日期） 　（二）修订依据			
核定		审核		主办人	

制定标准作业书的注意事项主要有以下七点。

1. 标准作业书内容的书写一定要具体化、量化，使每一位读标准的人员能解读清晰；

2. 标准作业书一定要具备可操作性；

3. 标准作业书的内容表述用词不能模棱两可，不要使用"适当""加强""注意"等抽象词语；

4. 标准作业书的具体表现方式包括数字、范例、书面文字或图表；

5. 标准作业书应按照具体条例的格式书写；

6. 不是所有品管圈活动的对策都进行标准化，以能解决"真因"的对策为重点；

7. 一般作业次数较多的重复操作流程，适合做标准化。

标准化过程经常出现的问题包括：文件编号存在问题，编号过于简单（例如QCC-001）；描述过于简单、不具体、用词模糊、缺乏可操作性；只有流程或表单，未建立标准化作业；未按照医院文件标准化体系制定标准作业书（比如编号、审批、盖章等）；缺少成效较佳或可形成制度的对策形成标准作业书；标准化的作业书内容未落实；标准化的作业书内容未推广使用等。

步骤十：检讨与改进

检讨与改进

检讨与改进是指品管圈活动结束后，以活动步骤为基础讨论并发掘各个环节存在的优点和缺点，进行反省与评价，并明确今后的努力方向，是一个PDCA循环的终结，也是为新的PDCA循环的开始做准备。

第一步：讨论每个步骤的优点和缺点。讨论活动过程中进行到每个步骤时所发现的优点和缺点，将各个步骤的优点和缺点逐一列出，并根据存在的缺点明确今后努力的方向。

第二步：列出遗留问题。列出在此次品管圈活动中预计改善却没有改善的问题，或改善进行时发现的新问题。

第三步：整理成果报告书。

某医院"提高剖宫产术后再次妊娠阴道试产率"活动的检讨与改进表

活动项目	优点	缺点及今后努力方向
主题选定	以提高顺产率为中心展开相关内容选定	扩张圈员知识面、深挖工作问题
活动计划拟定	宏观把握、详细明确、可实施性强	可结合临床工作、在今后的工作中考虑更多干扰因素的处理
现状把握	将所有剖腹产病人做了数据统计分析、详实客观	每一步流程都细化记录
目标设定	所设目标切合实际	最大限度发挥圈能力
解析	圈员积极性高、通过统计分析，运用品管手法详尽分析	结合临床、总结解析中的末端原因还不是很到位
对策拟定	群策群力、"金点子"层出、可实施对策一一呈现	吸取更多不同层次医护人员意见、使效果最大化
对策实施与检讨	对策有序落实、负责的圈长自主带动同仁、提升管理水平	需要加强与其他部门、基层医院的合作
效果确认	通过效果确认、圈员收获了成就感	让圈员知道改善效果、享受活动成功的喜悦
标准化	标准化模式运用到临床、长久提升科室医疗质量	努力发现并改善工作中的不足、提升管理水平及工作效率
圈会运作情况	提高了圈员的沟通、协调与组织能力	圈的活动形式可以更丰富
遗留问题	查检表内容不够细化、导致相关问题没有全部解决等	

检讨与改进环节的常见错误包括内容空洞不具体、报喜不报忧、检讨内容与此活动无关、未列自我期许或今后努力方向、有遗留问题时未提出

解决方案和完成期限、提出的遗留问题与本主题不相关。

持续改进

标准作业书的稽核

当期品管圈活动能够有效改善问题点的对策形成标准作业书之后，需要有特定的部门、人员定期对标准作业书进行稽核，以检视标准作业书的落实情况。

效果维持

效果维持应以推移图或管制图等图表方式呈现，持续追踪结果至下次主题汇报之前，并对上期活动进行简要说明。

制作推移图应注意以下事项：

1. 数据点相连，以方便使用和解释；

2. 详细标明所包含时间和衡量单位；

3. 数据按收集时的情况保持一定的顺序；

4. 按照改善前、改善中、改善后及改善效果维持时间进行确认；

5. 连续时间用折线图，间断的时间用柱状图；

6. 横轴可以是小时、日、月、季度、年等；

7. 纵轴可以是绝对量、平均值、发生率等。

下期活动主题选定

品管圈活动是一个不断循环改善的过程，很多人认为完成了本期品管圈的十大步骤就大功告成，其实不然。本期品管圈活动结束后还要进行下一期，另外还要持续监测本期品管圈活动的改善效果的维持状况。品管圈遵循PDCA循环的特点，周而复始地运行，一个循环结束了，只是解决了一部分问题，对于没有解决的问题或者发现的新问题，还需要秉承持续改善的精神进行下一个PDCA循环。

下期活动主题选定方式有依本期活动主题和重新选定主题两种。

依本期活动主题指的是根据本期品管圈活动的主题选定表，继续改善排序第二的问题。例如，根据"提高剖宫产术后再次妊娠阴道试产率"活动主题选定评价表的打分次序，确定下一期活动的主题为"提高糖尿病孕妇定期监测血糖依从性"。

主题选定评价表（12人）

主题名称	提案人	上级政策（0.3）	重要性（0.2）	迫切性（0.3）	圈能力（0.2）	总分	顺序	选定
1.提高剖宫产术后再次妊娠阴道试产率	王××	46×0.3	44×0.2	40×0.3	44×0.2	43.4	1	★
2.提高糖尿病孕妇定期监测血糖依从性	覃×	40×0.3	42×0.2	38×0.3	44×0.2	39.8	2	
3.降低经产妇首次剖宫产率	饶××	40×0.3	42×0.2	34×0.3	40×0.2	39	3	
4.提升产科门诊健康教育的有效性	邬××	38×0.3	34×0.2	32×0.3	42×0.2	33.8	4	
5.降低剖宫产术后并发症发生率	刘×	40×0.3	32×0.2	28×0.3	30×0.2	33.2	5	
6.降低经产妇会阴侧切率	张××	32×0.3	30×0.2	30×0.3	32×0.2	31	6	

评价说明	分数/人数	上级政策	重要性	迫切性	圈能力	评价说明：以评价法进行主题评价，共12人参与选题过程；票选分数：5分最高、3分普通、1分最低，第一顺位为本次活动主题制表日期：2019年7月5日制表人：郭××记录人：陈××
	1	次相关	次重要	次迫切	低：0～50%	
	3	相关	重要	迫切	中：51%～75%	
	5	极相关	极重要	极迫切	高：76%～100%	

　　重新选定主题指的是重新进行活动主题的选定，由于距离上一次主题选定的时间已经超过6个月，所以医院里的问题会受到一些原因干扰而有所改变，如人员调动、政府法令、领导重视的议题改变等。

思考要点

1. 品管圈十大步骤中哪一个步骤最难？

2. 主题选定的步骤是什么？一般选定主题从哪几个方面考虑？

3. 什么是"531"评价法？品管圈活动的十大步骤有哪些地方用到了"531"评价法？

4. 工作中有哪些地方可以用到"531"评价法？

5. 品管圈十大步骤中第五步解析的逻辑是什么？绘制鱼骨图常见的错误有哪些？绘制鱼骨图为什么要用头脑风暴法？

6. 为什么查检表只查现状，而不是原因？设计查检表有哪些要注意的关键点？

7. 目标设定有几种方法？如何合理地设定目标？

8. 对策实施与检讨需注意哪些因素？常见的错误有哪些？

第四章

解决95%品质问题的七大手法

"品管圈之父"石川馨曾说："95%的品质管理问题，可通过全体人员活用品管圈七大手法得到解决。"

什么是品管圈手法？手法就是工具，是统计学方法。品管圈手法有新七大手法和旧七大手法。品管圈新七大手法包括亲和图、关联图、系统图、过程决策计划图、矩阵图、箭线图和矩阵数据分析法；旧七大手法包括层别法、直方图、散布图、查检表、柏拉图、鱼骨图、控制图，其口诀为"层别做解析、散布看相关、查检集数据、直方显分布、柏拉抓重点、管制找异常、鱼骨追原因"。

本章主要讲解品管圈旧七大手法，在品管圈推动的十大步骤中，查检表、鱼骨图和柏拉图是学习的重点和难点，主要难在如何运用这些工具来分析和解决工作中遇到的问题。为了帮助读者更好地理解及运用这些工具，每种手法的运用都列出了具体案例。

手法一 层别法：做解析

层别法指的是在同一条件下，将收集到的性质相同的数据归纳和整理，以便进行比较分析的一种统计手法。该手法基于一种系统观念，将要处理的复杂资料分门别类地归纳和统计，并进行比较分析，找出资料间的差异点，从中得出改善的决策依据。

常用层别分类

层别项目	层别内容
时间的层别	如小时、天、周、月、季度，或某个时间
作业员的层别	如护士、医师、药师、检验师
机械的层别	如检查设备、治疗设备
作业条件的层别	如标本检验、功能检查、放射检查
原材料的层别	如药品、耗材、血液制品
测定的层别	如测定器层别、测定者层别、测定方法层别
环境气候的层别	如热、冷或某个温度区间
地区的层别	如南方、北方等
使用方法的层别	如良品与不良品层别、包装层别、搬运方法层别
制品等层别	如新旧制品、标准品、特殊品
其他	根据实际情况而定

使用层别法分析问题有六个步骤。

第一步：确定使用层别法的目的。例如，调查儿科婴儿患者穿刺成功率，按照护士级别进行统计分析，发现低年资护士穿刺成功率较低。

第二步：确定分层的类别和调查对象。例如，针对"住院部药品出错"的问题进行针剂及片剂的层别分析，得出哪种药品出错更多的结论。

第三步：设计收集数据的表格，配合查检表使用。

第四步：收集和记录数据。

第五步：整理资料并绘制相应的表格。

第六步：比较分析，得出最终的推论。适度配合使用柏拉图、散布图、直方图等。

下面通过两个案例来说明层别法的运用。

案例 1：某医院急诊药房某月白班、中班、夜班共发生差错 20 件，药剂科为了得到更明确的信息，以便采取措施进行改善，对白班、中班、夜班发生的差错进行分析。

某医院急诊药房不同班次发生差错件数调查表

班次	当月差错件数/件	占当月总差错件数比率/%
白班	2	10
中班	3	15
夜班	15	75
合计	20	100

利用层别法分析得出结论：夜班是差错发生的主要班次，应优先采取措施进行改善。

案例 2：下图为某医院肛肠科对"提高医生看诊预约率"进行原因分析，先通过月份层别统计出每月的预约率并进行比较，找出差异点，但各月间无明显差异，故此层别无效。

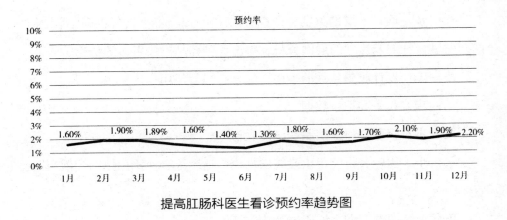

提高肛肠科医生看诊预约率趋势图

经圈内成员进一步讨论认为，病人是否预约是由医生主导的，因此决定对圈内所有门诊医生各自的预约率进行层别分析，经层别分析后可看出有三位医生与其他两位医生相比预约率偏低，降低了整体预约率。

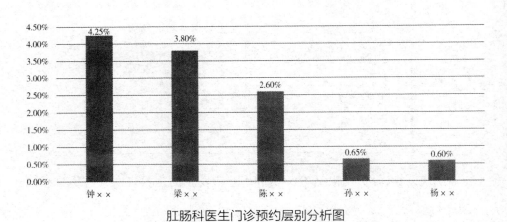

肛肠科医生门诊预约层别分析图

因此，圈员们针对此现象可做更有针对性的原因分析，并提出改善对策，如由主任对预约率偏低的医师进行约谈，要求其改善预约率。

运用层别法需要注意三点：

1.在收集数据之前应考虑数据的条件和背景，先进行层别分析，再开始收集数据（在做查检时，考虑适当分类）。

2. 品管圈七大手法中的柏拉图、查检表、散布图、直方图和管制图都必须以发现的问题或原因做层别分析。

3. 医院管理工作也可活用层别法。比如，发现业绩未达到目标，就可以应用层别法，以科室为单位做业绩比较表，便可知是哪些科室出了问题；也可将工作人员层别化，即可发现各人员的状况，如此，问题将更加明确。

手法二　直方图：看分布

直方图又称"质量分布图"，用一系列高度不等的矩形表示数据分布的情况。它是一种二维统计表，一般用横轴表示数据类型，各区间为等分区间，纵轴表示分布情况，即各区间内的测定值所出现的次数累计。直方图是一种静态的质量控制分析方法。

直方图可以显示质量波动状态，较直观地传递有关过程质量状况的信息，使用者通过研究质量波动状况掌握过程的状况，从而确定在什么地方集中力量进行质量改进工作。而柱状图是一种以长方形的长度为变量的表达图形的统计报告图，由一系列高度不等的纵向条纹表示数据分布的情况，用来比较各组数据之间的差别，利用柱子的高度，反映数据的差异。

直方图和柱状图的区别

类别	直方图	柱状图
高度	表示各组别（组距相等时）频数	各分类频数
宽度	可同可不同，表示组距，有意义	宽度相同但无意义
面积	表示频数	无意义
柱间距	无柱间距	有柱间距
展示内容	连续性分组数据对比	分类数据（项目）
用途	呈现质量分布状况是否正常	呈现各类数据对比

　　下面两幅图，第一幅是统计门诊患者等候时间的直方图，其横坐标代表的是连续性数据的分组，纵坐标代表的是各分组的频数。第二幅是世界各国人口数量统计的柱状图，其横坐标代表的是世界各国的名称，如美国、印度、英国、新西兰、日本，纵坐标代表的是各国人口数量。

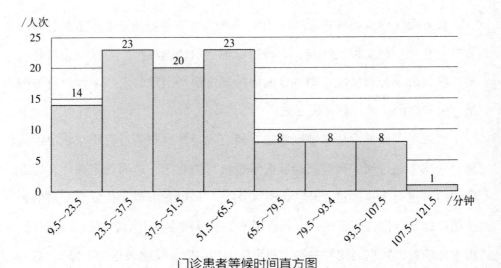

门诊患者等候时间直方图

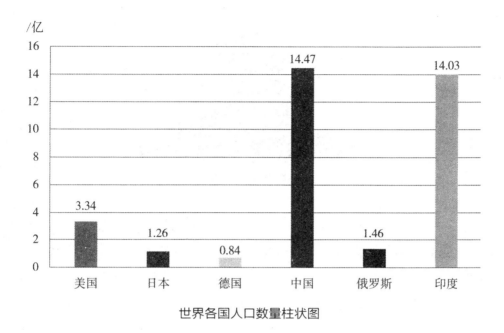

世界各国人口数量柱状图

许多医学研究中搜集到的数据通常是庞大与杂乱的，此时直方图便派上了用场。在处理许多数据时，可先将资料进行分组，让数据更具系统性与条理性，通过制作直方图可以直观地观察出其趋势与分布。针对连续型的资料，研究者更可从中观察并研究这批数据的范围、集中、分散等分布情况。

下面是常见的七种典型直方分布图。

1.标准型直方图

标准型直方图又称对称型直方图、正常型直方图，数据的平均值与中间值相同或接近，平均值附近的数据最多，中间高、两边低，有集中趋势。左右呈现对称分布，显示其运作为常态。例如，下图为从全体人群中随机抽查人员的血压状况的直方图，即为标准型直方图，因为人类有普遍同质性存在，大部分人血压在正常范围内，少部分人的血压偏高或偏低，是符合正态分布的。

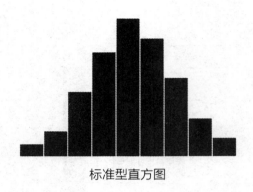

标准型直方图

2.锯齿型直方图

锯齿型直方图的特点是高低参差不齐，但从整体上看，还是中间高、两边低，左右对称。出现这种图形说明分组过多，或测量仪器误差过大或观测数据不准确等造成的属于不正常分配，测定值或换算方法有偏差，此时应重新收集和整理数据。结论：检查人员对测定值有偏好现象，如对数字5、10有偏好，或是假造数据。测量不精确或组数的宽度不是倍数时也有这种情况。例如，测量门诊患者候诊时间，其时间亦有差异，也可能呈锯齿型分布。

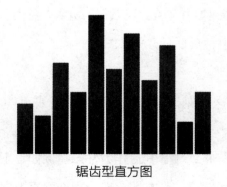

锯齿型直方图

3.偏峰型直方图

偏峰型直方图也叫偏向型直方图，数据的平均值位于中间值的左侧或右侧，从左至右（或从右至左）数据的频率增加后，突然减少，形状不对称。例如，测量一个人进食前后的血糖值，进食前血糖值可能呈现左偏，进食后则呈现右偏的情况。

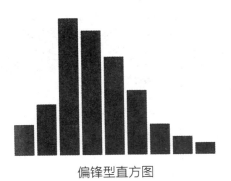

偏锋型直方图

4.陡壁型直方图

一端是笔直的悬崖，图形看上去就像人为地将正态分布的数据劈成了两半。可能是因为质量不稳定，将不合格的数据剔除后才做的直方图。

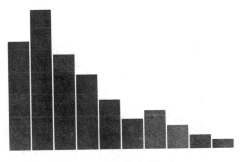

陡壁型直方图

5.平顶型直方图

没有明显的山尖形状，像平原一样，也可以叫做高原型。它可能是由于很多种均值的数据混在一起了，也有可能是缓慢因素的影响。例如，5-6月份小儿手足口病流行时候的门诊量。

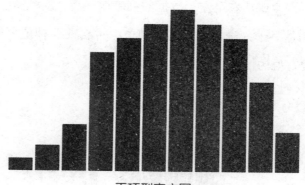

平顶型直方图

6.双峰型直方图

双峰型直方图的特点是有两个高峰，靠近直方图中间值的频数较少，两侧有高峰出现。当两种不同的平均值悬殊分布时，常出现这种形状，可能是有两种分配混合在一起。结论：有两种分布相混合。例如两个不同的病区药房有差异时，会出现此种形状，因为测定值受不同的原因影响，应在层别后制作直方图。

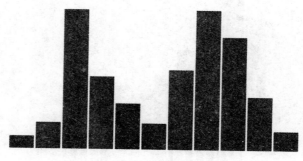

双峰型直方图

7.孤岛型直方图

孤岛型直方图的特点是在标准型直方图的一侧，于右端或左端有一个小岛，夹杂了其他分布的少量数据，如流程异常、测量错误或混有另一分布的少量数据时，常出现这种形状。例如有突发的病例。

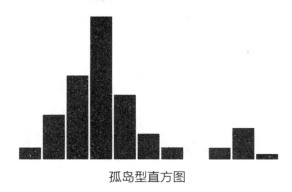

孤岛型直方图

那么，直方图具体怎么制作呢？

第一步：收集数据并记录。收集数据时，对于抽样分布必须特别注意，不可取部分样品，应对全部数据均匀地加以随机抽样。数据的数量应在100个以上，在数量不多的情况下，也应在50个以上。

第二步：找出最大值（L）和最小值（S）。

第三步：求全距，即最大值减去最小值后所得数值。

第四步：确定横、纵坐标的变项。

第五步：确定组数与组距。

组数就是直方图柱形数量，组数的计算是由数据数量的多少来决定的。组数过少，固然可得到相当简单的表格，但失去了次数分配的本质与意义；组数过多，虽然表格详尽，但无法达到简化的目的。通常应先将异常值剔除后再行分组。

组数的确定有两种方法，第一种是用数学家史特吉斯（Sturgcs）提出的公式，根据测定次数 n 来计算组数 K。其公式为：

组数（K）$= 1 + 3.321gn$

例：$n=60$，则 $K=1+3.32lg60=1+3.32×1.78 = 6.9$，即约可分为6组或7组。

第二种是根据经验法确定组数，一般为8—12组。由陆守曾、陈峰主编，中国统计出版社出版的《医学统计学》一书建议：组数的多少取决于数据样本量的多少。一般随机抽样，数据量应在100以上，数量不多的情况下也应在50以上。

数据样本量与组数的关系

数据样本量	建议组数
50—100	6—10
100—250	7—12
250以上	10—20

组距的计算比较简单，参考公式：

组距＝全距/组数

第六步：确定各组的上下组界。组界的确定由最小一组的下组界为基准，参考下列公式求出：

最小一组的下组界＝全部数据的最小值−测量值最小位数/2

测量值最小位数：整数位的测量值最小位数为1，1位小数的测量值最小位数为0.1，2位小数的测量值最小位数为0.01，……

最小一组的上组界＝最小一组的下组界+组距

最小第二组的下组界＝最小一组的上组界

…………

各组依次类推，计算到最大一组的上组界。

第七步：求组中点。计算方式是：

组中点（值）＝（该组上组界+该组下组界）/2

第八步：制作次数分配表。将所有数据，按其数值大小记录在相应组的组界内，并计算其次数；将次数相加，并与测定值的个数相比较，表中的次数总和应与测定值的总数相同。

第九步：制作直方图，具体操作步骤如下：

1.将次数分配表图表化，用横轴表示数值的变化，用纵轴表示次数。

2.横轴与纵轴各取适当的单位长度，再将各组的组界分别标在横轴上，各组界应为等距离。

3.以各组内的次数为高，组距为底，将所有组上画成矩阵，则完成直方图。

下面通过案例来看直方图的制作过程。

为了参加全校的广播操比赛，七年级准备从63名同学中挑出身高相差不多的40名同学参加比赛，为此收集到63名同学的身高。

63名同学身高统计表（n=63，单位：cm）

158	158	160	168	159	159	151	158	159
168	158	154	158	154	169	158	158	158
159	167	170	153	160	160	159	159	160
149	163	163	162	172	161	153	156	162
162	163	157	162	162	161	157	157	164
155	156	165	166	156	154	166	164	165
156	157	153	165	159	157	155	164	156

在上表数据中，最小值是149，最大值是172，求出全距=172-149=23；确定横（身高）、纵（人数）坐标的变项；决定组数N=8（n=50—1050，建议6—10组，本例取8组）；决定组距=全距/组数=23/8=2.875（组距取3）；决定各组上组界、下组界：最小一组的下组界=全部数据的最小值－测量值最小位数/2=149-1/2=148.5，所以最小下组界（148.5）+组距（3）=最小上组界（151.5），组中点=（最小下组界148.5+最小上组界151.5）/2=150。

依据组界范围及上表，得出人数为2，同理，依次类推可得出下表。

人员身高组距表

组距	组中点	人数
148.5～151.5	150	2
151.5～154.5	153	6
154.5～157.5	156	12
157.5～160.5	159	19
160.5～163.5	162	10
163.5～166.5	165	8
166.5～169.5	168	4
169.5～172.5	171	2

最后，进行直方图的绘制。

第一步，选中上表的第一列"组距"和第三列"人数"数据，如下图所示。

组距	组中点	人数
148.5～151.5	150	2
151.5～154.5	153	6
154.5～157.5	156	12
157.5～160.5	159	19
160.5～163.5	162	10
163.5～166.5	165	8
166.5～169.5	168	4
169.5～172.5	171	2

选中数据

第二步，打开表格，依次选择"插入""图表""簇状柱形图"选项，生成图形。

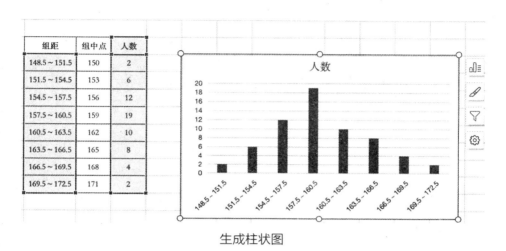

组距	组中点	人数
148.5～151.5	150	2
151.5～154.5	153	6
154.5～157.5	156	12
157.5～160.5	159	19
160.5～163.5	162	10
163.5～166.5	165	8
166.5～169.5	168	4
169.5～172.5	171	2

生成柱状图

第三步，选中图表中的数据轴，设置"系列→系列选项→分类间距"，设置数据系列中的数值，将分类间距设置为0，生成直方图。

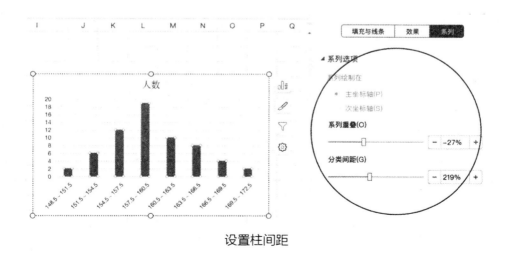

设置柱间距

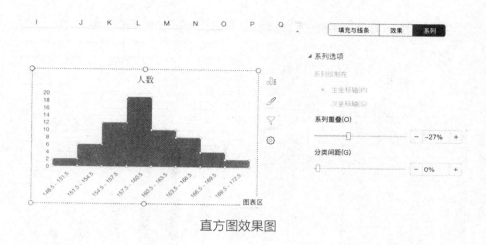

直方图效果图

第四步，选中直方图，点击"填充与线条"，设置直方图的填充颜色和线条颜色。

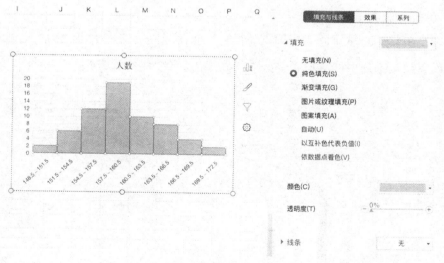

设置直方图的填充颜色

最后，添加图表的标题及数据标签，选中直方图，右击选中"添加数据标签"即可，然后双击标题文本框，进行标题修改。63名同学身高的直方图制作完成。

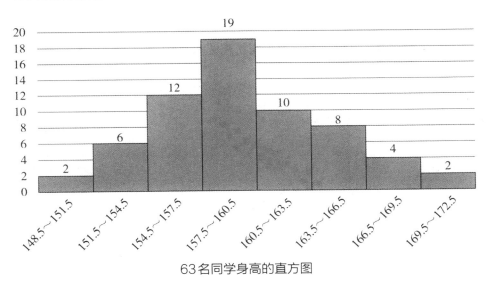

63名同学身高的直方图

手法三 散布图：看相关

散布图是为研究两个变量之间的相关性，而搜集成对的两组或三组数据，在方格纸上以点来表示出两个特性之间的相关情形的图形。它是一种研究成对出现的两组数据之间的关系的工具，例如研究人的身高和体重两组数据之间的关系。

散布图用于研究两组数据之间是否存在相关关系，确认两个变量之间存在何种相关关系，以及预测两个变量的变化规律，控制其变化范围。

散布图一般有六种形态，包括强正相关、弱正相关、无相关、曲线相关、负相关、弱负相关等。

1.强正相关

当X增加，Y也增加，也就表示原因与结果有相对的正相关关系。例如患者满意度和患者诊疗时间一般呈现正相关关系。

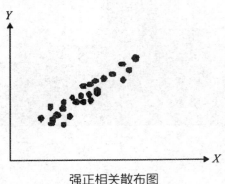

强正相关散布图

2.弱正相关

散布图点的分布较广但是有向右上的倾向，这个时候X增加，一般Y也会增加，但非相对性，也就是说X除了受因素Y的影响，可能还受其他因素影响，有必要对其他要因进行再调查，这种形态叫做"似乎有正相关"，也称为"弱正相关"。例如医院人均业务收入与年资一般呈现弱正相关关系。

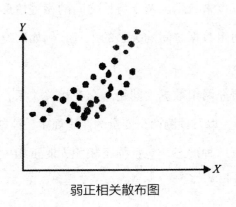

弱正相关散布图

3.无相关

如果散布图点的分布杂乱，没有任何倾向，则称为"无相关"，也就是说 X 与 Y 之间看不出有任何关系，这时候应重新将数据层别化之后再分析。

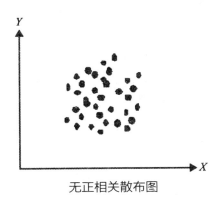

无正相关散布图

4.曲线相关

假设 X 增大，Y 也随之增大，但是 X 增大到某一值之后，Y 反而开始减少，反之，X 减小，Y 也减小，当 X 减至某一值后，Y 开始增加，因此产生散布图点的分布有曲线的形态，称为"曲线相关"。例如患者满意评分与医院就诊环境一般呈现曲线相关关系。

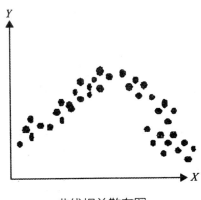

曲线相关散布图

5.负相关

负相关指的是当X增加，Y反而减少，而且形态呈现直线发展的状态。

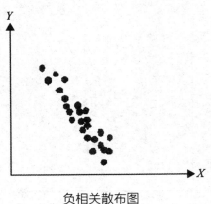

负相关散布图

6.弱负相关

当X增加，Y减少的幅度不是很明显，这时的X除了受因素Y的影响，还受其他因素影响，这种情况叫作"非显著性负相关"或"弱负相关"。例如员工人均年收入和员工流失率一般呈现弱负相关关系。

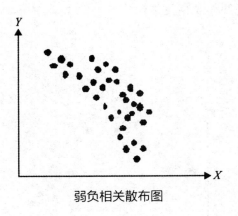

弱负相关散布图

使用散布图研究相关关系包括五个步骤。

第一步：收集相对数据，整理到数据表上。数据不能太少，否则容易产生误判，一般在30个以上，100个最佳。

第二步：确定 X 轴、Y 轴及 X 轴、Y 轴最大值。

第三步：在表格中绘制散布图。

第四步：判定相关性（R 平方值介于 0.7～0.89 表示高度相关，R 平方值大于或等于 0.9 表示极高相关）

第五步：记入必要事项（数据、采集时间、目的、制品名、工程名、绘图者、日期等）。

下面通过具体案例来看散布图的运用。

如果想了解新生儿科护理人员平均洗手次数与其感控认知分数之间的相关性，依据上述步骤，首先搜集护理人员平均洗手次数，并对其感控认知进行问卷调查，统计后制作平均洗手次数与感控认知分数的统计表。

新生儿科护理人员平均洗手次数与感控认知分数统计表

序号	平均洗手次数	感控认知分数	序号	平均洗手次数	感控认知分数
1	50	120	16	45	90
2	24	50	17	30	60
3	30	64	18	24	48
4	20	42	19	18	36
5	49	98	20	18	42
6	25	52	21	15	30
7	27	58	22	12	25
8	44	90	23	18	40
9	15	30	24	27	54
10	37	72	25	21	45
11	18	36	26	30	62
12	33	66	27	36	86

续表

序号	平均洗手次数	感控认知分数	序号	平均洗手次数	感控认知分数
13	21	42	28	39	80
14	21	42	29	21	48
15	18	36	30	15	30

其次，确定 X 轴坐标为平均洗手次数，Y 轴为感控认知分数，X 最大值为 50，Y 最大值为 120。

再次，在表格中绘制散布图。选择数据，插入"散点图"，选中散布图，点击"图表元素"图标，选择"趋势线"，点击"趋势线"，设置曲线格式及显示"R 平方值"。

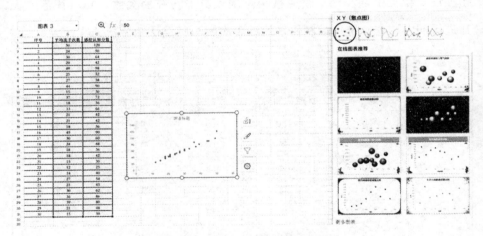

数据统计表及插入散点图操作图

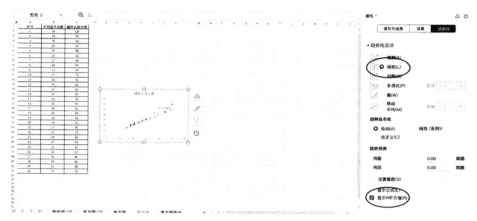

图表元素插入趋势线操作图

第四步，判定两个变量相关程度的强弱。R平方值介于 0.7～0.89，表示高度相关；R平方值大于或等于 0.9，表示极高相关。

最后，记入必要事项，完成散布图。

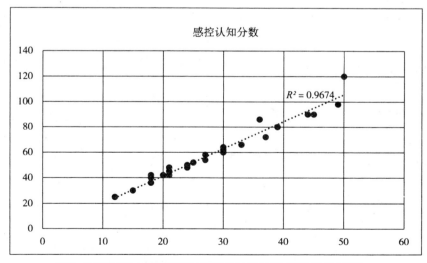

新生儿科护理人员感控认知分数与平均洗手次数关系图

手法四　查检表：集数据

查检表是一种为了便于收集数据，使用简单记号填记并统计整理，用于进一步分析或核对、检查而设计的一种表格或图表。

查检表制作得不好，会对品管圈活动产生很大的影响，包括现场问题收集不准确（数据不准确），原因、要因分析不到位，真因分析不到位，对策与实际问题偏离，甚至主题得不到改善，最终导致本次品管圈活动无法

何事（what）	目的何在？标题是什么？搜集什么样的数据？……
何时（when）	什么时间？持续多久？……
何人（who）	由哪些人员负责收集材料？查检对象是谁？……
为何（why）	为什么要收集此数据？……
何地（where）	收集地点在哪里？……
如何（how）	收集数据的方法？整理数据的方法？使用何种测量工具？如何发现错误？……
多少（how much）	需要检查多少个数据，才符合统计原理？……

参考5W2H询问

达到预期结果或者以失败告终。

查检表经常用于日常管理、特别调查、取得记录等工作，例如仪器检查维护记录、急救车检查、不良事件数据收集及分析等。

查检表的内容设计应遵循5W2H原则，即明确主题、查检项目、查检对象或查检人员、查检时间和期限、查检地点、查检数量、收集方法等。

查检表的格式越简单越好，最好一目了然，检查的事项应清楚陈述，使作业者在记录问题的同时，即能明了所登记的内容。另外，应以团队合作的方式集思广益，切记不可遗漏重要项目，检查项目应完整，并增加空白项目。如果查检项目有顺序需求，需注明排列顺序。查检表可以分为记录用查检表和检查用查检表两种。记录用查检表主要用于收集数据，调查不良项目、不良原因、缺点位置等。检查项目一般可从原因别、设备别、人员别、缺点别、不良项目别、位置别等类别分类进行查检，因此记录用查检表一般在了解现状收集数据时较常使用。

化疗药物用药错误查检表

项目	日期						
	3/12	3/13	3/14	3/15	3/16	3/17	3/18
医嘱错误							
调剂错误							
传递失误							
给药失误							
其他							

查检时间：2017/3/12—2017/3/18
查检负责人：×××、×××
查检地点：病房
查检对象：化疗患者
查检方式：现场查检，以正字记录

这种查检表主要是调查作业结果的情形，不单是记载每天的数据，并且可看出哪一项目的数据特别集中。

检查用查检表主要用于确认作业实施、机械设备实施等，目的是预防不良事故，确保安全。使用方式为列举检查的项目，并空出空栏记入记号。医疗机械定期保养点检表、抢救装备点检表、手术安全核查表等都属于检查用查检表。因为每次进行点班或安全核查时，查检表所列各项目都必须执行或确认，不能有遗漏，所以称为"检查用查检表"。

某医院每日定期查检门诊环境安全工作查检表

检查项目	状态				
	6月1日	6月2日	6月3日	6月4日	6月5日
窗户关紧锁好	○	×	○	○	○
出口标志清晰可见	○	○	×	○	×
灭火器定位位置并有效	×	○	○	×	○
走廊和门口无障碍物	×	○	○	×	○
仪器清洁无尘	○	○	○	×	×
诊室整洁、物品摆放符合要求	×	○	×	○	○
符号标记：用○表示正常或良好；用×表示未达到要求					

查检表的设计有五个步骤。

第一步：确定主题。确定并清楚记录要观察或记录的事件，例如内分泌科想调查"糖尿病患者胰岛素笔使用正确率"有多少。

第二步：确定收集项目。针对想要查检的事件，利用头脑风暴的方式，确定要收集的项目。品管圈活动通常从流程图易出现差错的项目或特性要因图针对问题容易缺失的项目中，圈选出4—6项作为查检项目。查检项目应运用层别法，主要针对现象而非原因进行逐步查检。例如，降低非计划性拔管率，首先要了解何种管路的非计划拔管率高，从而进行原因分析及改善，而不是直接查检宣教不足这一原因。

另外，查检项目之间应具有排他性（互斥性），下表为降低非计划性拔管率现状把握的查检表，其中查检项目"非计划拔管"与其他查检项目有重合，可判定其设计不合理。

降低非计划性拔管率现状把握的查检表

不合格项目	次数 /次	占比 /%	累计占比 /%
标识不符、无警示标识	23	35.95	35.95
固定不规范	18	28.14	64.09
不知晓相关措施	14	21.88	85.95
不通畅	4	6.25	92.20
非计划拔管	3	4.69	96.89
评估病情不符	2	3.11	100
合计	64		

第三步：设计查检表。一个完整的查检表，内容包括查检事件的名称、查检的项目、查检日期、收集数据的时间、收集数据的地点、数据记录者、记录方式。

门诊病人未领药现状把握查检表

检查项目	检查日期					合计
	6/1	6/2	6/3	6/4	6/5	
药价太贵						
不认同医生的处方						
取药等候时间太长						
医生服务态度不好						
窗口人员服务态度不好						
合计						

数据收集时间：2010年6月1日—6月5日
收集地点：医院门诊办公室
查检人员：品管圈小组成员
收集方式：通过医院HIS系统调集数据，对未领药的门诊患者进行电话回访

第四步：收集资料。首先，确定由谁收集资料。由谁收集数据取决于医院品管圈活动的本身和资源，此外，数据收集者需具备充分的时间和必要的知识，方能收集到准确且有用的信息。其次，确定收集资料的期限。数据收集的时间因数据发生的随机性，可设为几个小时至几个月不等。最后，确定收集资料的方法。收集数据时，可按数据取得的难易度，根据实际情况进行全部查检或抽样查检。

第五步：收集项目数据。由数据收集者按照设计好的表格，在收集期限内，针对每一个项目进行数据收集，并将结果填入表格中。

门诊病人未领药现状把握查检汇总表

检查项目	检查日期					合计
	6/1	6/2	6/3	6/4	6/5	
药价太贵	5	3	2	7	3	20
不认同医生的处方	4	5	2	8	4	23
取药等候时间太长	1	1	2	2	1	7
医生服务态度不好	1		1	1		3
窗口人员服务态度不好	1		1			2
合计	12	9	8	18	8	55

降低PIVAS软袋成品平均每天漏液袋数现状把握查检汇总表

项目	发生次数/次	所占比例/%
软袋双阀接口处漏液	40	53.3
软袋边角处漏液	13	17.4
胶塞处漏液	8	10.7

项目	发生次数/次	所占比例/%
软袋正反面漏夜	6	8.0
软袋双阀压合处漏夜	4	5.3
其他	4	5.3
合计	75	100

医疗设备日常检查保养记录

日期	1	2	3	4	5	6	7	8	9	10	11	12	13	14	15
检查	√	√	√	√	×	√	√	√	√	√	×	×	√	√	√
保养	√	√	√	×	×	×	√	√	√	√	√	√	√	×	√
日期	16	17	18	19	20	21	22	23	24	25	26	27	28	29	30
检查	√	√	×	√	√	√	√	√	×	×	√	√	√	√	√
保养	×	√	√	√	√	√	√	√	×	√	√	√	×	√	√

检查项：1.设备主机及附件是否齐全 2.电源连接是否正常 3.开机自检是否通过 4.操作有无异常 5.按键有无异常

备注：1.检查项目正常的在对应日期下打"√"，否则打"×"；
　　　2.进行日常保养请在对应日期下打"√"，否则打"×"

手法五　柏拉图：抓重点

美国质量大师朱兰把质量上的问题区分为"少数重要项目，多数次要项目"，这被称为"柏拉图原则"，又名"二八法则"。二八法则告诉我们不要平均地分析、处理和看待问题，医院经营和管理也同样适用二八法则，即把主要精力花在解决主要问题上。如何找到那关键的少数？这就用到了柏拉图。

柏拉图是依据搜集的数据，按不良原因、不良状况等不同区分标准加以整理、分类，从左至右以递减方式排列的长条图，由1条分类横轴、两条数值纵轴组成。横轴是所要分析的项目，每个长条代表1个不良项目，左方纵轴为要因的次数或频率，右方纵轴则为累计占比。

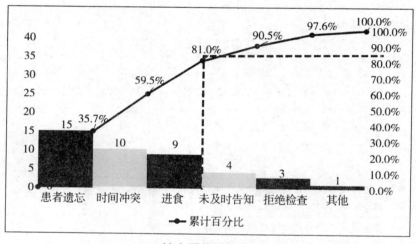

抽血重约柏拉图

使用柏拉图是为了找出造成主要错误（80%）的主要因素（20%），通过区分关键与次要的项目，用最少的努力获得最佳改进效果。

柏拉图的绘制包括三个步骤。

第一步：数据收集及分类整理。确定要分析的问题，列出问题相关的所有项目，并收集相应时期的数据。例如收集7月7日—8月7日的抽血重约数据，再将查检表中的数据按照类别进行分类整理及统计汇总，依据类别的例数按照从大到小的顺序进行排序。

抽血重约查检汇总表

序号	项目	例数
1	患者遗忘	15
2	时间冲突	10
3	进食	9
4	未及时告知	4
5	拒绝检查	3
6	其他	1
7	合计	42

第二步：整理数据。将汇总后的数据统计合计次数，并计算占比和累计占比。其中，累计占比的计算公式为：

累计占比 = 例次 / 总例数 × 100% + 上一项占比

注意，若各项目比例无明显差异，需重新收集资料或重新定义查检项目。

抽血重约查检数据统计表

序号	项目	例数 / 个	占比 /%	累计占比 /%
1	患者遗忘	15	35.7	35.7
2	时间冲突	10	23.8	59.5
3	进食	9	21.4	80.9
4	未及时告知	4	9.5	90.5
5	拒绝检查	3	7.1	97.6
6	其他	1	2.4	100.0
7	合计	42		

第三步：制作柏拉图，包括六个分步骤。

1.选中数据，插入图表。

以抽血重约查检数据统计表为例，选中数据后"插入""组合图"中的"簇状柱形图 - 次坐标轴上的折线图"。

2.设置纵坐标轴格式。

分别选中左侧和右侧纵坐标轴，点击右键，设置坐标轴格式：选中"左侧纵坐标轴"，点击"图表选项""坐标轴"，将最小值和最大值分别设置为0和42；选中"右侧纵坐标轴"，点击"图表选项""坐标轴"，将最小值和最大值分别设置为0和1；设置右侧纵坐标轴数值小数点位数为0。

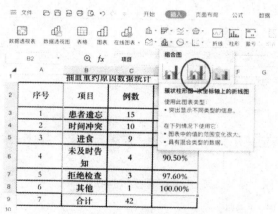

柏拉图步骤1操作图

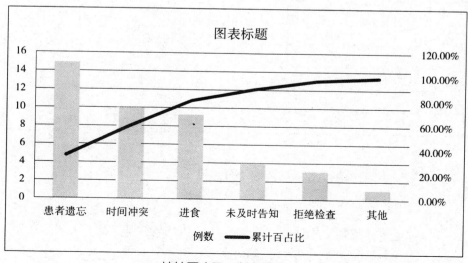

柏拉图步骤1生成图

3.设置柱状图间距。

选中图表中的数据轴，对"系列—系列选项"中的"分类间距"进行设置，将"分类间距"设置为0。

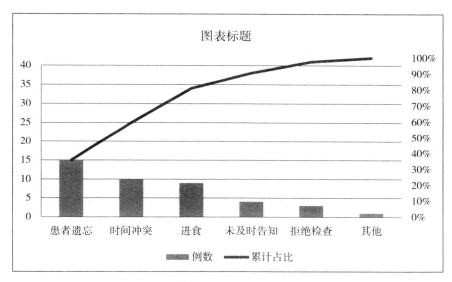

柏拉图步骤2生成图

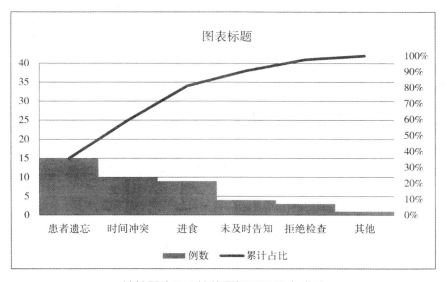

柏拉图步骤3柱状图间距设置生成图

4.设置累计占比数据至起始点。

首先，在统计表中插入一行数据，在累计占比一列，输入数据0%。

其次，选中图形中的折线图，再将左边数据表"累计占比"的数据范围扩大至数据首行，即将0%纳入图表的数据范围。

接着，选中图表，选择"图表工具"→"添加元素"→"坐标轴"→"次要横坐标轴"。

最后，选中图表中的"次要横坐标"，在右侧对话框中的"图表选项—坐标轴—坐标轴位置"选中"在刻度线上"。

5.添加图表的标题及数据标签。

首先，选中图表中的标题标签，直接输入标题名称即可。

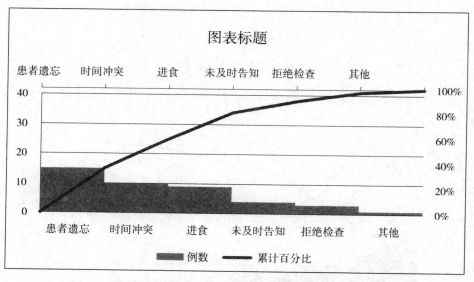

柏拉图步骤4累计占比数据至起始点的生成图

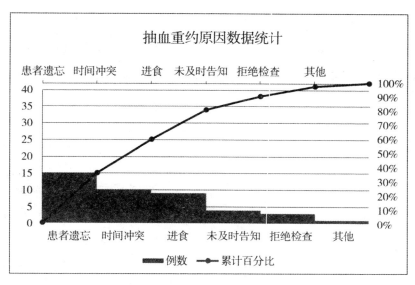

柏拉图步骤 5 添加图表标题生成图

其次，选中图表中折线图，然后右击，选择"添加数据标签"；再选中柱状图，然后右击，选择"添加数据标签"，最后生成图如下图所示。

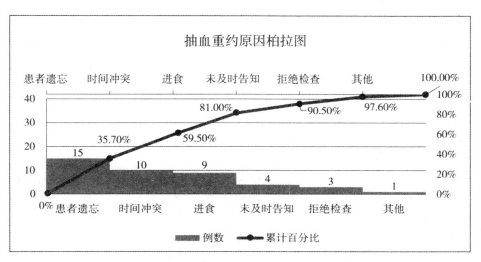

柏拉图步骤 5 添加图表标题及数据标签的生成图

6.美化柏拉图。

首先，隐藏"次要横坐标轴"。先选中图表中的次要横坐标轴，选择右侧对话框中的"图表选项—坐标轴—标签"，再选择"标签位"，点击"轴旁"下拉按钮，选择"无"。

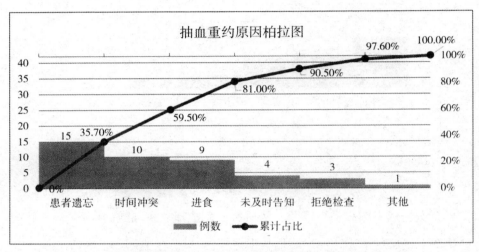

柏拉图步骤6美化柏拉图隐藏次要横坐标轴生成图

其次，选中图表中各个矩形图，对矩形图进行颜色设置。至此，柏拉图绘制完毕。

柏拉图绘制可总结为24字口诀：选组合、设两纵、设柱距、移零点、加次横、移次横、加标签、换美妆。

运用柏拉图有五点注意事项：

第一，柏拉图应依大小顺序由高至低排列，如果数据小的项目过多，可考虑合并成"其他"项，排在最后。但其他项的数值不可大于前面几项的数值。

第二，柏拉图柱子间没有间隔，柱子与纵轴间也没有间隔。

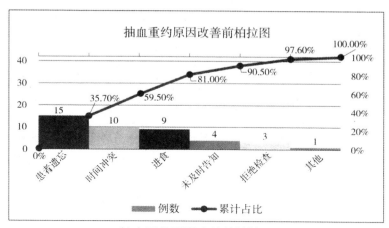

抽血重约原因改善前柏拉图

第三，柏拉图有两个纵轴，左边为个数，右边为累计百分比数据。

第四，柏拉图的横轴最好有 5—7 项，前三项累计占比达到 70%—80%，以虚线标示出来。

第五，把改善前的柏拉图与改善后的柏拉图做对比时，应注意改善后的柏拉图左边纵轴要与改善前的最高次数统一，右边纵轴的累计占比数值也相应调整。

手法六　控制图：找异常

控制图由美国品管大师休哈特于 1924 年发明，是对过程或过程中各特性值进行测定、记录、评估，从而监察过程是否处于控制状态的一种用统计方法设计的图，也叫"管制图"。控制图根据假设检验的原理构造，用于监测生产或服务过程是否处于控制状态。它将实际的品质特性按时间先后的次序表示出来，与根据过去经验所建立的过程能力的控制界限比较，以判别质量是否稳定，是统计质量管理的一种重要手段和工具。

控制图的基本结构是在直角坐标系中画三条平行于横轴的直线，中间一条实线为中心线，上、下两条虚线分别为上、下控制界限。横轴表示按一定时间间隔抽取样本的次序，纵轴表示根据样本计算的、表达某种质量特征的统计量的数值，由相继取得的样本算出的结果在图上标为一连串的点，它们可以用线段连接起来。

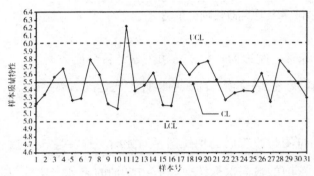
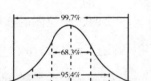

UCL：上限
CL：平均值的中线
LCL：下限
SD：标准偏差

控制图的基本结构图

控制图的类型很多，常规控制图的分类如下表所示。

常规控制图的分类

数据类型	控制图名称	简记
计量型	均值－极差控制图	X–R 控制图
	均值－标准差控制图	X–S 控制图
	中位数－极差控制图	M–R 控制图
	单值－移动极差控制图	X–Rm 控制图
计数型	不合格品率控制图	P 控制图
	不合格品数控制图	Pn 控制图
	缺陷数控制图	C 控制图
	单位缺陷数控制图	U 控制图

随着环境的变迁，任何产品或事物都存在变异的可能，如何控制变异、使之在我们可以接受的范围？运用包含控制图在内的 SPC（统计过程控制）管理工具，可以分析判断品管流程的稳定性，促进整个流程处于管制状态，并及时发现异常，从而预防异常情况的发生。

制作控制图一般要经过四个步骤。

第一步：按规定的抽样间隔和样本大小抽取样本。

第二步：测量样本的质量特性值，计算其统计量数值，包括中心线、控制上限、控制下限。

第三步：在控制图上描点，用直线连接各点。

第四步：对控制图进行判断、分析，查找原因。

判断控制图正常与否对于质量管理工作非常关键：正常的控制图中的大多数点集中在中心线附近，且随机散布，同时在管制界限附近的点很少，说明过程处于受控状态下；根据统计学的原理，当发现各样本的分布不呈随机性，或有点落在管制界限外时，即判定为不正常的控制图，说明过程具有异常变异，应寻找出原因所在，并剔除。

控制图的制作及运用应注意以下四点：第一，设计控制图时，应注意样本量和抽样间距；第二，控制图的上下限依据实际情况进行确定；第三，控制图的作用是使整体的工作流程处于管控状态，如有超过上限或下限的点，必须找出异常原因，并采取措施，消除异常；第四，注意判断超出上下限是属于偶然事件还是非偶然事件，如果是非偶然事件一定要关注，找出异常并处理。

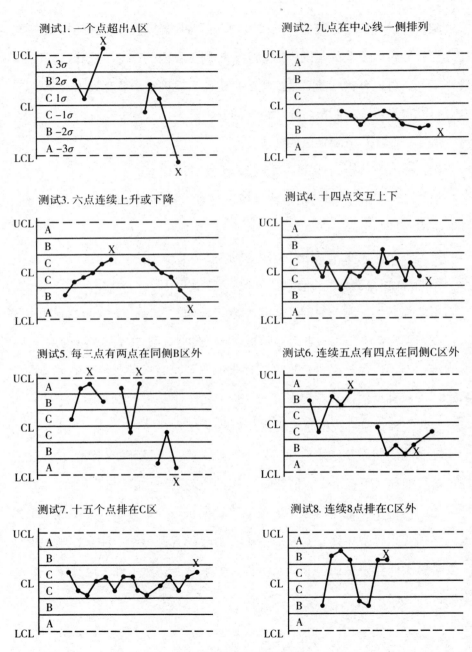

控制图的八大判异准则

手法七 鱼骨图：追原因

鱼骨图由日本质量大师石川馨发明，也称"石川馨图""石川图"，是一种发现问题产生的根本原因的方法，也可称之为"特性要因图"。特性要因图是由多人共同讨论，采用头脑风暴的方式，找出事情因（要因）果（特性）关系，详细分析"结果与原因"或"期望与对策"间关系的一种图形。它主要用来说明质量特性、影响质量的主要因素与次要因素三者之间的关系，因其形状像鱼骨的分布，故称"鱼骨图"。

当考虑医院运营管理中复杂的问题，并需客观地找出可能的原因或对策时，即可使用鱼骨图。鱼骨图可分为以下三种。

1. 整理问题型鱼骨图

整理问题型鱼骨图的鱼头在右，各要素之间不存在原因关系，而是结构构成关系。

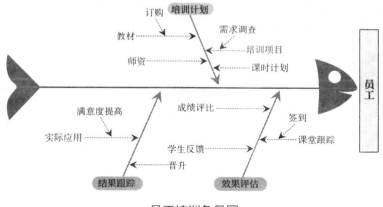

员工培训鱼骨图

2.原因追求型鱼骨图

原因追求型鱼骨图用于"原因分析"，鱼头朝右，特性值通常以"为什么……"来写。

3.对策追求型鱼骨图

对策追求型鱼骨图用于"对策拟定"，鱼头朝左，特性值通常以"如何提高/改善……"来写。

鱼骨图的绘制有演绎法和归纳法两种方法。

演绎法又叫"大骨展开法"，需将原因预先分成几大原因，例如"人、机、料、法、环"等五大原因，圈员由这些大原因往下分别思考中原因和小原因。此法可使要因图快速完成，但也容易造成圈员的思考方向局限在这几个大原因上，而忽略其他大要因。具体操作步骤为：

第一步，画出特性要因图的骨背（主骨）；

第二步，确定特性，即问题；

第三步，加入大因素。根据具体问题确定影响的因素，可以从人、机、料、环、法或人、物、法、环等方面分析，大要因可以用方框或其他图形圈起来；

第四步，继续展开，寻找中原因、小原因（应用头脑风暴法）；

第五步，检查是否有遗漏的原因。

归纳法又叫"小骨集约法"，需先请每位圈员写几个原因（即小骨），再将大家的原因集合起来，删去重复的部分，将n个原因按"人、机、料、法、环"进行逐层分类。此法所列出的原因会较完整，圈员们不会被局限在某一范围内，但是所花费的时间会比演绎法多。具体操作步骤为：

第一步，确定特性（问题）；

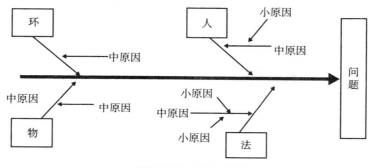

大骨展开法绘制鱼骨图

第二步，准备卡片（每位圈员发放5—10张卡片）；

第三步，在卡片上写出影响特性的要因；

第四步，卡片分类（按照"人、物、环、法"或"人、机、料、法、环"或"人、事、时、地、物"进行分类）；

第五步，做大骨；

第六步，组成特性要因图。

下面用小骨集约法绘制鱼骨图作为案例说明。

全体圈员将造成门诊厕所环境差的所有原因写在卡片上，然后进行归类汇总，最后转换成鱼骨图。

➤ 门诊厕所环境差的所有原因写在卡片上：

● 有水渍

● 无公德心

● 夜间无保洁人员

● 保洁工具品质差

● 厕所硬件设施差

● 乱贴小广告

● 厕所不通风

- 有人不会使用冲水设备

- 保洁工保洁不及时

- 设施损坏维修不及时

- 无小朋友小便池

- 意识不够

- 无标语提醒

- 烟头导致马桶堵塞

- 厕所异味

- 病人故意损坏厕所宣泄情绪

- 使用人多

- 领导查核力度不够

- 文化程度参差不齐

- 厕所无公共厕纸

- 设备不够高级

- 水压不足

- 病人将标本留在上面

➢ 卡片分类：

人：

- 有人不会使用冲水设备

- 无功德心

- 病人故意损坏厕所宣泄情绪

- 文化程度参差不齐

- 夜间无保洁人员

- 病人将标本留在上面

- 意识不够

- 烟头导致马桶堵塞

- 无保洁人员工作流程

设备：

- 水压不足

- 设备不够高级

- 厕所不通风

- 厕所硬件设施差

- 没有吹干设备

材料：

- 保洁工具脏

法：

- 领导查核力度不够

- 乱贴小广告

➢ 组成鱼骨图。

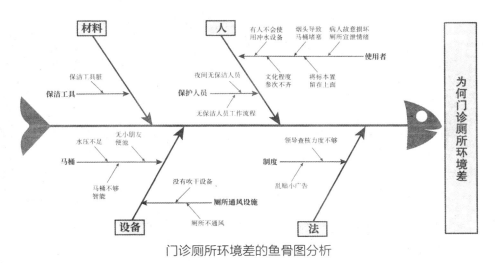

门诊厕所环境差的鱼骨图分析

两种方法的对比如下表。

鱼骨图绘制方法对比

优缺点	大骨展开法	小骨集约法
优点	此法可使鱼骨图快速完成	所列出的原因会较完整，不太会被局限在某一范围内
缺点	容易造成圈员的思考方向局限在几个大要因上，而忽略其他大要因	所花费的时间稍长

鱼骨图绘制的重难点在于原因分析，原因分析要把握三个要点。

1.回答的原因是受控的。

原因的分析应避免牵涉到人员的意识层面，因为这无法导出防止事件再次发生的对策。

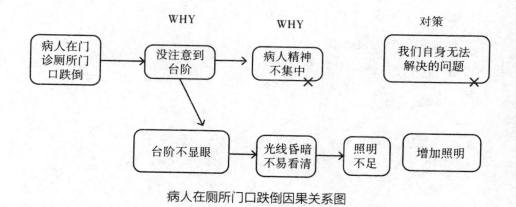

病人在厕所门口跌倒因果关系图

2.问题与原因间必须有因果关系。

每个"为什么"的"问题"与"原因"间必须有因果关系。

3.问到什么时候能停止（5Why分析）。

当从回答的结果中能够找到行动的方向，提问即可停止。此时有两个特点：一是无论怎样继续追问为什么，提出的问题都没有意义，二是处理

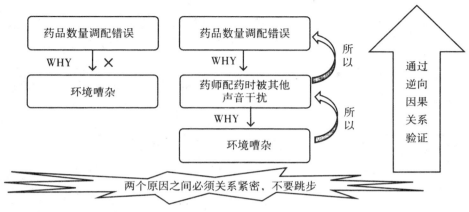

药品数量调剂错误因果关系图

这一级原因会防止问题再次发生。

特性要因分析可从三个维度进行。

1.从"执行"的角度分析。例如：检验标本损坏，当初留取标本人员为什么没有发现？这就是从"执行"的角度分析，为什么工作发生错误却未被发现。

2.从"检查"的角度分析。例如：检验标本损坏，运送标本人员为什么没有当面清点交接？这是从"检查"的角度分析为什么错误作用于病人或对下一步骤产生影响之前未被发现。

3.从"体系""流程"的角度分析。系统设计本身的因素，例如管理政策的规定、教育训练机制、绩效考核办法、工作流程的设计、监督顺序的安排、工作表格的设计、药物及设备等的摆放位置或使用方法、人员工作技能要求等。这些系统原因可能经常发生、时常存在，但因较少导致问题或导致发生轻微的问题而被忽略。

下面看从执行、检查及系统原因的角度分析检验标本损坏发生的案例。

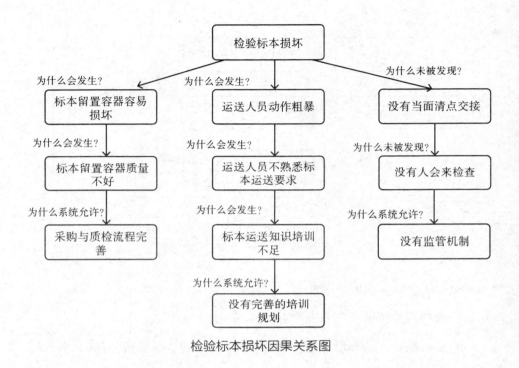

检验标本损坏因果关系图

人、机、料、法、环（4M1E）是全面质量管理理论中五个影响品质质量的主要因素，下面分别总结了常见原因。

人员（Man）：医生、护士、药师、患者、患者家属等。

机器设备（Machine）材料（Material）统称为物：工具、耗材、检验材料、设施、医疗器械、检测仪器等。

方法（Method）：相关流程、制度、培训方法、操作方法、检查方法、管理方法、监督、稽核、方案等。

环境（Environment）：空间、地理位置、政策、检测环境、科室环境、交通、清洁度、温度、湿度、照明等。

鱼骨图绘制过程中应注意九点：

1. 应用头脑风暴法，充分发散思维；

2.合理使用罗列的方法、原因，解析越细越好；

3.表述尽量简洁、具体；

4.不要主观判断要因的对错；

5.对所有的小原因进行分析讨论，以确定真伪；

6. 一个因果图解决一个主要问题，如果有几个主要问题，则相应画几个鱼骨图；

7.制成一个鱼骨图时，原则上找出的原因不少于50个，制作成多个鱼骨图时，每个鱼骨图找出的原因不少于24个；

8.不重复、不针对人的主观因素、不交叉、不遗漏，这是大家最容易出错和忽略的地方；

9.要分析到可以直接导出对策的末端原因，不能用责任心不强、工作马虎、水平不佳等难以衡量的因素作为末端原因。

鱼骨图绘制很容易出现问题，常见问题包括大、中、小要因之间因果关系不明确或无因果关联性，中、小原因数量不足，错把对策当原因，鱼骨无箭头或箭头方向错误等，应注意避免。

本章小结

品管圈七大手法其实是一套获取数据、处理数据、分析数据、印证因果的方法，通过收集的数据去分析查找异常原因和来源，从而达到改善目标。品管圈七大手法整体上去看就是一个数据分析与可视化的过程。

品管圈活动的十大步骤经常会应用七大手法。

品管圈十大步骤与七大手法对照表

项目		主题选定	活动计划的拟定	现状把握	目标设定	解析	对策拟定	对策实施与检讨	效果确认	标准化	检讨与改进
品管圈七大手法	层别法	○		○		●			○		○
	直方图	○				○		○	●		○
	散布图					○					
	查检表	○		●		●		●	●		
	柏拉图	○		●	○	●		●	●		
	控制图	○		●		○		●	●	○	○
	鱼骨图	○		○		●					

注：● 表示非常有用；○ 表示可以用

思考
要点

1. 品管圈层别法的注意事项有哪些？层别法经常与七大手法中的哪几个手法一起使用？

2. 常见的七种典型直方分布图分别代表什么类型的问题？

3. 散布图有几种形态？分别代表什么含义？

4. 查检表有几种类型？分别用在哪些地方？如何设计查检表？

5. 绘制柏拉图要注意哪些事项？有哪些常见的错误？

6. 鱼骨图有几类？分别用来解决什么问题？绘制鱼骨图有哪些注意事项？

7. 品管圈活动的十大步骤分别可用到哪些手法、工具？

扫一扫
发送"品管圈"，获取实施要点思维导图

第五章

医院推行品管圈避坑指南

2016年，国家卫生和计划生育委员会《医疗质量管理办法》明确要求医疗机构熟练运用品管圈（QCC）等医疗质量管理工具开展医疗质量管理与自我评价。

医院为什么要推行品管圈？推行品管圈有哪些好处呢？

首先，品管圈是一套有效的质量管理工具和方法，是一种使工作实现有效交流的语言、一套质量管理思维体系。

其次，品管圈是一种新文化，可以取代以前的经验主义，用科学方法来管理医院和提升医护质量。

再次，品管圈作为一种自下而上解决问题的有效工具，颠覆了过去单一自上而下的传统管理模式，实现了医院经验管理到科学管理、由粗放管理到精细化管理的转变。

最后，品管圈的推行能帮助医院发现人才、识别人才和培养人才。

目前，品管圈在国内医院推行的状况和效果差异非常大。品管圈在有些医院已经遍地开花结果，成效显著，比如四川大学华西医院、复旦大学附属中山医院、山东大学齐鲁医院、郑州大学第一附属医院、复旦大学附属浦东医院、空军军医大学第一附属医院（西京医院）等医院，已经开始多院区、跨区域推广品管圈；而有些医院只是在个别部门（护理部、医务科、质控科等）推行品管圈，推行的深度、广度参差不齐，追究起来有很多原因，但其中一个关键原因是医院没有接触过正规培训，对品管圈的认知程度不够，只是看了品管圈的书籍，依葫芦画瓢，短时间内只能摸索，很难掌握，导致品管圈推行没有达到预期效果。

本章重点介绍品管圈推行成功的要素、推行步骤、推行成功的案例，通过本章的学习，医院在品管圈推行的过程中可以少走弯路。

成功推行品管圈的前提要素

医院要想成功推行品管圈，需要深刻认识品管圈推行成功的三个前提、品管圈推行的四重境界、品管圈推行水平的三个维度以及品管圈学习方法。

品管圈推行成功的三个前提

品管圈推行成功的三个前提分别是统一思想、"一把手"工程以及全员参与。

第一，统一思想。这里是指医院领导层要达成共识，中层管理干部也认同这一共识，通过员工培训实现全员思想统一。

第二，"一把手"工程。医院最高领导应亲自挂帅，体现医院领导班子推行品管圈的决心，科室主任、护士长分别是科室推行品管圈的第一、第二负责人。可以说，领导以身作则是品管圈推行成功的首要条件。

第三，全员参与。品管圈活动要在全院落地开花结果，必然涉及全院、全员、全过程，这是一项全员参与的活动，需要一套合适的运作机制和激励机制，充分调动员工积极性。

品管圈推行的四重境界

品管圈的推行需要自上而下的顶层设计，更需要自下而上的学习探索。学习是一个循序渐进的过程，从个人学习，到科室学习，再到全院学习。个人学习过程要经历从新鲜兴奋到困惑迷茫，再到豁然开朗，最后融会贯通。医院推行由点到面，由浅到深，由表及里，最终全院遍地开花结果，形成品管圈改善文化。

第一重境界：一般需1—2年，为个人学习初级阶段。个人一般通过五种方式来了解和学习品管圈，包括书本学习、观看线上教学视频、参加线下教学培训、到优秀医院交流学习、外部专家来院培训。

第二重境界：一般需2—3年，为科室学习和推行阶段。科室的几个成员具备了一定的理论基础，开始在科室推行。该阶段具备以下特征：

1.科室具备一定的理论基础；

2.科室熟练掌握并使用品管圈的工具；

3.科室可以通过品管圈来解决一些问题；

4.医院品管圈推行出现操盘手、火苗、种子；

5.医院有能力举办科室品管圈大赛。

第三重境界：一般3—5年，全院推行品管圈，跨科室解决问题，参加省级或国家医院品管圈大赛。该阶段的特征包括：

1.医院部分科室品管圈推行两年以上；

2.利用品管圈跨科室解决问题；

3.医院内部举办过品管圈大赛；

4.参加省级或国家医院品管圈大赛；

5.全院品管圈推行机制建立。

第四重境界：一般需5—8年，品管圈在全院各科室进行推广并开花结果，医院会定期举办全院品管圈大赛，多次参加省级、国家医院品管圈大赛，形成品管圈改善文化。该阶段的特征包括：

1.全院参与品管圈活动；

2.利用品管圈解决跨部门的问题；

3.参加省或全国医院品管圈大赛；

4.多维质量工具的推广，包括问题解决型和课题达成型品管圈、根本原因分析、失效模式与影响分析、临床路径等；

5.构建跨学科人才梯队；

6.每年举行全院品管圈大赛；

7.品管圈改善文化养成，促进人才梯队培养。

品管圈推行水平的三个维度

品管圈推行水平的三个维度包括品管圈工具掌握的深度、项目推行的能力、品管圈推行的广度。

1.品管圈工具掌握的深度

品管圈工具掌握的深度主要指品管圈四个阶段、十大步骤、七大手法（旧）、七大手法（新）的掌握程度以及多维工具（问题解决型和课题达成型品管圈、根本原因分析、失效模式与影响分析、临床路径等）的掌握情况。品管圈工具能力遵循能力养成阶梯。

2.项目推行的能力

项目推行能力主要包括品管圈项目规划能力、组织能力、沟通能力、协调能力、抗压能力、演讲能力、教学培训能力、辅导能力等，是医院跨科室推进改善项目的综合能力。

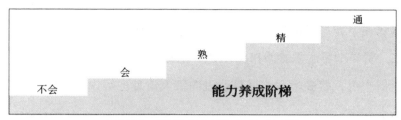

品管圈工具能力遵循能力养成阶梯

3.品管圈推行广度

品管圈推行广度最终的目标是"三全"，即全院、全员、全过程。品管圈推行扩展的过程为：

①单一科室推行品管圈或每个科室实施一个改善项目；

②全院（临床＋护理＋职能后勤）推行品管圈，全员参加；

③从病人挂号到出院整个就医全过程，从质量、安全、效率、成本、满意度等多方面进行改善；

④建立医院改善文化，人人改善、事事改善。

品管圈学习方法

大部分人第一次接触品管圈的时候感觉品管圈很神秘，大脑中出现了无数个为什么：品管圈是什么？怎么学习品管圈？其他医院品管圈开展得如火如荼，我们该怎么学习？

品管圈的学习过程比较漫长，要经过数次院外、院内、科室的学习和培训，从对品管圈概念的理解不断成熟到对鱼骨图、柏拉图、查检表等品管工具熟练掌握，从科室学习到全院推广，再到参加省级医院品管圈大赛、国家医院品管圈大赛。一个好的学习方法对品管圈的学习能起到事半功倍的作用。

医护人员平时的工作都非常繁忙，为了节约广大医护人员的时间，帮助大家快速掌握品管圈的应用推广，这里介绍一种有效的学习法——费曼学习法。费曼学习法是遵循PDCA闭环管理的一种学习方法。

通俗来说，费曼学习法就是通过向别人清楚地解说某一件事，来判断是否真正弄懂了这件事。

大部分人的学习通常都处于无意识的状态，虽然自己总是在不停地看新东西，但实际上都是浮光掠影、浅尝辄止，不会使用，甚至记不住概念。而费曼学习法则是以教的方式让人自觉，甚至是开心地、有意识地主动学习，或者说，"教"就是费曼学习法的核心。

费曼学习法具体怎么使用呢？

第一步：选择目标。

目标的选择就是确定你要学什么，或要干什么。比如，学习一门技术、学习一个科学领域、学习一门语言、学习一个概念等。

如果想要制定非常棒的目标，可以利用SMART（specific：具体；measurable：可测量；attainable：可实现；relevant：相关性；time-based：时效性）原则，也就是说制定的目标要具体、可测量，并且要求自己在一定的期限内完成。比如，在2023年学习问题解决型品管圈十大步骤、七大手法且完成一个品管圈项目。

第二步：模拟教学。

创造一个场景，在这个场景中将学到的知识讲授给"别人"。这个过程中会有很多问题，比如说不清楚、讲不明白、自己也模棱两可等，那就说明自己没有熟练掌握这些知识点。该环节的重点是尝试教授和发现薄弱点。

如果没有可教授的对象怎么办？如果能真实地一对一或一对多授课再好不过，如果没办法这样，可以因地制宜创造出很多场景，比如写作、录制教学视频、对着手机录音等。

第三步：纠错学习。

在第二步中遇到了问题，就需要进入第三步——纠错学习。在授课过程中说错的、说不清楚的、模棱两可的知识点都需要在这一步中进行强化，通过反复查询资料、学习、强化记忆，然后再重复第二步进行验证，直到可以顺利地教授相应的知识。

第二步和第三步的结合有别于传统的题海战术。题海战术之所以效果不好，是因为大多数人在大多数情况下只是在做自己会做的，而忽略了不会的内容，也就是"用低廉的勤奋代替高质量的思考"。

第四步：概念简化。

这一步是对上面学习的内容运用ECRS（取消、合并、重排、简化）原则进行提炼、简化，去掉非必要的、多余的信息，将所学知识用自己的语言通俗易懂地表达出来，而不是照本宣科。

如果能把学习的内容简化到通过类比让一个非专业人士甚至一个孩子都能听懂，你就真正掌握了学习的知识。

一般人的认知分四个层级：第一层级是听别人说；第二层级是自己认为听懂了、心里明白；第三个层级是能写出来整个知识的框架及细节；第四个层级是通过消化、吸收、提炼，用通俗易懂的语言讲给别人听，让别人很容易理解。这四个层级的要求是逐步提高的，下一个层级比上一个层级对能力的要求成倍增长。如果想要把知识变成认知，把认知变成能力，可以通过费曼学习法在实践中反复练习，这是学习新知识的必由之路，也是学习一种管理工具的捷径。

四步实现医院品管圈落地

品管圈推行包括定策略、建组织、布人力、置系统等四个步骤。如果是刚开始推行品管圈的医院，可以直接参考本章的附录一《医院品管圈推行管理方案》。本节内容主要对品管圈推行的四个步骤进行详细介绍。

定策略

选择方向：为什么要推行品管圈？

对医院来说，推行品管圈有助于建立自下而上的质量改善模式，使一线员工成为活动主体，打破以往自上而下、行政命令的改善模式，进而形成医院质量文化，对于提高职工知识与技能、提升患者满意度也有积极作用。

对个人来说，在品管圈会议中，每个人都有机会在团队面前讲话，结交更多的朋友，有助于营造愉快的工作气氛，让个人意识到本身工作的重要性与职责，因而对自己的工作感到更加自豪，有利于改善个性，培养专心处理问题的能力，这些品管圈的经验也可以应用到家庭生活中。

选择时机：要不要做？

医疗卫生发展需要自上而下的顶层设计，更需要自下而上的探索。我们需要关注医疗服务问题，更需要关注解决问题的出路。推行品管圈就是在医疗质量体系搭建过程中自下而上的探索。

华西医院刚开始推行品管圈的时候，石应康院长说过一段话："如果只有行政人员参加，或者只有护理部参加，那干脆别做。因为这两个群体平时的执行力就很强，若只有他们参加，这等于还是领导发动组建，员工们应付指令、例行公事，相当于一场运动。运动这东西，都是运动人家，不会运动自己。"2009年，石应康细致思考推行品管圈的思路，立意弄清楚如何真正体现其"自下而上"的核心内涵。

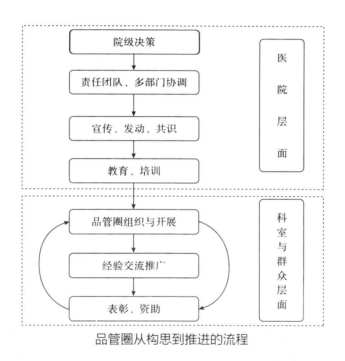

品管圈从构思到推进的流程

国内外无论是社会变革，还是企业、医院变革，取得成功的大部分案例都遵循两个原则——"走出去"和"引进来"。

走出去：到优秀的标杆医院参观、学习、交流，让高层、核心骨干看到自己与标杆之间的差距，内外对比之后开始转变观念，为统一思想创造条件。

引进来：把相关专业领域的专家引进来，手把手、点对点地进行理论培训和实践指导，借鉴成功经验，少走弯路。

因此，对于想要推行品管圈的医院来说，院领导、中层管理干部要走出去，去品管圈推行比较成功的医院学习交流，对比后找差距，让管理层自上而下意识到品管圈能带来变化。要推行品管圈，发自内心想要改变是关键。另外，医院还要引进其他医院品管圈专家、第三方专业的老师来医院培训、辅导。

三种推行方式

品管圈推行有三种做法：一种是引进第三方咨询公司，一种是经外部专家培训后，自己做，还有一种是医院自己做。

品管圈三种推行方式的优缺点对比

项目	引进第三方咨询公司	经外部专家培训后，自己做	自己做
优点	专业人员手把手辅导，少走弯路；系统学习；快速学习及推广	行业专家比较专业；费用少	费用少
缺点	费用高	专家时间精力有限，不能一对一辅导	容易走弯路；知识点不系统；浪费许多时间和精力

确定推行程度

有些医院刚开始推行品管圈是从护理部开始，也有医院是分批推行，还有医院全院一齐推行，医院可以根据自己的现状条件，选择一种适合自己的推行模式。

华西医院开始推行品管圈的时候，石应康院长坚持医生必须参与其中。他认为，医疗活动离不开医护人员的密切合作，况且此前医院已建立医护一体化、多学科交叉等多种崭新的工作模式，若品管圈成员缺少医生，注定不会有太大改善价值。再者，他一直认为医生，尤其是几百位医疗组长，是医院的"火车头"，他们的快慢决定整个医院的前进速度，借助品管圈促其提升实有必要。归根结底，石应康的目标是把品管圈做成将医院各个侧面密切结合起来实现改进的一种工具，而不是单个侧面的活动，并且活动由群众牵头，坚决摒弃领导发动。

建组织

确定品管圈推行策略后，就可以成立品管圈推行委员会，负责全院品管圈的推行工作。

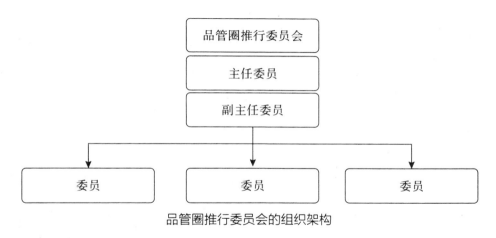

品管圈推行委员会的组织架构

一般情况下，由院长担任主任委员，分管副院长担任副主任委员，委员包括院办主任、医务科主任和副主任、质控科主任和副主任、护理部主任和副主任等。

品管圈推行委员会下设品管圈推行办公室（简称"品管圈推行办"），品管圈推行办设在医务科或质控科，医务科或质控科主任担任办公室主任，负责建立品管圈活动的各项工作机制，开展日常培训、管理工作，组织活动成果的发表与评审。

品管圈推行委员会的职责包括以下内容：

1.方案制定，包括拟定推行品管圈活动的工作计划、圈组成立登记等。

2.教育培训，包括制定医院品管圈培训课程计划、安排培训场地、通知人员参加培训、负责签到考勤、执行品管圈小组一对一辅导计划等。

3.制定品管圈推行的实施方针、活动体系，活动成果评价及奖励，组织品管圈活动期中和期末成果在院内发表、交流等。

4.营造文化氛围，策划宣传海报，活跃品管圈氛围，对品管圈活动精彩内容、感人事迹等采用多媒体形式对外宣传推广等。

5.对各品管圈小组圈员、圈长、辅导员进行评优打分。

6.监测品管圈成果持续改进，定期抽查标准化执行情况等。

7.定期召开委员会会议，追踪了解品管圈推行进度，及时解决困难。

布人力

布人力指的是找对的人、放对的位置、做对的事情并把事情做对等。医院推行品管圈时，一般根据职责分工布置人力。

分管院长：由医院领导班子中主管医疗质量的副院长来负责品管圈推行工作。领导以身作则、亲自参与督导，是品管圈推行成功的基石。

品管圈推行办主任/副主任：有想法、有干劲、执行力强、公平正直、热爱学习、愿意接受新鲜事物、对品管圈工具熟悉的人比较适合。

联络员：沟通协调能力强、表达能力强、执行力强的人。

宣传员：有创意、热爱思考、对多媒体工具使用熟练的人。

辅导员：对品管圈工具熟悉、沟通协调能力强的人。

圈长：沟通协调能力强、执行力强、热爱学习、愿意接受新鲜事物的人。

虽然品管圈工具没有多么深奥的理论，但不代表品管圈的推行应用没有门槛，因此人力布置对于品管圈推行达到预期效果发挥着关键作用：

第一，作为一个科学管理工具，品管圈的推行应用需要扎实的管理理论和管理实践作为支撑，如果缺乏管理理论和实践经验，就会导致品管圈的推行失败。

第二，医院品管圈推行者既要掌握医疗卫生统计学，也要会应用PDCA循环、品管圈七大手法等工具，还要有项目管理的经验及沟通、协调能力，具备这些能力才能把品管圈做好。推行品管圈的负责人及团队成员的选择非常重要，是决定品管圈推行成功的重要条件之一。

清华大学医院管理研究院教授钱庆文说过："很多医院需要对品管圈足够了解的专业老师对他们进行指导，但目前看，这种老师非常缺乏。"

置系统

在品管圈刚面向全国推广之初，有专家曾提出两点担忧：第一，品管圈需要很多其他领域的知识支撑，医护人员没有这方面的知识储备；第二，医护人员工作繁忙，没有时间做品管圈。

业内也将医院品管圈主要面临的困难总结如下：数据统计较为困难，分析深挖效益局限；标准成果无法共享，重复活动浪费资源；活动过程需人工报备，管理滞后且缺乏督导；活动步骤规范不足，绘制图表耗费时间；工具应用水平参差不齐。

品管圈系统的搭建或将解决以上难题。那么，什么是系统？

固化的系统=流程+表单

进化的系统=标准化+表单+教/学+信息化

医院可以搭建品管圈活动信息管理云平台，让圈员从烦琐的工具中解放出来，将更多的精力用于原因分析、对策拟定和实施、标准化等。同时，管理者也可以利用品管圈系统对圈活动实时管控，及时辅导或提醒，实现专业知识和标准成果资源共享，全面提升医疗质量和管理效能。除了应用医院品管圈活动信息管理云平台，医疗机构也可以自己或者找专业的第三方公司开发品管圈系统。

医院品管圈推行案例

本节将通过具体案例，讲解医院问题解决型品管圈项目推行的里程碑事件及项目全周期重点内容（含参加省级、国家级医院品管圈大赛活动）。

品管圈项目推行的里程碑事件

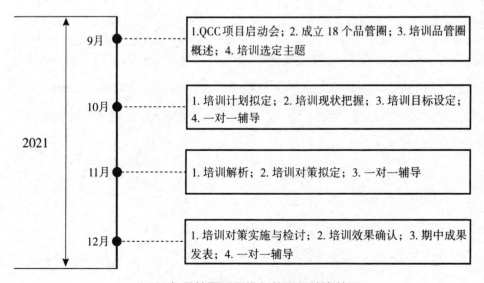

2021年品管圈项目推行的里程碑事件

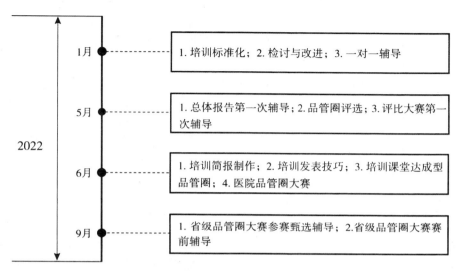

2022

1月	1. 培训标准化；2. 检讨与改进；3. 一对一辅导
5月	1. 总体报告第一次辅导；2. 品管圈评选；3. 评比大赛第一次辅导
6月	1. 培训简报制作；2. 培训发表技巧；3. 培训课堂达成型品管圈；4. 医院品管圈大赛
9月	1. 省级品管圈大赛参赛甄选辅导；2. 省级品管圈大赛赛前辅导

2022年品管圈项目推行的里程碑事件

品管圈项目推行九期工作内容

医院推行品管圈共按九期工作展开。

品管圈第一期工作进度

培训内容	重点事项	参加人员	输出
1. 品管圈项目启动会 2. 品管圈概述 3. 主题选定	1. 启动会 2. 进行品管圈第一次培训 3. 每个小组一对一，进行主题选定、圈徽、圈名辅导，辅导员参加	1. 书记、院长、副院长 2. 护理部主任、护士长 3. 圈小组成员及辅导员 4. 外聘专家	1. 品管圈组织建立、小组成立、圈名、圈徽 2. 圈小组主题选定

品管圈第二期工作进度

培训内容	重点事项	参加人员	输出
1. 问题解决型品管圈十大步骤：计划拟定、现状把握 2. 流程图、直方图、柏拉图、检查表制作	1. 进行品管圈第二次培训 2. 每个小组一对一，进行如何拟定活动计划、如何设计查检表、数据正确收集等辅导，辅导员参加	1. 护理部主任、护士长 2. 圈小组成员及辅导员 3. 外聘专家	1. 甘特图 2. 流程图 3. 查检表 4. 柏拉图

品管圈第三期工作进度

培训内容	重点事项	参加人员	输出
1.问题解决型品管圈十大步骤：目标设定、解析、对策拟定 2.直方图、特性要因图制作、脑力激荡演练	1.进行品管圈第三次培训 2.每个小组一对一，进行如何查找参考文献、目标设定、解析重点及难点等辅导，辅导员参加	1.护理部主任、护士长 2.圈小组成员及辅导员 3.外聘专家	1.直方图 2.鱼骨图 3.要因评价表

品管圈第四期工作进度

培训内容	重点事项	参加人员	输出
1.简报制作及发表技巧 2.期中成果发表	1.进行品管圈第四次培训 2.每个小组一对一，进行PPT制作技巧、项目管理技巧等辅导，辅导员参加	1.圈小组成员及辅导员 2.外聘专家	1.期中发表PPT报告 2.期中发表Word文档 3.成果发表

品管圈第五期工作进度

培训内容	重点事项	参加人员	输出
1.问题解决型品管圈十大步骤：对策实施与检讨、效果确认 2.有形效果计算、无形效果、雷达图制作	1.进行品管圈第五次培训 2.每个小组一对一，进行对策实施、效果确认等辅导，辅导员参加	1.护理部主任、护士长 2.圈小组成员及辅导员 3.外聘专家	1.对策拟定表 2.雷达图制作

品管圈第六期工作进度

培训内容	重点事项	参加人员	输出
1.问题解决型品管圈十大步骤：标准化、检讨与改进 2.标准书制作、流程图优化、十大步骤优缺点 3.下期主题选定	1.进行品管圈第六次培训 2.每个小组一对一，进行标准化、十大步骤复盘总结等辅导，辅导员参加	1.护理部主任、护士长 2.圈小组成员及辅导员 3.外聘专家	1.标准化文件 2.改善后流程 3.相关课题申报 4.论文发表

品管圈第七期工作进度

培训内容	重点事项	参加人员	输出
1.演讲技巧指导 2.十大步骤常见问题及注意事项	1.进行品管圈第七次培训 2.每个小组一对一，进行PPT演讲技巧、品管圈常见问题点等辅导，辅导员参加	1.圈小组成员及辅导员 2.外聘专家	1.医院品管圈大赛发表PPT报告 2.医院品管圈大赛发表Word文档

品管圈第八期工作进度

培训内容	重点事项	参加人员	输出
1.总体报告第一次辅导 2.品管圈评选、评比大赛辅导 3.举行品管圈大赛	1.进行品管圈第八次培训 2.每个小组一对一辅导，辅导员参加	1.书记、院长、副院长 2.护理部主任、护士长 3.圈小组成员及辅导员 4.外聘专家 5.上级主管部门领导、同级医院领导	1.医院品管圈大赛发表PPT报告 2.医院品管圈大赛发表Word文档 3.成果发表 4.成果交流

品管圈第九期工作进度

培训内容	重点事项	参加人员	输出
1.广东省品管圈大赛参赛甄选辅导 2.广东省品管圈大赛赛前辅导	1.进行品管圈第九次培训 2.每个小组一对一，进行PPT制作技巧、演讲技巧、参赛注意事项等辅导，辅导员参加	1.参加广东省品管圈大赛小组成员及辅导员 2.外聘专家	1.参赛PPT报告 2.参赛Word文档

附录

附录一

医院品管圈推行管理方案

为了提升医院全面质量管理水平，建立质量安全文化，促进医疗服务质量持续改进，更好地贯彻落实"四靠两管"的医院管理理念，根据国家卫生和计划生育委员会《医疗质量管理办法》的指导意见，制定医院品管圈实施管理方案。

一、目的

运用全面质量管理的思想、方法，自下而上地开展品管圈活动，梳理工作流程，重视过程管理，制定标准实施以稳定品质管理，提高全院职工使用管理工具的能力和质量意识、问题意识、改善意识，调动全院职工的积极性和创造性，建设医院安全文化，不断促进服务质量与医疗安全持续改进，实现全面、全员、全过程质量管理。

二、适用范围

全院推行品管圈活动的管理。

三、组织机构

（一）成立品管圈推行委员会

主任委员：××院长

副主任委员：××副院长

委员：×××、×××、×××、×××、×××、×××、×××、×××、×××

（二）委员会下设品管圈推行办公室（简称"品管圈推行办"），品管圈推行办设在医务科，×××任办公室主任，负责建立品管圈活动的各项工作机制，开展日常培训、管理工作，组织活动成果的发表与评审。

（三）委员会职责

负责全院品管圈的推行工作，包括方案制定、教育培训、制定推行的实施方针、构建活动体系、活动成果评价及奖励、活动成果汇编院内发表交流等；监测品管圈成果持续改进，定期抽查标准化执行情况；定期召开委员会会议，追踪了解品管圈推行进度，及时解决困难。

四、品管圈参加对象

全院各科室为参赛单位，各单位每年至少应进行一项品管圈活动，并参与院方品管圈活动竞赛，包含职能后勤、护理、临床（含辅助、门急诊科室）、医技科室。

五、活动时间

医院每年组织一次品管圈竞赛，时间为每年1月至8月。科室自发组织开展的品管圈不受时间限制。年度品管圈竞赛时间行动计划：

（一）培训：理论培训、进阶培训。（12月）

（二）品管圈项目主题申报审核。（次年1月）

（三）中期活动考核（次年4月或5月）

（四）期末活动成果汇报和期末活动成果现场验收（7—8月）

六、基本要求

（一）品管圈由各科室自动自发组建，并经民主选举产生品管圈圈长，确定品管圈名称。

（二）填写品管圈注册登记表，经科室主任确认，报品管圈推行办登记备案。

（三）登记两个月后未开展活动，全院通报批评，并追究圈长、辅导员的责任。

（四）品管圈每次活动都必须认真、如实、及时记录，注重各种基础资料的收集、整理和保管，取得成果后写出成果报告书。

（五）全院各科室每年至少选定一个主题开展活动，主题难度要适当，一般以半年之内能结束为宜。大主题可分解为若干小主题。

（六）品管圈每开展一项专题研究、改善活动，都应严格遵循"计划（P）、实施（D）、检查（C）、处理（A）"循环的科学程序，注重数据和信息的搜集、整理、处理和数据统计工具等各项科学方法的应用。

七、品管圈活动经费申请与管理

（一）经费申请：品管圈一经注册登记，即可填写《品管圈活动经费申请表》，向品管圈推行办申请活动经费。

（二）经费种类和额度：品管圈活动经费分为两类，一类是日常活动经费，主要用于会议活动、办公用品、图书资料等支出，每个品管圈最高经费支出不能超过2000元；一类是专项经费，用于购置各种耗材、设备设施等；经品管圈推行办同意，报分管院长批准，由医院相关部门按相应流程优先采购。

（三）经费管理：活动经费的使用由圈长及辅导员双人负责，专款专用，每笔支出都须经圈长同意并建立台账，活动结束后根据发票及经费申请表按医院报销流程实报实销。

八、品管圈竞赛及奖励

通过项目申报审批、中期活动考核、活动成果报告书审核、期末活动成果汇报、期末活动成果现场验收等，全面评价圈活动效果。

分职能后勤组、临床组、医技组开展品管圈竞赛，在每年医师节大会对优秀的案例及优秀圈长、优秀辅导员予以表彰及奖励。

竞赛评委在委员会中抽取并可邀请外院专家参与评审。

九、成果应用

建立品管圈活动成果的推广应用机制，每年通过品管圈竞赛，筛选具有普及应用价值的物质的（有形的）优秀成果和精神的（无形的）优秀成果，使好的经验、效果、流程和方法应用于医院常态化管理，充分体现广大职工的自我价值，达到全员逐步自觉、熟练应用品管圈工具，增强质量意识的目的，推动医院由传统的、粗放的经营管理转变为现代的、精细的科学管理，持续改进医疗服务质量，提升服务品质，改善患者的就医感受，最终实现以现代医院管理制度为核心的精益医院管理。

附件：一、品管圈项目管理注册登记表

二、品管圈活动经费申请表

×××医院

20××年×月×日

附录
二

品管圈项目管理注册登记表

科室		品管圈名称	
成立日期		注册登记日期	
注册号码		组别/单元	
联系人			
申请主题			

	主题重点：□流程改善　　□方法改善　　□其他改善 主题手法：□问题解决型　　□课题达成型		
辅导员		品管圈经历	是_____期圈员 是_____期圈长 是_____期辅导员
圈长		品管圈经历	是_____期圈员 是_____期圈长

圈员资料					
姓名	科室	岗位	性别	圈龄	工作内容

本期活动时间	_____年_____月_____日—_____年_____月_____日
目前做法及存在问题	
申请理由	
预期目标	

续表

审核结果	辅导员审核：提案迫切性（□是□否） 可行程度（□是□否） 结果重要性（□是□否） 审核意见：　　　　　　　　　　　签名： 　　　　　　　　　　　　　　　　　日期：
	科室意见： 　　　　　　　科主任/护士长签名： 　　　　　　　　　　　　　　日期：
	主管部门意见： 　　　　　　　　　　　签名： 　　　　　　　　　　　日期：
	品管圈管理委员会：　□通过　　□修正后再审　　□另选主题 审核意见： 　　　　　　　　　　　签名： 　　　　　　　　　　　日期：
备注	

附录三

品管圈活动经费申请表

品管圈名称		成立日期	
科室		注册号码	
圈长		人数	
本期活动主题			
本期活动目标			
申请原因			
经费使用情况一览			

序号	工作事项	活动时间	活动效果	预计费用/元

续表

序号	工作事项	活动时间	活动效果	预计费用/元
审　批				
辅导员	签名：　　　　日期：		圈长	签名：　　　日期：
科室	负责人：　　　　日期：			
品管圈推行办	签章：　　　　日期：			
分管院长	签章：　　　　日期：			
院长	签章：　　　　日期：			

附录四

医院品管圈竞赛方案

根据《医院品管圈实施管理方案》，×××医院［20××］120号文件精神，20×年全院品管圈活动进入总结阶段，拟定竞赛具体方案如下：

一、竞赛规则

（一）全院参赛共×××个品管圈改善主题，参赛部门分三类：临床××个（占××%），医技门急诊××个（占××%），职能后勤××个（××%）。

（二）以PPT汇报的形式进行，汇报可以1人汇报或2人台上互动汇报的形式进行。

（三）汇报时间：限定为8分钟，超过8分钟停止汇报。

（四）20××年品管圈活动最后得分计算方法：第一次查检占10%，中期汇报占20%，成果现场验收占10%，竞赛汇报占60%。

初赛根据最后得分选拔××个主题进入决赛，按照三类部门主题所占百分比计算得出临床××个，医技门急诊××个，职能后勤××个。

决赛按现场评审得出分数，决出一、二、三等奖。

二、竞赛时间：

（一）初赛：20××年×月×日

（二）决赛：20××年×月×日

三、竞赛地点：××号楼××楼会堂

四、奖项设置

（一）一等奖：3名，每名奖金12 000元。

（二）二等奖：5名，每名奖金8000元。

（三）三等奖：12名，每名奖金6000元。

二等奖以上选拔参加省级或国家级品管圈大赛。

五、其他事项

（一）制定品管圈评分标准，详见附录五《品管圈成果汇报大 赛评分标准》。

（二）未参加结题汇报的科室将在年终目标考核中被扣分。

××医院

20××年×月×日

附录 五

品管圈成果汇报大赛评分标准
（问题解决型）

| 抽签号： | | 评委： | | 日期： | | |

序号	评审项目	步骤	评审要素	分值	扣分标准	扣分小计
1	活动特征	主题选定	1.提出的问题背景较明确	16	1.主题选定方法不合理扣0.1—2分	
					2.选题背景与主题缺乏关联性扣0.1—3分	
			2.主题具有高度与深度		3.主题缺乏深度和高度扣0.1—3分	
			3.主题释义清楚，计算公式正确		4.主题释义不清楚（含衡量指标）扣0.1—3分	
			4.选题理由充分		5.选题理由不充分扣0.1—3分	
			5.文献分析充分		6.无相关文献分析扣0.1—3分	
2	计划性	计划拟定	1.活动计划进度设计合理	19	1.无活动计划进度表（甘特图）扣2分，进度表设计不合理或不规范扣0.1—1分	
		现状把握	2.现状调查完善		2.现状调查方法不完善扣0.1—2分	
			3.流程图制作规范		3.流程图制作不规范扣0.1—2分	
			4.查检表设计完善		4.查检表设计不科学扣0.1—3分	
			5.柏拉图绘制规范		5.调查数据样本量过小扣0.1—2分	
		目标设定	6.目标值设定合理		6.无柏拉图或柏拉图不规范扣0.1—2分	
					7.目标值设定不合理或圈能力与改善重点计算有误扣0.1—2分	
			7.工具、图表选择应用合适规范		8.工具或手法选择应用不正确或不适宜，或图表应用不规范每处扣0.1—2分	
3	解析	原因分析	1.分析问题原因客观	20	1.原因分析不充分、不透彻、不正确扣0.1—5分	
			2.要因分析准确、要因评价表完整		2.无要因评价表或要因评价不正确或方法不合理扣0.1—5分	
			3.查检表设计规范并附有真实原始资料		3.无查检表扣5分，设计不规范扣3分	
			4.真因验证有依据、逻辑关联性较强、体现三现原则		4.无真因验证扣6分，验证方法不合理或验证的真因不准确扣0.1—5分	
			5.工具、图表选择应用合适规范		5.工具或手法应用不正确或不适宜，或图表应用不规范每处扣0.1—2分	

续表

序号	评审项目	步骤	评审要素	分值	扣分标准	扣分小计
4	实践力及活动成果	拟定对策	1.对策拟定方法准确	40	1.对策拟定方法不准确扣0.1—3分	
			2.拟定对策具体可行		2.未针对真因进行充分、广泛的拟定对策方案扣0.1—5分	
		组织实施	3.对策实施规范有效		3.拟定的对策不具体或缺乏可行性，每项扣0.1—2分	
					4.对策实施阶段的计划与执行内容要详实、针对性强、前后呼应，每处错误或疏漏扣0.1—2分	
					5.每项对策的有效性未评估或不正确，每处扣0.1—2分	
		效果确认	4.目标达成率科学合理		6.无改善前后数据对比或图表对比扣0.1—2分	
					7.目标达成率过高或过低扣0.1—2分	
			5.无形成果规范有效		8.无雷达图及数值表扣2分，雷达图或数值表不规范扣0.1—1分	
		标准化	6.标准化规范有效		9.无标准化扣5分，标准化不规范扣0.1—3分	
		总结与改进	7.检讨与改进真实有效		10.无检讨与改进扣3分，检讨与改进内容空洞或冗长扣0.1—1分	
					11.无下期活动改善主题扣1分	
					12.无成果巩固或效果维持扣0.1—1分	
			8.工具、图表选择应用合适规范，无缺项		13.工具或手法应用不正确或不适宜，或图表应用不规范每处扣0.1—2分	
5	现场发表方法	演讲者	1.热情洋溢、明快有力，语言流畅、清晰	5	1.展示欠热情、洋溢、明快、流畅、感染力扣0.1—1分	
			2.前后连贯与逻辑性较强		2.前后连贯和逻辑性不强扣0.1—1分	
					3.重点不突出扣0.1—1分	
			3.PPT制作水平较高，具动感及人文艺术内涵，有创意		4.PPT制作水平不高扣0.1—1分	
					5.展示者仪表不整洁、着装不规范扣0.1—1分	

续表

序号	评审项目	步骤	评审要素	分值	扣分标准	扣分小计
6	加分项	亮点附加项	1.专利申请、论文发表（受理书无效）	5	1.其内容必须与所开展的品管圈主题活动密切相关，加分最高不超过1分	
			2.重大技术突破（质量、安全、院感、药品、优质服务等）		2.重大技术突破，可以在科室或全院推广，1项增加0.1—2分	
			3.增收、降本、提质、增效有突出贡献或改善对三甲复评有突出贡献		3.对医院增收、降本、提质、增效有突出贡献或对三甲复评有突出贡献增加0.1—3分	

注：参考第九届《全国医院品管圈大赛评分标准》制定本评分细则，每个项目扣分不超出该项的总分

总分	
计分员签名：　　　　审核员签名：　　　　日期：	

思考要点

1.在品管圈推行过程中，品管圈的知识点和项目管理，哪一项更重要？

2.在品管圈推行过程中，院领导是否需要参与、是否需要激励团队、遇到困难是否需要出面协调并排除困难？

3.为什么说品管圈是一套质量管理工具和方法、一种实现工作有效交流的语言、一套质量管理思维体系、一种改善文化？

4.品管圈推行选择标杆科室及负责人要具备哪些条件？

5.在医院品管圈推行过程中，临床医生参与度如何？如何调动临床医生、职能后勤工作人员参与品管圈活动？

6.品管圈推行前和推行过程中是否应该到标杆医院参观、学习、交流，是否应该邀请外部专家和第三方专业机构进行培训和辅导？

7.品管圈推行过程中应采取哪些激励措施？

賽篇

真知即真行

　　一个人的成功，15%取决于知识和技术，85%取决于沟通——发表自己意见的能力和激发他人热忱的能力。而"实践是检验真理的唯一标准"，经典案例的呈现能够让人对品管圈的推行有更为直观的认识。

第六章

从医院品管圈大赛中脱颖而出的技巧

医院品管圈活动的参与者有必要学习制作多媒体课件（PPT），并懂得PPT汇报的技巧，原因可以从以下两个维度来说。

第一个维度：PPT是展示工作计划、成果和职业规划必不可少的工具。

在工作和生活中，需要当众讲话的场景很多，比如工作汇报、线上线下培训课程等，这些场景都是自我展示的好机会。而在大部分场景里，我们都需要借助PPT作为常用的演示工具。用好PPT，能够起到锦上添花的作用。

美国成功学大师戴尔·卡耐基（Dale Carnegie）曾经说过："一个人的成功，15%取决于知识和技术，85%取决于沟通——发表自己意见的能力和激发他人热忱的能力。"对于每一个追求成功，想要扩大自身影响力的人来说，PPT演讲是一项非常重要的加分技能。

PPT汇报是汇报人表达自己想法的方法，也是听众接收信息的过程。作为信息输出者，汇报人必须站在听众的角度，了解哪些内容听众更容易理解，哪些内容他们更感兴趣。只要真正理解听众的想法和需求，就能写出更合适且更引人注目的PPT。

第二个维度：PPT汇报在全国医院品管圈大赛中非常重要。

作为医疗健康领域一年一度的顶级专业盛会，全国医院品管圈大赛已经连续成功举办10届，成为推动我国医疗质量改进的重要力量。大赛不仅是传播医疗品质管理理念、培养新型医院管理人才的平台，更是服务于国家战略，支持国家医疗事业发展的中流砥柱。无论是主办单位、指导单位，还是出席开幕式的嘉宾及发言人，都可以显示出全国医院品管圈大赛是全国医院品质管理阵容最强大、规格最高的赛事。

从近几届全国医院品管圈大赛各个专场一、二等奖汇报来看，内容和形式有很多创新，PPT的质量及演讲水平越来越高。想入围全国医院品管圈大赛并获取一、二等奖绝非易事，必须准备充分、方法得当，并加以反复演练。

本章主要介绍医院品管圈大赛评分标准，PPT制作、汇报技巧，以及PPT汇报的注意事项，避免在准备品管圈大赛的过程中走弯路。

医院品管圈大赛评分标准

近年来对医院品管圈、辅导培训及每届全国医院品管圈大赛的研究表明，在全国医院品管圈大赛中获得一、二等奖的品管圈汇报PPT，都是严格按照评分标准的要求制作完成的，本节的介绍以问题解决型品管圈为例。

紧扣评分表

评分表是参赛品管圈汇报的大纲，汇报人应严格按照评分标准，逐条研究、分析，彻底理解。以第九届全国医院品管圈大赛问题解决型品管圈评分表为例，评分表内容共分五个模块。

第九届全国医院品管圈大赛问题解决型品管圈评分表

序号	评审项目	评审要素	分值	扣分标准	得分小计
1	活动特征（16%）	1.提出的问题背景较明确 2.主题具有高度与深度 3.主题释义清楚、计算公式正确 4.选题理由充分 5.文献分析充分	16分	1.选题背景与主题缺乏关联性扣0～3分 2.主题缺乏深度和高度扣0～3分 3.主题释义不清楚（含衡量指标）扣0～3分 4.选题理由不充分扣0～2分 5.相关文献分析缺乏广度和深度扣0～3分	
2	计划性（16%）	1.活动计划进度设计合理 2.现状调查完善 3.流程图制作规范 4.查检表设计完善 5.柏拉图绘制规范 6.目标值设定合理 7.图表应用规范	16分	1.无活动计划进度表（甘特图）扣2分，进度表设计不合理或不规范扣0～1分 2.现状调查方法不完整扣0～2分 3.流程图制作不规范扣0～2分 4.查检表设计不科学扣0～3分 5.无柏拉图或柏拉图不规范扣0～2分 6.目标值设定不合理或圈能力与改善重点计算有误扣0～2分 7.调查数据样本量过小扣0～2分	
3	解析（30%）	1.分析问题原因客观 2.要因分析准确 3.要因评价表完整 4.查检表设计规范并附有真实原始资料 5.真因验证有依据、逻辑关联性较强、体现三现原则 6.图表应用规范	30分	1.原因分析不充分、不透彻、不正确扣0～5分 2.无要因评价表或要因评价不准确或方法不合理0～5分 3.无查检表扣5分，查检表设计不规范扣3分 4.无真因验证扣6分，验证方法不合理或验证的真因不准确扣0～5分 5.工具或手法应用不正确或不适宜，或图表应用不规范每处扣0～2分	

续表

序号	评审项目	评审要素	分值	扣分标准	得分小计
4	实践力及活动成果（35%）	1.对策拟定方法准确 2.拟定对策具体可行 3.对策实施规范有效 4.目标达成率科学合理 5.无形成果客观规范 6.标准化规范有效 7.检讨与改进有针对性 8.图表无缺项，且应用规范	35分	1.对策拟定方法不准确扣0～3分； 2.未针对真因进行充分、广泛的拟定对策方案扣0～5分； 3.拟定的对策不具体或缺乏可行性每项扣0～2分 4.对策实施阶段的计划与执行内容要翔实、针对性强、前呼后应，每处错误或疏漏扣0～2分 5.每项对策的有效性未评估或评估不正确每处扣0～2分 6.无改善前后数据对比或图表对比扣0～2分 7.目标达成率过高或过低扣0～2分 8.无雷达图及其数值表扣2分，雷达图或数值表不规范扣0～1分 9.无标准化扣5分，标准化不规范扣0～3分 10.无检讨与改进扣3分，检讨与改进的内容空洞或冗长扣0～1分 11.无下期活动改善主题扣1分 12.无成果巩固或效果维持扣0～1分 13.工具或手法应用不正确或不适宜，或图表应用不规范每处扣0～2分	
5	文字材料（3%）	1.前后连贯与逻辑性较强 2.文字材料制作水平较高	3分	1.前后连贯及逻辑性不强扣0～1分 2.文字材料制作水平不高扣0～1分	
合计					

　　活动特征、计划性、解析、实践力及活动成果、文字材料等五个评分模块的百分占比分别是16%、16%、30%、35%、3%。

　　电子文档和PPT报告制作完成后，汇报人需对照评分表内容逐一核实确认，查漏补缺，可以由多人反复检查几次，直到所有人都找不出问题。

下图以问题解决型品管圈评分表中的"解析"模块为例来说明"解析"的思路，每一步运用的工具、方法要正确，图表制作要规范。

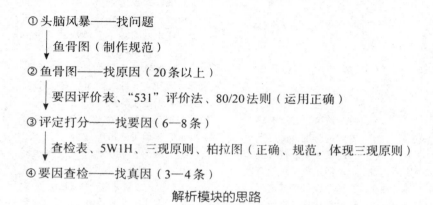

解析模块的思路

主题有高度且有深度

主题部分是PPT汇报中最容易被忽视的一个重要内容，如第九届全国医院品管大赛问题解决型品管圈评分表中"活动特征"模块评审标准要求："1.提出的问题背景较明确；2.主题具有高度与深度；3.主题释义清楚、计算公式正确；4.选题理由充分；5.文献分析充分。"五个点都是定性描述，不像对流程图、柏拉图制作的规范要求，标准清晰、量化，所以对这几项要求，每个人的理解程度、认知程度不一。大部分参赛团队在这个环节理解深度不够，以至于主题的高度与深度表达不够充分，文献的查找和探讨不够深入，PPT汇报内容缺少画面感、立体感，而且图文展示的生动程度不够。

主题部分应当做到四点：结合国家政策趋势、医院战略、疫情防控等，确定要改善的主题是什么，简明扼要地对主题、名称解释清楚；查找主题文献资料（国外、国内、本医院），对现状数据进行对比分析；逐条列举主题不改善带来的危害、严重后果、经济损失等；用视频、动画、图片、表格等多种形式展示，办求图文并茂，逻辑清晰。

以下图片[①]是往届全国医院品管圈大赛优秀案例——以"降低患者术中低体温发生率"为主题的品管圈汇报的主题选定部分。

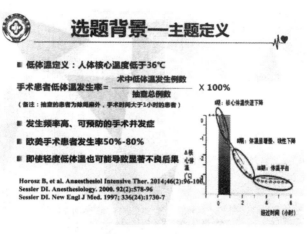

主题背景——名词解释

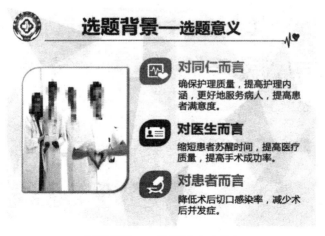

主题背景——选题意义/理由

---

① 图片内容来自 https://mp.weixin.qq.com/s/7gLBri4GI9grQ4V9VHAr8g，上网时间 2023 年 7 月 2 日，全书下同。

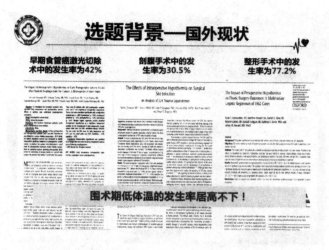

主题背景——查文献国外现状（数据对比分析①）

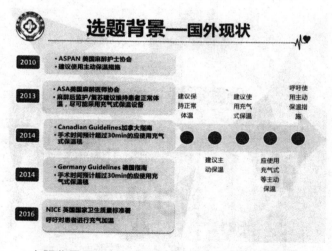

主题背景——查文献国外现状（数据对比分析②）

选题背景——国内现状

> 北京随机抽取了26家
> 医院进行调查
> 共纳入830例患者，
> 发现低体温的发生率高
> 达39.9%

Yi J, et al. PLoS One. 2015; 10(9):e0136136

主题背景——查文献之国内现状（数据对比分析①）

 现状——思想上已经重视起来啦

- 2015年国际ERAS（Enhanced recovery after surgery,加速病人术后康复）共识[1]

- ✔ 强调维持正常体温与精确持续监测体温的联系及重要性；

- 2016年我国麻醉专家快速康复外科围手术期管理共识[2]

- ✔ 病人保温是麻醉管理过程中至关重要的环节之一，各种措施维持患者中心体温>36℃；

1.http:erassociety.org/
2.http://www.chinaeras.net/

主题背景——查文献之国内现状（数据对比分析②）

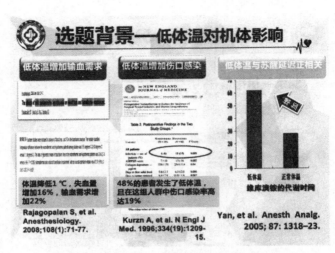

主题不改善会导致哪些严重后果或危害①

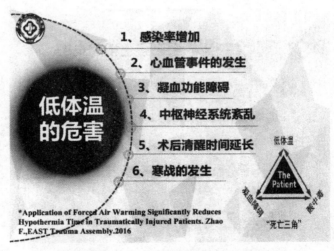

主题不改善会导致哪些严重后果或危害②

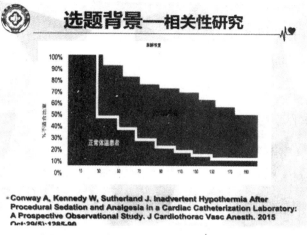

主题不改善会导致哪些严重后果或危害③

以上汇报主题名词解释清晰、简明扼要，提出的主题背景明确，选题意义/理由全面，国外、国内现状数据对比充分，关于主题不改善会导致哪些严重后果或危害的分析能引起人的重视，改善意义重大，做到了"主题具有高度与深度"。

改善对策要新颖、具体

改善对策是PPT汇报中的另一个重要内容，对策要体现医护合作或跨部门改善，尽量与人工智能、大数据、APP、3D打印、"互联网+"等新技术、新概念结合，可以用视频、动画、图片、图表、数字等多种形式展示。

对策拟定应遵循12条准则。

1.对策选定时圈成员打分，按照80/20法则选出有效对策。

2.对策整合时一般整合成3—4条对策。

3.表格体现5W2H格式。

4.一个真因最少提出两条对策，选择对策时优先考虑经济效益大的对策。

5.对策具体可行，考虑安全。

6.对策具有创意性。

7.对策治本而非治标。

8.自己有能力解决的问题，管理上不发生矛盾。

9.医护协作型医疗措施的参与。

10.多做文献的查证，借鉴同行经验。

11.考虑对策间相互关系，拟定实施顺序及时间并进行工作分配。

12.对策拟定后，需获得上级批准方可执行。

对策实施的内容采用PDCA格式。

对策实施内容PDCA

P——对策内容	D——对策实施：
● 说明改善前的状况（what） ● 说明如何改善（how） ● 将对策内容具体化	● 说明对策执行人（who） ● 说明执行日期（when） ● 说明执行地点（where） ● 说明对策实施过程（图片、表格）
A——对策处置：	C——效果确认：
● 效果良好（达到目标） ● 可列入标准化，确实有效、持续有效 ● 效果不好（未达目标） ● 需再拟定对策，修正做法	● 尽量以数据图表展示 ● 样本量与现状把握或真因验证的数量一致 ● 当一个问题点有两个对策同时执行时，需同时对比真因改善的效果 ● 逐条确认对策是否有效

对策拟定的注意事项有10条。

1.对策应一条一条去实施，找出核心对策标准化（实施时间不可相同）；每个对策逐项实施，不要全部对策同时实施。

2.从第一条对策开始实施时，就开始查检，而不是等所有对策完成后再查检。

3.计划（P）与执行内容（D）要正确、规范、前呼后应。

4.几个真因可以对应同一条对策，不一定一条对策针对一个真因。

5.查检表和现状把握阶段一样。

6.对策拟定阶段的真因与前面分析出来的真因一致。

7.P阶段记录范例："开展……培训"；D阶段可以采取流水账式记录：如"×年×月×日开展……培训"，同时插入相关图片；C阶段一定要有数据表示；A阶段记录："对策有效，纳入常规、标准化"。

8.如果D阶段的改善对策佐证资料较多，无法在对策拟定表格中完整展示，可以单独用一页或多页PPT展示。

9.对策实施后的评价要有统计表格分析。

10.教育培训是对策实施成功的关键。

效果确认是硬实力和软实力的双重体现

成果展示是PPT汇报的第三个重要内容，包括有形成果、无形成果及附加成果等。

有形成果主要计算目标达成率、提升率等数据，展示改善前后流程图对比、改善前后柏拉图对比等。

无形成果主要展示圈员活动前后雷达图。

附加成果最好和选题理由相呼应，展示经济效益、满意度提升、科研立项、专利申请、期刊论文发表、社会荣誉、跨部门推广等。

PPT制作及演讲技巧

在演讲中，PPT的作用包括丰富内容、展示重点、形象化表达，使汇报人的演讲有逻辑，提升演讲效果。

医院品管圈大赛对PPT汇报总体要求（以问题解决型品管圈为例）涉及汇报内容是否逻辑清晰，汇报人对汇报内容掌握的熟练程度、台风、语速、语调、时间控制等。

PPT设计和制作技巧

PPT汇报内容应按照品管圈十大步骤逐一展开，逻辑清晰、排版布局合理、图文并茂，一般采用16：9或4：3的尺寸版式，字体类型采用微软雅黑或黑体，数字/英文字母字体用Arial，注意字号、颜色尽量不要多于三种。要让PPT更加出彩，还需要掌握三个技巧。

1.少文字，多留白

PPT不是电子文档，不要上来就是一大堆密密麻麻的文字。信息要层次分明，重点突出，而不是简单地罗列。原则上，一张PPT只讲一个重点，只展示一个主要信息。信息太多，可能会让听众分不清表达的重点。文字要清晰，要让演讲现场最后一排的听众看清楚。

2.有美感

排版要体现美感，包括亲密性、对比、对齐、重复。

亲密性指的是相关的元素放在一起。

对齐指的是元素之间要按照一定的规则对齐排布。

对比指的是让页面元素产生视觉对比效果，比如，大小对比、颜色对比、粗细对比等。

重复指的是某一要素重复出现，以统一风格展现。

形象化表达，丰富元素也能提升PPT的美感。很多时候，费尽口舌解释不如一张图来得直观明白，可以适量地运用图片、视频，吸引注意力。

汇报人要善于把一些抽象、复杂的东西，变成图片、图表、视频等。

采用的图片应当清晰、无水印，和演讲的内容相关联，建议铺满屏幕，显得高端、大气。

3.有头有尾，风格统一

PPT要做好封面图和封底图的设计，页面的风格要整齐统一。结束页可以是感谢语、名言警句，也可以提出一个问题，引导大家进行更深层次的思考，或者添加一个与主题相关的口号，要简洁且朗朗上口。

品管圈汇报技巧

关于品管圈汇报的技巧，我们主要从前期准备工作、现场汇报技巧两个方面展开讲述。

前期准备工作

1.充分准备汇报

①熟悉汇报内容——所有细节都要清晰，保证汇报无漏洞。

②汇报提纲——良好的语言组织，使汇报清楚、具有逻辑性。

③异常情况——提前设想可能出现的异常情况，沉着应对。

④汇报工具——准备翻页笔、现场展示工具等。

⑤预演——把握汇报时间，做到心中有数，使汇报流畅顺利。

⑥连线汇报——提前确认场地灯光、信号连接，干扰汇报效果的因素要一一排除，比如回音。特别是受疫情影响，最近几年的全国医院品管圈大赛采取线上视频连线汇报方式，有些医院事先准备不足，汇报现场网络信号不好，导致报告声音不同步，影响报告效果。

2.模拟现场环境，试讲演练

为了在演讲过程中能够顺畅地表达，我们需要把演讲稿中的重要关键词提炼出来，通过记忆关键词的方法来提高记忆演讲内容的效率。

可以通过计时演讲排练找到实际演讲的感觉，发现不足，如果身边有家人、朋友，我们可以让他们当听众，提提意见；可以通过录音、录制视频的形式，记录自己的演讲，由此发现自己的不足；还可以对着镜子练习，注意观察自己的表情和肢体动作。

练习的时候，我们尽量模拟真实的演讲环境，以达到更好的效果；平时，也要尽量争取每一次上台说话的机会，努力展示自我，积累经验。

3.改进优化

通过多次反复试讲，记录每次试讲的时间，找出和预想时间的差距，然后添加或删减一部分内容，优化演讲稿。

听自己的演讲录音时，注意语气和说话时的累赘词、口头禅，并加以改进。看自己的演讲视频时，注意自己的表情、眼神、动作等细节，然后进行优化调整。

排练的次数越多，最后演讲时就会越流畅；毕竟"台上一分钟，台下十年功"。

另外，列举一些可预知的意外，提前做好准备，以免到时手足无措。

比如两人汇报，另外一位伙伴忘词了，自己要能顺其自然地接过来。

4.克服怯场

演讲怯场是一种常见现象，具体表现包括心跳加速、口干舌燥、出虚汗、词不达意、手发抖、两腿发软、大脑空白等。以下八种方法可以用来克服紧张情绪。

①心理暗示法

心理暗示法是采用积极的心态面对紧张。当我们感觉到自己很紧张的时候，要告诉自己"今天我一定会发挥得很好"。

②情景虚设法

当我们感觉紧张的时候，闭上双眼，在脑子里想象某种场景：上台的时候，听到很多掌声，所有人都在叫我们的名字，都在热烈地欢迎我们、都期盼我们的到来，这会给自己带来积极的力量。

③启动心锚法

这里所谓的"心锚"就是心里的引爆点，一旦点燃，我们就会非常兴奋，非常有激情，会让自己有最好的状态。"心锚"可以是一个场景、一段让我们难忘的语言、一个故事、某个影视片段或者某段歌曲等。只要是让你很兴奋、很有成就感、给你带来自信与力量的事情，都可以设计为你的"心锚"。

上台前，找个安静的角落，闭上双眼，心里默默冥想，启动心锚，直到获得力量，获得最佳状态。

④深呼吸法

用腹式呼吸法，吸气时腹部外鼓，吸满后憋气一两秒钟，然后缓慢吐气，同时腹部内收，气吐尽后再吸气，如此反复3—5次。呼吸要慢，吸气尽力吸满，呼气尽力呼尽，体会呼气时全身放松的感觉。

⑤身体活动法

上台前可以做些伸展运动，让全身放松，必要时可以用手轻轻拍打自己的面部，或者对镜子微笑甚至做鬼脸。

⑥自我欺骗法

在心里告诉自己，这个主题我研究了很久，做了充分准备，在这个领域我就是专家、我就是权威、我就是最厉害的。这时，千万不要去想那些自己不熟悉的内容，千万不要去怀疑和否定自己的某些观点，不要自责"书到用时方恨少"，此时需要的是信心，而不是自我反省。这时候反省不足已经来不及，不如自我欺骗，反省是汇报结束后的事情。

⑦目中无人法

上台的时候，自顾自地把准备好的开场白一股脑地按照自己的方式讲完，不要关注听众的反应。"目中无人"，你就看不到、听不到听众的反应，从而减少紧张感。

⑧持续训练法

熟能生巧，克服紧张最好的方法就是经常做让自己紧张的事情，做多了就不会紧张。华为创始人、总裁任正非在一次谈话中曾说"一定要在战争中学会战争，一定要在游泳中学会游泳"，就是这个道理。

现场汇报技巧

演讲中，听众对汇报人的印象一般基于三个要素：言辞内容——文字、语气语调——声音、形体表达——视觉。

美国心理学家阿尔伯特·约翰·明恩（Albert John Minn）也认为，成功的表达=7%的言辞内容+38%的声音语调+55%的形体语言。

下面主要从声音语调、形体语言两方面来讲汇报人演讲中应该注意哪些问题。

1.语音：吐字归音讲究字正腔圆。

①声音：不要平均用力，掌握呼吸和用气。

②口齿：咬字清楚、普通话准确。

③语调：要有抑扬顿挫、轻重缓急，要有起伏、充满感情。

2.语速：讲话速度快慢适中。

讲话时，不宜忽快或忽慢，要依据实际情况的需要调整快慢，特别是有分量的谈话内容，应尽可能娓娓道来，给他人留下稳健的印象，也给自己留下思考的余地。

3.语态：抑扬顿挫。

演讲时应注意音调的高低起伏、抑扬顿挫，以增强讲话效果，避免平铺直叙、过于呆板的音调，因为这种音调让人听着乏味，达不到预期的效果。任何一次讲话，都应该像弹奏交响乐一样，通过速度的快慢、音调的高低、态势的抑扬顿挫等变化来展示自己。

4.仪容仪表。

演讲对于仪容仪表的总体要求是：整齐、清洁、利落、自信。

对女士来说，主要有以下要求：

①服装：套装为宜。

②妆容：淡妆为佳。

③头发：整齐、利落，不可遮住脸部。

④配饰：首饰勿戴太多。

⑤袜子：尽量贴近肤色，无花纹。

⑥鞋子：中低跟的皮鞋。

对男士来说，主要有以下要求：

①服装：西装（以深蓝、深灰较佳）；素色衬衫；领带颜色应配合西装色系。

②头发：整齐、利落，不可遮住脸部。

③袜子：深色，不着白袜。

④皮鞋：深色，保持干净。

5.身姿体态。

①表情：保持自然轻松的微笑。

②眼神：尽量少看PPT，眼睛正视听众，与听众进行眼神交流；看着某个人3—5秒，然后转向另一个人，听众较多的大场景，可以看向某一片区域，然后转向另一片区域，可以参考眼神五视法。五视法包括前视法、虚视法、环视法、侧视法及点视法。前视法：汇报人视线平直向前而弧形流转，以听众席的中心线弧形照顾两边，直到视线落到最后的听众头顶。虚视法："眼中无听众，心中有听众"，初上场的汇报人可用来克服紧张。环视法：把视线从会场左方扫到右方，再从右方扫到左方；从前排扫到后排，再从后排扫到前排，与所有听众保持眼神接触。运用环视法不宜太频繁，会使听众不知所以而感到滑稽可笑。侧视法：视线呈"S"形或者"Z"形，注意听众反应。点视法：看个体，而不是看整体。在一段或一句话结束时，与会场中某一个人保持几秒钟的目光交流。

③手势辅助表达情感，但不要太多。手势要和语言同步，要自然地配合讲话，不要过于刻意。这一点可以通过查看自己的试讲视频来发现问题。

④身姿。身体端正，头正、下巴收、挺胸、收腹、直腿、提臀；身体各部分稳健，不要松松垮垮，不要动作太多；上场时，庄重、沉稳、不快不慢，身体自如，不要松松垮垮；站立时，双脚自然分开，将体重均匀分布于两腿，双手自然下垂于两侧；下场从容不迫，先后退半步，再转身从

人们的视线中退出，不要背向听众，不要慌慌张张。

对于品管圈汇报，理论和思想的部分需要我们反复内化，而技巧的部分则需要不断地演练。

PPT演讲的注意事项

在PPT演讲中，很多人经常像背课文一样，对着PPT念稿。而一字不差地背诵稿件，容易在演讲时造成紧张的情绪，也会使整个演讲不够生动。为规避这个问题，汇报人可以以记忆关键点的方法来记忆演讲的内容，即记住每一页要讲的关键词。

全国医院品管圈大赛是目前国内品管圈的顶级赛场，比赛选手是来自全国各大医院的精英团队，想冲进全国医院品管圈大赛并获得一、二等奖，参赛团队还需要注意几点：医院领导应足够重视，给予更多的资源支持及鼓舞；跨部门多学科团队作战；多研究、学习往届全国品管圈大赛一、二等奖优秀案例；坚持反复演练。

获得全国医院品管圈大赛一、二等奖的案例的PPT报告特点如下：第一，由医生主导，结合科研，跨部门、多学科团队改善；第二，体现新工具、观念和手法（BSC\TRM），包括智慧医院、人工智能等；第三，文献探讨深入，囊括国内、国外现状且有相关数据支持；第四，统计检定改善前后效果对比明显，经济效益、社会效益很大；第五，标杆学习参访医院；第六，对医疗行业有重大贡献（如设立国家级标准）；第七，鱼骨图、柏拉图等分析非常深入；第八，对策创新，获得专利批准、科研立项、发表论文等成果；第九，跨单位、跨机构实现改善，涵盖面广，从病人、医院、单位、员工（Top-down专案）等层面，平行拓展到其他医院；第十，汇报逻辑清晰，层次分明，PPT制作精美。

思考
要点

1. 为什么说提高PPT演讲能力很重要？

2. 要想在国家医院品管圈大赛中获奖，需要特别重视哪些事情？

3. 参加国家医院品管圈大赛的品管圈汇报，其主题深度和广度要如何体现？

4. 参加国家医院品管圈大赛的品管圈汇报，其改善对策要注重哪些地方？

5. 参加国家医院品管圈大赛的PPT制作和演讲要注重哪些技巧？

6. 获得全国医院品管圈大赛一、二等奖的案例汇报都有哪些特点？

第七章

医院品管圈大赛一二等奖经典案例

顺畅圈：提高剖宫产术后再次妊娠阴道试产率

一、品管圈活动推行及成果汇报

（一）品管圈的介绍

品管圈的介绍主要包括四部分内容，分别为圈成员的组成、圈实力、圈名与圈徽、上期活动成果追踪。

1.品管圈成员的组成

本次品管圈活动成员的特点：医、护、研究所、信息系统等部门的人员跨部门、多学科团队合作。

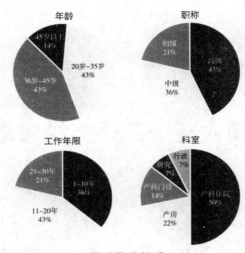

圈成员的组成

"顺畅圈"成员概况

科　室：产科	组圈日期：2019-07-01
圈　名：顺畅圈	辅导员：刘××、卢××
	圈　长：王××
圈名意义：产科团队心手相连，共促安全分娩，共创幸福家庭，为母婴安康保驾护航，为和谐社会贡献力量	圈会时间：40 min/次
	圈会频次：1次/月

成员基本情况						
职务	姓名	年龄	工作年限	职称/学历	科室	分工
辅导员	刘××	65	47	主任医师	产科	监督、指导
	卢××	48	29	主管护师/本科	产房	监督、指导、培训
圈长	王××	33	13	主管护师/本科	产科门诊	分配任务、组织、统筹
秘书	郭××	28	11	护士/本科	产科门诊	文献查询、记录、整理
圈员	冯××	42	25	副主任护师/本科	护理部	策划、现场活动安排
	刘×	53	30	主任医师/本科	产科门诊	追踪、跨部门协调
	毛××	27	5	信息工程师/本科	信息中心	多媒体视频制作
	黄××	37	18	主管护师/本科	产房	组织成员活动
	于××	32	11	主管护师/本科	产一区	对策实施

续表

职务	姓名	年龄	工作年限	职称/学历	科室	分工
圈员	覃××	34	11	主管护师/本科	产一区	活动措施落实
	张××	36	17	主管护师/本科	产三区	采集相片
	饶××	40	23	主管护师/本科	产二区	活动计划拟定
	陈××	35	17	护师/本科	产科门诊	标准化、成果汇报
	李××	27	6	护师/本科	产房	调查分析、效果确认
主要工作	通过品管圈活动，提高剖宫产术后再次妊娠阴道试产率					
活动时间	2019年7月1日—2020年9月31日					

2. "顺畅圈"圈实力

本次品管圈团队获得全国第八届医院品管圈大赛二等奖、广东省第三届医院品管圈大赛一等奖等奖项。

3. 圈名与圈徽

（1）圈名及圈徽的确立

本次征集了4个候选圈名及3个圈徽，每位成员均投票。"顺畅圈"获得票数排在首位，最后圈名确定为"顺畅圈"，圈徽为　　　。

圈　名	得　票
疤保圈	3
顺畅圈	5
孕吧圈	2
护孕圈	2

圈　徽	得　票
	2
	4
	6

圈名与圈徽投标统计

（2）圈徽的寓意

产科团队心手相连，用精湛技术保障母婴顺利分娩，为母婴安康保驾护航，为和谐社会贡献力量。

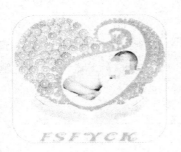

- 心形：由粉红色齿轮组成，转动的齿轮代表着产科各部门独立而又紧密衔接。
- Y形的双手：双手承载着生命，托举着祖国的未来和家庭的幸福。

4.上期活动成果追踪

上期活动状况简介

活动主题	提高剖宫产术后再次妊娠阴道试产成功率
活动单位	产科
活动期间	2018-09-01 至 2019-06-30
实施对策	1.对符合剖宫产术后再次妊娠试产条件的孕妇进行阴道分娩预演； 2.完善剖宫产术后再次妊娠阴道试产管理流程； 3.完善应急绿色通道流程； 4.实施"一对一陪伴"分娩服务。
目标达成率	剖宫产术后再次妊娠阴道成功率由62.2%上升到82.1%。

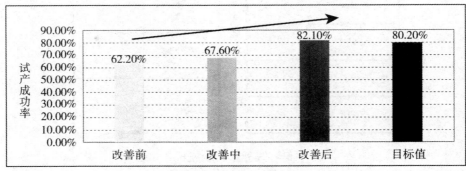

上期活动改善前、改善后对比

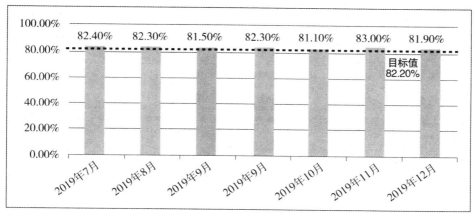

上期活动改善后效果持续情况

（二）主题选定

主题选定主要包括六部分内容，分别为选题过程，主题选定，改善前自我评价，本次活动主题、名词定义及衡量指标的定义，选题背景（法规政策、国外现状、国内现状、选题背景），选题理由。

1.选题过程

圈员	领导重视程度	重要性	迫切性	圈能力	总分
王××	0.3	0.3	0.24	0.16	1
郭××	0.3	0.22	0.2	0.28	1
冯××	0.27	0.3	0.28	0.15	1
刘×	0.35	0.25	0.28	0.12	1
毛××	0.32	0.2	0.25	0.23	1
黄×	0.28	0.2	0.2	0.29	1
覃×	0.25	0.24	0.25	0.26	1
吴××	0.3	0.2	0.3	0.2	1
张××	0.3	0.28	0.3	0.12	1
饶××	0.25	0.28	0.2	0.27	1

圈员	领导重视程度	重要性	迫切性	圈能力	总分
陈××	0.35	0.25	0.3	0.1	1
李××	0.3	0.23	0.22	0.25	1
平均分	0.3	0.2	0.3	0.2	1

注：各圈员根据各项评价指标的贡献程度，以相加不超过1分做权重打分，并计算出各项指标的权重

制表人：郭×× 　　　　　　　　　　　　　　　制表时间：2019年7月3日

2.主题选定

本次以评价法进行主题选定，共12人参与选题过程。票选分数：5分最高、3分普通、1分最低，第一顺位为本次活动主题，即提高剖宫产术后再次妊娠阴道试产率。

主题选定评价表（12人）

主题名称	提案人	领导重视程度（0.3）	重要性（0.2）	迫切性（0.3）	圈能力（0.2）	总分	顺序	选定
提高剖宫产术后再次妊娠阴道试产率	王××	46×0.3	44×0.2	40×0.3	44×0.2	43.4	1	★
提高糖尿病孕妇定期监测血糖依从性	覃××	40×0.3	42×0.2	38×0.3	44×0.2	40.6	2	
降低经产妇首次剖宫产率	饶××	40×0.3	42×0.2	34×0.3	40×0.2	38.6	3	
提升产科门诊健康教育的有效性	黄×	38×0.3	34×0.2	32×0.3	42×0.2	36.2	4	
降低剖宫产术后并发症发生率	刘×	40×0.3	32×0.2	28×0.3	30×0.2	32.8	5	
降低经产妇会阴侧切率	张××	32×0.3	30×0.2	30×0.3	32×0.2	31	6	

续表

评价说明	分数 / 人数	上级政策	重要性	迫切性	圈能力	评价说明：以评价法进行主题评价，共12人参与选题过程；票选分数：5分最高、3分普通、1分最低；第一顺位为本次活动主题
	1	次相关	次重要	次迫切	低：0-50%	
	3	相关	重要	迫切	中：51-75%	
	5	极相关	极重要	极迫切	高：76-100%	

3.改善前自我评价

项目　圈员	QCC手法	积极性	团队合作	专业知识	沟通协调	责任心	解决问题能力
王××	3	5	5	3	5	5	5
冯××	1	5	5	5	3	5	5
黄×	3	5	5	5	3	5	3
郭××	1	3	3	1	1	3	3
吴××	3	1	1	3	1	1	5
李××	3	1	3	3	1	3	1
陈××	5	3	1	1	1	3	1
饶××	3	1	3	1	1	3	1
刘×	1	1	3	1	3	1	1
毛××	1	1	1	3	3	1	3
张××	3	3	3	1	1	3	1
覃×	3	1	1	1	1	3	1
合计	30	30	34	28	24	36	30
平均	2.5	2.5	2.8	2.3	2.0	3.0	2.5

注：由12名圈成员按"5.3.1"评分法进行自我评价，总分60分

制表时间：2019年7月6日　　　　　制表人：郭××

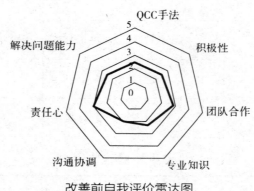

改善前自我评价雷达图

4.本次活动主题、名词解释及衡量指标

本次活动主题：提高剖宫产术后再次妊娠阴道试产率

名词解释：剖宫产术后再次妊娠阴道试产（TOLAC）：有剖宫产史的孕妇进行阴道试产，按成功与否分为试产成功和试产失败。

TOLAC纳入条件：孕妇年龄18—40岁，理解和接受试产失败和紧急剖宫产的风险；仅有1次剖宫产史，切口无延裂，如期恢复，无晚期产后出血；胎儿为头位，不存在前次剖宫产指征，未出现新的剖宫产指征；两次分娩间隔不少于18个月；B型超声检查子宫前壁下段肌层连续、均匀，无缺损、瘢痕黏连及憩室形成；B型超声检查估计的胎儿体重不足4千克。

衡量指标：

$$剖宫产术后再次妊娠阴道试产率[1][2][3] = \frac{符合TOLAC条件\&有试产意愿的人数}{符合TOLAC条件的人数} \times 100\%$$

---

[1] 中华医学会妇产科学分会产科学组. 剖宫产术后再次妊娠阴道分娩管理的专家共识（2016）. 中华妇产科杂志, 2016,51(8):561-4.

[2] Acog practice bulletin no. 205: Vaginal birth after cesarean delivery. Obstet Gynecol, 2019,133(2):e110-e27.

[3] Dy J, DeMeester S, Lipworth H, Barrett J. No. 382-trial of labour after cesarean. J Obstet Gynecol Can, 2019, 41(7):992-1011.

5.选题背景

（1）法规政策

为提高妇幼健康服务质量，降低非医学指征剖宫产率，促进自然分娩，切实保障母婴安全，自2018年起，全国组织实施母婴安全行动计划。

（2）国外现状

2015年，国际医疗卫生界认为，理想的剖宫产率应该为10%～15%。我国剖宫产率在2010年已经达到46.2%，印度为17.8%，日本为19.8%，泰国为34.2%，北美洲为32.0%，我国剖宫产率在世界范围内处于较高水平。[1][2]

（3）国内现状

2018年，国内整体剖宫产率为36.7%，但随着全面二孩政策的实施，剖宫产术后再次妊娠的孕妇不断攀升，将出现第二次剖宫产高峰。

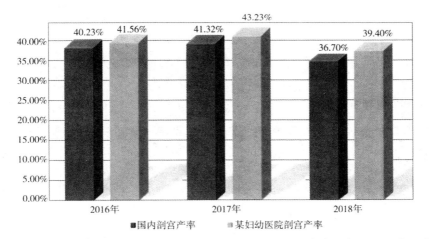

2016—2018年某妇幼医院剖宫产率与国内剖宫产率对比（数据来源：国家卫生健康委、某妇幼医院质量管理科）

① Lumbiganon P, Laopaiboon M, Gulmezoglu AM, et al. Method of delivery and pregnancy outcomes in Asia: the WHO global survey on maternal and perinatal health 2007–08. Lancet 2010; 375(9713): 490–9.

② Li HT, Luo S, Trasande L, et al. Geographic Variations and Temporal Trends in Cesarean Delivery Rates in China, 2008–2014. Jama 2017; 317(1): 69–76.

（4）剖宫产带来的危害

由于剖宫产可能导致子宫破裂、胎盘植入、羊水栓塞、产后出血、下肢静脉血栓栓塞、脏器损伤等，剖宫产术后再次妊娠阴道试产（TOLAC）相关的临床问题成为近年的研究热点。

（5）医院现状

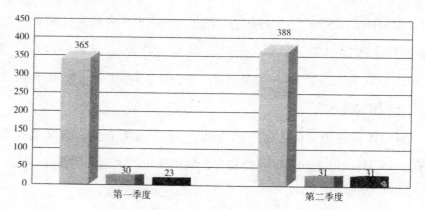

某妇幼医院2019年第一、第二季度试产情况对比图

6.选题理由

对患者而言，这一改善可以降低剖宫产率；促进自然分娩；减少并发症的发生。

对医护人员而言，这一改善将强化对TOLAC患者的管理；促进医患关系和谐；提高患者满意度；实现自我价值。

对科室而言，这一改善可规范高危孕妇的管理；减少住院天数及费用；打造科室品牌。

对医院而言，这一改善可建立区域性信息化平台；提升医院在业内的影响力；提高五区医院的协作管理能力。

（三）活动计划拟定

提高剖宫产术后再次妊娠阴道试产率活动计划表

项目	WHAT 活动过程 / 步骤	WHEN（时间）2019年7月—2020年9月	WHO 负责人	HOW 工具手法	WHERE 地点
P	主题评定	P30%	黄×× 王××	评价法、头脑风暴法	产房示教室
P	计划拟定		毛×× 李××	甘特图	产房示教室
P	现状把握		毛×× 陈××	流程图、查检表、柏拉图	产房示教室
P	目标设定	D40%	李×× 张××	柱状图	产房示教室
P	解析		陈×× 郭××	鱼骨图、查检表	产房示教室
P	对策拟定		冯×× 饶××	评价法、头脑风暴法	产房示教室
D	实施与检讨		郭××	PDCA	产科一区
C	效果确认	C20%	李××	柏拉图、查检表、雷达图、柱状图、流程图	产科门诊资料室
C	标准化		吴××	流程图	产科医生办公室
A	检讨与改进	A10%	刘××	评价法、头脑风暴法	产科一区
A	成果发表		李××	制作PPT	产房示教室

制表人：毛×× 日期：2019年7月8日 计划线：········ 实施线：———

（四）现状把握

现状把握这一步主要做三件事，分别为绘制改善前流程图、制作查检表、绘制改善前柏拉图并提出结论。

1.绘制改善前流程图

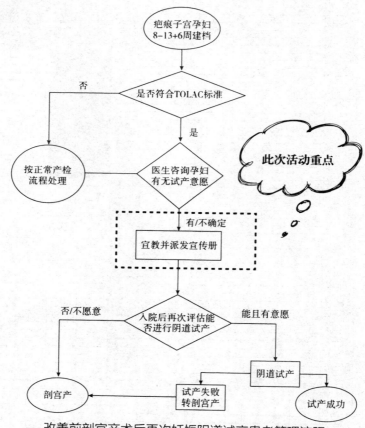

改善前剖宫产术后再次妊娠阴道试产患者管理流程

2.制作查检表

圈员们针对7月8日至8月31日的来院患者进行了剖宫产再次妊娠孕妇阴道试产意愿调查，并绘制了调查表。

符合剖宫产再次妊娠阴道试产条件孕妇的阴道试产意愿调查表

项目　　日期	7.8—7.14	7.15—7.21	7.22—7.28	7.29—8.4	8.5—8.11	8.12—8.18	8.19—8.25	8.26—8.31	人数	累计占比
有试产意愿	5	5	5	3	2	2	3	2	27	8.33%
不确定	4	5	11	6	7	8	10	7	58	17.85%
无试产意愿	16	13	25	42	32	46	57	9	240	73.85%
查检总数	25	23	41	51	41	56	70	18	325	100.00%

查检时间（when）：2019年07月08日—2019年08月31日
查检对象（whom）：产科门诊首次建档剖宫产术后再次妊娠的孕妇
查检地点（where）：产科门诊建档处
查检人员（who）：饶××、黄×、毛××、李××、覃×
查检方法（how）：5位小组成员通过问卷调查，确认剖宫产术后再次妊娠的孕妇有无试产 意愿

制表人：饶××	制表时间：2019年09月15日

3.绘制改善前柏拉图并提出结论

　　对240名无试产意愿的孕妇进行原因调查，查检数据表明，孕妇对TOLAC知晓率低、担心试产过程中的母婴安全占78.30%，依柏拉图80/20法则，将这两条列为本次主题改善重点。

孕妇无试产意愿原因查检汇总表

序号	原因	例数	累计例数	累计占比
1	孕妇对TOLAC知晓率低	96	96	40.00%
2	担心试产过程中的母婴安全	92	188	78.30%
3	担心试产失败转剖宫产，承受双份痛苦	25	213	88.75%
4	无法承受阴道试产的疼痛	13	226	94.54%
5	不可以选择婴儿出生时间	11	237	99.14%
6	认为阴道试产会导致阴道松弛	3	240	100.00%
合计			240	
查检时间（when）：2019年7月15日—8月31日				

续表

查检对象（whom）：产科门诊首次建档剖宫产术后再次妊娠的孕妇	
查检地点（where）：产科门诊建档处	
查检人员（who）：饶××、黄×、毛××、李××、覃×	
查检方法（how）：5位成员使用问卷星，对剖宫产术后再次妊娠的孕妇进行调查	
制表人：饶××	制表时间：2019年09月15日

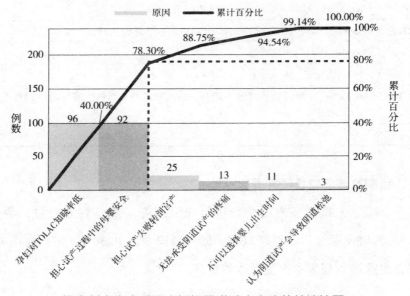

提高剖宫产术后再次妊娠阴道试产率改善前柏拉图

（五）目标设定

为了解目标设置是否合理，提高目标值设定可比性，圈员经过讨论，采用标杆参考法，查阅了相关文献，结合国内高水平医院现状及某妇幼医院实际情况，一致以13.5%为目标值。

1.公式计算

目标值＝现况值＋改善值＝现况值＋（1－现况值）×改善重点×圈能力
＝8.33%＋（1－8.33%）×78.3%×70.30%＝58.79%

2.文献佐证

相关文献查阅列表

医院名称	剖宫产术后再次妊娠阴道试产率	数据来源
四川大学华西第二医院（华西妇产儿童医院）	9.26%	何镭，陈锰等，剖宫产术后再次妊娠阴道分娩孕妇的妊娠结局分析 [J]，中华妇产科杂志 2016, 51(8):586–591.
复旦大学附属妇产科医院	13.3%	刘海燕，刘学渊等，二胎政策下的瘢痕子宫再次妊娠后阴道试产的安全性，复旦学报（医学版）Fudan Univ J Med Sci 2019 Jul.46(4).
兰州大学第一医院	7.7%	周亭亭 . 剖宫产术后再次妊娠阴道分娩的临床分析 [D]. 兰州大学, 2018.
某妇幼医院	8.33%	某妇幼医院胎儿医学研究所

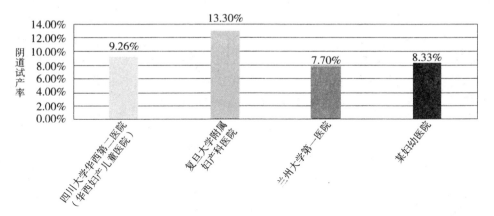

剖宫产术后再次妊娠阴道试产率对比图

（六）解析

解析主要包括原因分析、要因评价及真因验证。

1.原因分析

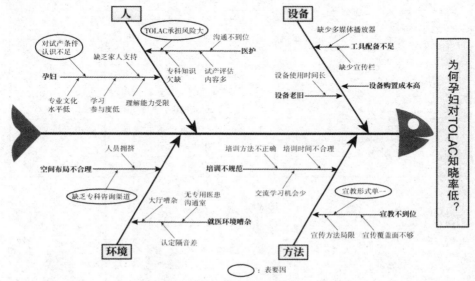

孕妇对TOLAC知晓率低原因分析

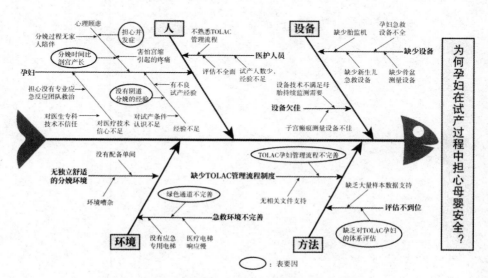

孕妇在试产过程中担心母婴安全原因分析

2. 要因评价

"孕妇对TOLAC知晓率低"要因评价表

原因		主要原因分析	王××	郭××	李××	黄×	冯××	陈××	覃×	毛×	饶××	刘×	张××	吴××	总分	排序	选定
人	孕妇	对试产条件认识不足	5	5	5	5	5	5	3	5	5	3	3	5	54	4	√
		缺乏家人支持	1	3	3	1	3	3	3	3	3	1	1	3	28	17	
		学习意愿性低	3	3	3	3	3	1	3	1	1	3	1	1	26	18	
		专业文化水平低	1	1	1	1	1	1	3	1	3	1	1	1	16	23	
		理解能力受限	3	3	3	3	3	3	3	1	3	3	3	1	32	15	
	医护	TOLAC承担风险大	5	5	5	5	5	5	5	5	3	5	3	5	56	3	√
		沟通不到位	3	5	3	3	3	3	3	5	3	5	1	3	40	12	
		试产评估内容多	3	3	1	3	3	1	1	3	1	1	1	3	24	19	
		专科知识缺乏	3	5	1	3	3	3	5	5	5	5	3	3	44	9	
设备	工具配备不足	缺少多媒体播放器	3	1	3	1	1	3	3	1	1	1	3	1	22	20	
		缺少宣传栏	1	1	1	1	3	1	3	1	1	3	3	1	20	21	
	设备老旧	设备使用时间长	1	1	1	1	1	1	1	1	1	1	1	3	14	24	
环境	就医咨询环境嘈杂	缺少多媒体播放器	5	3	3	5	3	3	5	5	3	3	5	5	48	6	
		无专用医患沟通室	3	3	5	3	3	5	3	5	3	5	3	5	46	7	
		大厅嘈杂	1	3	3	1	3	3	1	3	3	3	5	1	30	16	
		诊室隔音差	3	3	3	3	3	3	1	3	3	3	3	3	34	14	
	空间布局不合理	缺乏专科咨询渠道	5	5	5	5	5	5	3	5	5	5	5	5	58	2	√
		人员拥挤	3	1	1	3	1	1	1	1	1	1	1	3	18	22	
方法	宣教不到位	宣教形式单一	5	5	5	5	5	5	5	5	5	5	5	5	60	1	√
		宣传覆盖面不够	5	3	5	3	3	3	3	5	3	3	3	3	42	10	
		宣教方法局限	1	3	1	1	5	3	3	3	3	3	3	5	38	13	
	培训不规范	培训方法不正确	3	5	5	5	5	3	5	5	3	5	3	5	52	5	
		交流学习机会少	3	3	5	3	3	3	3	3	3	3	5	5	42	11	
		培训时间不合理	5	5	1	3	3	5	3	5	3	3	3	5	44	8	

注：根据要因拟定对策，按照"5.3.1"评分原则打分，总分根据80/20法则，大于48分为主要因素。

制表时间：2019年09月12日　　　制表人：陈××

"孕妇在试产过程中担心母婴安全"要因评价表

原因		主要原因分析	王××	郭××	李××	黄×	冯××	陈××	覃×	毛××	饶××	刘×	张××	吴××	总分	排序	选定
人	孕妇 · 对医疗技术信心不足	对医生专科技术不信任	3	3	3	3	3	3	3	5	1	5	3	3	38	11	
		担心没有专业应急反应团队救治	3	3	3	3	3	3	3	5	1	5	3	5	40	10	
	孕妇 · 经验不足	没有阴道分娩的经验	5	5	5	5	5	5	5	5	5	5	5	5	60	1	√
		对试产条件认识不足	1	3	3	3	3	3	1	3	3	3	1	1	28	16	
		有不良试产经验	3	3	5	3	3	3	3	5	5	5	3	5	46	7	
	孕妇 · 恐惧心理	害怕宫缩引起的疼痛	3	3	3	3	3	5	3	5	1	3	1	3	36	12	
		分娩过程无家人陪伴	3	3	3	3	1	3	3	3	1	3	1	3	30	15	
		分娩时间比剖宫产长	5	5	5	3	5	5	5	5	5	5	5	3	56	2	√
		担心并发症	5	5	5	5	5	3	3	5	3	5	5	5	54	3	√
	医护	不熟悉TOLAC管理流程	1	1	1	1	1	1	1	3	1	3	1	3	18	25	
		评估不全面	1	3	1	3	1	3	3	3	3	1	1	1	24	18	
		试产人数少，经验不足	1	3	3	3	3	1	1	1	3	1	1	3	24	19	
设备	缺少设备	孕妇急救设备不全	1	1	1	1	1	3	3	3	1	1	1	1	18	23	
		缺少胎监机	3	5	3	3	5	3	5	3	5	1	5	3	44	8	
		缺少骨盆测量设备	3	3	3	3	3	3	3	3	3	3	5	5	42	9	
		缺少新生儿急救设备	1	1	1	1	3	1	3	1	3	3	3	3	24	20	
	设备欠佳	子宫瘢痕测量设备不佳	1	1	1	1	1	1	1	1	1	3	3	3	20	22	
		设备技术不满足母胎持续监测需要	1	3	1	3	3	3	3	3	1	1	1	3	26	17	
环境	无独立舒适的分娩环境	环境嘈杂	1	1	1	1	1	1	1	1	1	1	3	1	14	26	
		没有配备单间	1	1	1	1	3	3	3	3	3	1	1	1	22	21	
	急救环境不完善	没有应急专用电梯	1	1	1	1	1	3	3	1	1	1	1	1	16	24	
		医疗电梯响应慢	1	1	1	1	1	1	1	1	1	1	1	1	12	27	
		绿色通道不完善	3	5	5	3	3	3	3	5	3	5	3	3	48	6	√
方法	评估不到位	缺乏对TOLAC孕妇的体系评估	5	5	5	5	5	5	3	5	5	3	5	1	52	4	√
		缺乏大量样本数据支持	3	3	3	3	3	3	3	3	1	3	1	3	34	13	
	缺少TOLAC管理流程制度	TOLAC孕妇管理流程不完善	3	5	5	3	5	3	3	3	5	5	5	5	50	5	√
		无相关文件支持	3	1	3	3	3	3	3	3	1	3	3	3	32	14	

注：根据要因拟定对策，按照"5.3.1"评分原则打分，总分根据80/20法则，大于44分为主要因素

制表时间：2019年09月12日　　制表人：陈××

3.真因验证

圈员们通过真因验证，并根据80/20法则，得出6个真因：宣教形式单一、缺乏专科咨询渠道、担心并发症、缺乏对TOLAC孕妇的体系评估、对TOLAC孕妇管理流程不完善、没有阴道分娩经验。

符合TOLAC条件的孕妇没有试产的真因验证查检表

原因	例数	百分比	累计百分比
宣教形式单一	55	16.82%	16.82%
缺乏专科咨询渠道	50	15.29%	32.11%
担心并发症	41	12.54%	44.65%
缺乏对TOLAC孕妇的体系评估	40	12.23%	56.88%
对TOLAC孕妇管理流程不完善	38	11.62%	68.50%
没有阴道分娩经验	33	10.09%	78.59%
绿色通道不完善	28	8.56%	87.15%
对试产条件认识不足	25	7.65%	94.80%
分娩时间比剖宫产长	17	5.20%	100%
三现原则			
查检时间（when）：2019年09月23日—2019年09月29日			
查检对象（whom）：产科门诊首次建档剖宫产术后再次妊娠的孕妇			
查检地点（where）：产科门诊建档处			
查检人员（who）：饶××、黄×、毛××、覃××			
查检方法（how）：4位小组成员通过问卷调查327名剖宫产术后再次妊娠孕妇无试产意愿的原因			
制表人／记录人：覃× 制表时间：2019年09月30日			

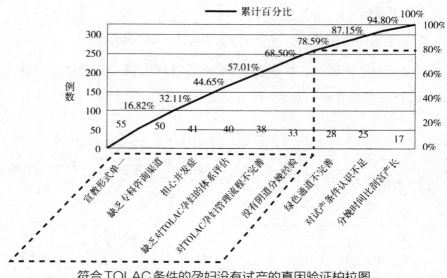

符合TOLAC条件的孕妇没有试产的真因验证柏拉图

（七）对策拟定

对策拟定主要是针对每一条真因进行对策拟定以及对策整合。

1. 制作对策拟定表

针对"孕妇对TOLAC知晓率低"的对策拟定表

what 问题点	why 真因分析	how 对策方案	评价 可行性	评价 经济性	评价 效益性	总分	判定	where 地点	who 提案人	when 执行日期	负责者	对策编号
孕妇对TOLAC知晓率低	宣教形式单一	制作宣传视频	54	56	52	162	√	产科门诊	郭××	2019年11月3日—11月15日	饶××、郭××	对策一
		制作宣传手册	48	48	50	146	√	产科门诊	李×	2019年11月10日—11月19日	李××、陈××	对策一
		制作宣传栏	48	42	44	134		产科门诊	吴××			
		建立微信宣教群	56	48	48	152	√	产科门诊	陈××	2019年12月3日	陈××	对策一
		制订入院流程与告知书	38	52	48	138		产科住院	张××			
		制订TOLAC知情同意书	46	44	44	134		产科门诊	黄×			
		电台播放《民生直通车》节目	48	46	52	146	√	产科门诊	王××	2019年11月12日	王××	对策一
		建微信公众号	48	50	42	140		产科门诊	饶××			

续表

what		how				总分	判定	where	who	when	负责者	对策
问题点	真因分析	对策方案	可行性	经济性	效益性			地点	提案人	执行日期		编号
孕妇对TOLAC知晓率低	缺乏专科咨询渠道	开设专科门诊——"疤痕子宫专科门诊"	50	54	50	154	√	门诊	冯××	2019年12月25日	王XX	对策三
		设立专科咨询电话	40	45	45	130		产科住院	覃×			
		建设"互联网＋咨询"模式	40	47	45	132		产科门诊	毛××			

注：全员依可行性、经济性、圈能力，对迫切性项目进行对策拟定；评分标准为优5分、可3分、差1分，圈员共12人，总分最高为180分，依80／20法则，146分以上为实行对策

制表人：冯××、饶××　　　　　　　　时间：2019年10月18日

针对"孕妇在试产过程中担心母婴安全"对策拟定表

what		how				总分	判定	where	who	when	负责者	对策
问题点	真因分析	对策方案	可行性	经济性	效益性			地点	提案人	执行日期		编号
孕妇在试产过程中担心母婴安全	担心并发症	门诊开展"住院前移"项目	42	50	44	136		产科门诊	王××			
		制定《疤痕子宫阴道试产观察表》	56	54	46	156	√	产房	李×	2020年1月15日	张××	对策二
		提高分娩医生资质	38	48	44	130		产房	陈××			
		购买功能更优的设备	36	46	44	126		产房	郑××			
	缺乏对TOLAC的体系评估	增设"孕期体重管理及膳食指导门诊"、"孕产期心理健康咨询门诊"等特色护理门诊	46	54	50	150	√	门诊	黄×	2020年1月10日	黄××、覃××	对策三
		三维导航骨盆测量	52	48	54	154	√	产科门诊	毛××	2020年1月5日	毛××	对策三
		适当增加超声检查次数	38	41	45	124		产科门诊				
		构建五区联动的TOLAC预测模型	56	52	46	154	√	产科门诊＋住院部	饶××	2020年2月22日—3月15日	饶××	对策四
	对TOLAC孕妇管理流程不完善	完善TOLAC管理流程	56	54	44	154	√	产科门诊	吴×	2020年3月9日—3月15日	吴××、刘×	对策三
		成立TOLAC管理小组	40	44	46	130		产科门诊	覃×			
		成立TOLAC管理办公室	46	38	42	126		产科门诊	吴××			
		引进管理TOLAC数据软件	40	46	50	136		产科门诊	饶××			
		建立TOLAC分娩结局微信群	46	40	46	132		产房	张××			

续表

what	why	how				总分	判定	where	who	when	负责者	对策编号
问题点	真因分析	对策方案	可行性	经济性	效益性			地点	提案人	执行日期		
孕妇在试产过程中担心母婴安全	没有阴道分娩经验	开展医患分享交流会	56	54	40	150	√	产科门诊	黄×	2020年4月7日	黄×毛××	对策二
		门诊开展"分娩预演"活动	44	48	50	142		产科门诊	毛××			
		产检时到住院部参观	40	44	50	134		产科门诊	黄×			
		开展导乐、温馨产房等优质服务	48	54	46	148	√	产房	刘×	2019年11月10日—11月20日	刘×、张××	对策二
		家属陪产	38	44	50	132		产房	李××			
		制作分娩过程宣教视频	36	48	44	128		产科门诊	陈××			

注：全员依可行性、经济性、圈能力，对迫切性项目进行对策拟定；评分标准为优5分、可3分、差1分，圈员共12人，总分最高为180分，依80/20法则，148分以上为实行对策。

制表人：冯×× 饶×× 时间：2019年10月18日

2.对策整合

圈员们将对策进行整合，确定了四条对策。

改善对策整合列表

真因	原始对策	对策编号	整合对策	负责人
宣教形式单一	制作宣传视频	对策一	建立多维度宣传模式	王××
	制作宣传手册			
	建立微信宣教群			
	电台播放《民生直通车》节目			
担心并发症	制定《疤痕子宫阴道试产观察表》	对策二	提供优质的TOLAC母婴安全保障服务	张××
	开展导乐、温馨产房等优质服务			
缺乏阴道分娩经验	开展医患分享交流会			
缺乏专科咨询渠道	开设"疤痕子宫专科门诊"	对策三	优化全孕期TOLAC管理模式	刘×
	增设"孕期体重管理及膳食指导门诊""孕产妇心理健康咨询门诊"等特色护理门诊			
缺乏对TOLAC的体系评估	三维导航骨盆测量			
对TOLAC孕妇管理流程不完善	完善TOLAC管理流程			
	构建五区联动的TOLAC预测模型	对策四	构建"4+1"联动TOLAC"互联网+"体系	饶××

（八）对策实施与检讨

对策一：建立多维度宣传模式

对策一	对策名称	建立多维度宣传模式
	真因	宣教形式单一

改善前： 1.宣教不到位、资料不完善 2.宣教形式单一 3.孕妇对剖宫产术后再次妊娠阴道试产知晓率低 对策内容： 1.完善宣教设施、设备 2.完善宣教方式、方法	对策实施： 实施时间（when）：2019年10月29日—2019年11月29日 实施对象（whom）：剖宫产术后再次妊娠的孕妇 实施地点（where）：产科门诊、产科住院 实施负责人（who）：王××、饶××、覃× 实施方法（how）： 1.制作剖宫产术后再次妊娠阴道试产信息采集表进行信息收集 2.建立剖宫产术后再次妊娠阴道试产微信交流群 3.制作剖宫产术后再次妊娠阴道试产宣传手册，放置在产科门诊及住院部进行宣教 4.利用微信订阅号、抖音、电视等多媒体方式进行宣传
对策处置： 在提高剖宫产术后阴道试产知晓率方面取得有效成果，经过效果确认，该对策为有效对策，将该对策列为孕妇、家属宣教的常规宣教内容。 **对策有效**	对策效果确认： 改善后　　　　　　　　　　10.04% 改善前　　　　　　　8.33%

对策二：提供优质的TOLAC母婴安全保障服务

对策二	对策名称	提供优质的TOLAC母婴安全保障服务
	真因	担心不良并发症，没有阴道分娩经验

改善前：	对策实施：
孕妇担心剖宫产术后阴道试产，影响母婴安全，不愿意试产	实施时间（when）：2019年11月30日—2019年12月31日
	实施对象（whom）：符合TOLAC条件的孕妇
对策内容：	实施地点（where）：产房
解除孕妇对剖宫产术后阴道试产影响母婴安全的担心，为其提供系列保障措施	实施负责人（who）：卢××、郭××、李××
	实施方法（how）：
	1. 提供导乐陪伴分娩服务，为孕产妇提供温馨舒适分娩环境，给予专业知识支持，缓解孕妇紧张的情绪
	2. 产房24小时配备麻醉医生，及时满足孕妇分娩镇痛的需求
	3. 建立由产科、新生儿、手术室组成的多学科应急医疗团队，每季度进行危急重症演练
	4. 产房配置高端抢救设备，保障母婴安全
	5. 产科配备产房、新生儿科、手术室独立运转电梯，为母婴健康打开无障碍绿色应急通道
	6. 举办剖宫产术后阴道试产分享交流会，直观有效解决孕妇疑虑问题
对策处置： 经实施效果确认，实行导乐陪伴分娩，产科、新生儿科无缝衔接救治模式为有效对策，此对策继续实施。 **对策有效**	对策效果确认： 改善后 11.15% 改善前 10.04%

对策三：优化全孕期TOLAC管理模式

<table>
<tr><td rowspan="2">对策三</td><td>对策名称</td><td colspan="2">优化全孕期TOLAC管理模式</td></tr>
<tr><td>真因</td><td colspan="2">对TOLAC孕妇管理流程不完善、没有设立专科门诊咨询</td></tr>
<tr>
<td colspan="2">
改善前：
剖宫产术后再次妊娠阴道试产流程不完善，没有瘢痕子宫相关专科门诊，产科住院及产房对于瘢痕子宫阴道试产缺乏规范性管理
对策内容：
完善相关瘢痕子宫阴道试产流程，包括产前、产时等流程。增设瘢痕子宫相关专科门诊
</td>
<td colspan="2">
对策实施：
实施时间（when）：2020年01月01日—2020年02月15日
实施对象（whom）：符合TOLAC条件的孕妇
实施地点（where）：产科门诊、产科住院、产房
实施负责人（who）：刘××、卢××、黄×
实施方法（how）：
1. 规范剖宫产术后再次妊娠阴道试产流程
2. 增设产科疤痕子宫专科门诊、孕期体重管理及膳食指导门诊
3. 助产门诊为孕妇提供分娩预演及利用三维导航仪提供电子骨盆测量，实现"门诊—住院"全过程健康宣教
4. 产房完善疤痕子宫阴道分娩的护理常规、增设疤痕子宫阴道试产观察表
</td>
</tr>
<tr>
<td colspan="2">
对策处置：
对全孕期TOLAC的孕妇管理取得有效成果，经过效果确认，该对策为有效对策。

对策有效
</td>
<td colspan="2">
对策效果确认：
改善后　　　　　　　　12.27%
改善前　　　　　　　　11.15%
</td>
</tr>
</table>

对策四：构建"4+1"联动的TOLAC"互联网+"体系

对策四	对策名称	构建"4+1"联动的TOLAC"互联网+"体系
	真因	对TOLAC孕妇管理流程不完善

改善前：
没有剖宫产术后不同时期子宫下段厚度的变化符合试产条件的预测标准模型

对策内容：
开展多中心研究，构建瘢痕子宫阴道试产瘢痕厚度预测模型。

对策实施：
实施时间（when）：2020年02月16日—2020年04月10日
实施对象（whom）：瘢痕子宫孕妇
实施地点（where）：某妇幼医院所在市的多家妇幼保健院
实施负责人（who）：刘××、卢××、饶××
实施方法（how）：
1. 联动多家妇幼保健院开展多中心研究，依托互联网进行数据共享研究
2. 构建瘢痕子宫阴道试产瘢痕厚度预测模型
3. 举办剖宫产术后再次妊娠阴道试产相关学习班，向其他医疗单位及同仁传递TOLAC理念

对策处置：
经实施效果确认，实行构建"4+1"联动的TOLAC"互联网+"体系，能够有效构建瘢痕子宫阴道试产成功率预测模型，此对策继续实施。

对策有效

对策效果确认：
改善后 13.48%
改善前 12.27%

（九）效果确认

效果确认阶段需确认三方面的成果，分别为有形成果（每个对策实施前与实施后对比、计算目标达成率和进步率、改善前与改善后柏拉图对比、改善前与改善后流程图对比等）、无形成果、附加成果（经济效益、品牌效益、社会效益、论文发表、科研立项、发明专利等）。

1. 有形成果

（1）改善前、改善中与改善后效果对比

项目	改善前	对策一改善中	对策二改善中	对策三改善中	对策四改善中	目标值	改善后
调查日期	2019.7.10—7.31	2019.10.29—11.29	2019.11.30—12.31	2020.1.1—2.15	2020.2.16—4.10	13.5%	2020.4.11—6.30
数据来源	HIS	HIS	HIS	HIS	HIS		HIS
数据/项目数	8.33%	10.04%	11.15%	12.27%	13.48%		13.71%

（2）目标达成率及进步率

目标达成率=（改善后–改善前）/（目标值–改善前）×100%

　　　　　=（13.71%–8.33%）/（13.50%–8.33%）

　　　　　=104.06%

进步率=（改善后–改善前）/改善前

　　　=（13.71%–8.33%）/8.33%

　　　=64.59%

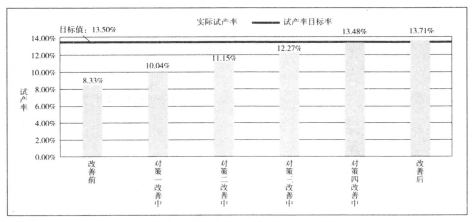

改善前、改善中与改善后试产率对比

（3）改善前和改善后效果对比

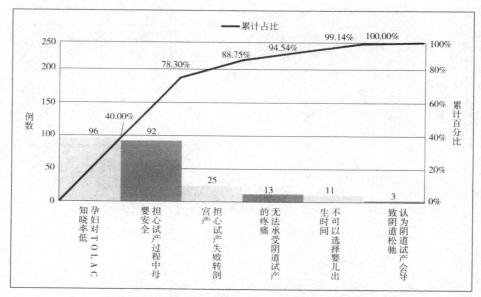

提高剖宫产术后再次妊娠阴道试产率改善前柏拉图

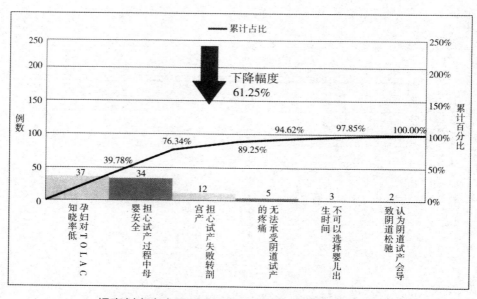

提高剖宫产术后再次妊娠阴道试产率改善后柏拉图

（4）改善前后流程图对比

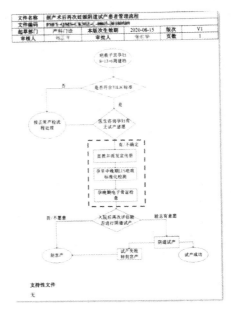

改善前流程图　　　　　　　改善后流程图

2.无形成果

改善活动实施前与实施后圈员水平对比表

编号	评分项目	活动前		活动后		活动成长	正/负向
		总分	平均	总分	平均		
1	QCC手法	30	2.50	52	4.33	1.83	↑
2	积极性	30	2.50	54	4.50	2.00	↑
3	团队合作	34	2.83	54	4.50	1.67	↑
4	专业知识	28	2.33	50	4.17	1.84	↑
5	沟通协调	24	2.00	54	4.50	2.50	↑
6	责任心	36	3.00	50	4.17	1.17	↑
7	解决问题能力	30	2.50	54	4.50	2.00	↑

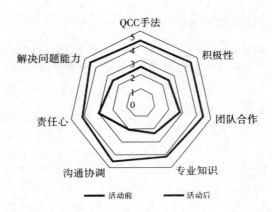

改善活动实施前与实施后雷达图

3. 附加成果

（1）经济效益

$$平均住院天数 = \frac{剖宫产术患者／阴道分娩患者总住院天数}{剖宫产术患者／阴道分娩患者总人数}$$

剖宫产术患者平均住院天数 = 4.84 天

阴道分娩患者平均住院天数 = 2.99 天

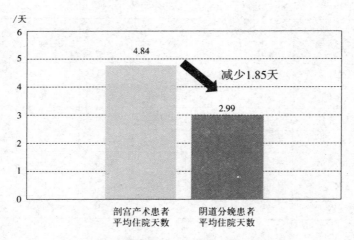

阴道分娩与剖宫产平均住院天数对比

$$平均住院费用 = \frac{剖宫产术患者/阴道分娩患者总住院费用}{剖宫产术患者/阴道分娩患者总人数}$$

剖宫产术患者平均住院费用 = 14 157.54 元

阴道分娩患者平均住院费用 = 7 566.45 元

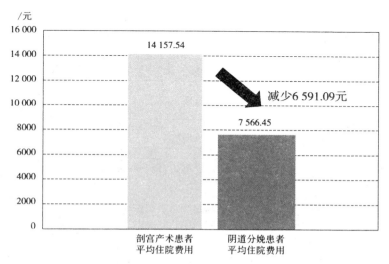

阴道分娩与剖宫产平均住院费用对比

（2）论文发表

论文目录					
作者	名称	题目	时间	影响因子	级别
RaoJiaming, FanDazhi, ChenTing, Lin Dongxin, et al.	International journal of gynecology and obstetrics（国际妇产科学杂志）	Changes in lower uterine segment thickness during different gestational weeks in pregnant women quaified for trial of labor after cesarean section（符合剖宫产试验条件孕妇不同妊娠周子宫下段厚度的变化）	20 May 2021	3.561	SCI JCR 1区
ZengMeng; WuShuzhen; Rao Jiaming, et al.	Stem Cell Research & Therapy（干细胞研究与治疗）	Efficacy and safety of umbilical cord mesenchymal stem cells in treatment of cesarean section skin scars: a randomized clinical trial.（脐带间充质干细胞在剖宫产术后皮肤瘢痕修复中应用的）	Volume 11, Issue 1. 2020	6.832	SCI JCR 1区
吴淑贞，饶珈铭等	中华产科急救电子杂志	剖宫产术后再次妊娠阴道分娩的安全性及影响因素分析	2019,8(4): 235-240.		
周丹，卢海英等	中国妇幼保健	腹外分娩镇痛在瘢痕子宫再次妊娠患者阴道试产中的临床应用价值	2019 年12 月第 34 卷		

（3）发明专利

团队通过改善活动的推进，发明了多项专利：一种可测量子宫下段瘢痕厚度和面积的游标卡尺、一种分娩球架、一种宫颈窥器、一种阴道试产成功率预测模型的构建方法及列线图模型。

（十）标准化

内容点	标准化	措施	培训时间
关于促进自然分娩实施内容	《促进自然分娩方案》	修订内容，科室全员培训考核	2020-08-18
促进自然分娩具体措施	《促进自然分娩的措施》	规范修订内容，科室培训考核	2020-08-18
降低剖宫产率及促进自然分娩的管理内容	《降低剖宫产率、促进自然分娩管理制度》	修订管理制度，科室培训考核	2020-08-18
规范剖宫产术后瘢痕子宫再次妊娠阴道试产诊疗常规	《剖宫产术后瘢痕子宫再次妊娠阴道试产（VBAC）诊疗常规》	修订管理制度，科室培训考核	2020-08-15
规范剖宫产术后疤痕妊娠诊疗常规	《剖宫产术后瘢痕子宫再次妊娠阴道试产（VBAC）的护理常规》	修订内容，科室全员培训考核	2020-08-15
完善剖宫产术后再次妊娠阴道试产就诊告知书	《剖宫产术后再次妊娠阴道试产就诊告知书》	全员培训，对现场工作情况进行督导	2020-07-17
明确阴道分娩中转剖宫产术后管理制度	《阴道分娩中转剖宫产术管理制度》	修订内容，科室全员培训考核	2020-08-15

（十一）检讨与改进

1.效果维持

2020年7月至9月改善后效果维持情况统计结果显示：效果维持良好。

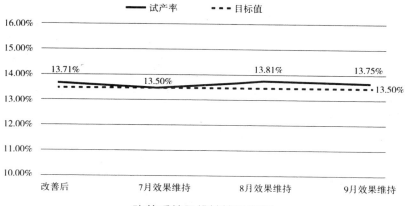

改善后效果维持情况调查

2.活动检讨

活动项目	优点	缺点及今后努力方向
主题选定	以提高顺产率为中心展开相关内容选定	扩张圈员知识面，深挖工作问题
活动计划拟定	宏观把握，详细明确，可实施性强	可结合临床，在今后的工作中考虑更多干扰因素的处理
现状把握	将所有剖腹产病人做了数据统计分析，详实客观	每一步流程都细化记录
目标设定	所设目标切合实际	最大限度发挥圈能力
解析	圈员积极性高，通过统计分析，运用QC手法详尽解析	结合临床，提高品管
对策拟定	群策群力，金点子层出，可实施对策一一呈现	吸取更多不同层次医护人员意见，使效果最大化
对策实施与检讨	对策有序落实，负责的圈长自主带动同仁，提升管理	需要加强与其他部门、基层医院的合作
效果确认	通过效果确认，圈员收获了成就感	效果的体现需要持续不断地坚持所制定的对策
标准化	标准化模式运用到临床，长久提升科室医疗质量	努力发现并改善工作中的不足，提升管理水平
圈会运作情况	提高了圈员间的沟通、协调与组织能力	圈的活动形式可以更丰富些
残留问题	不是一时的热情，更应长久坚持，成为一种风格和习惯	

（十二）下期活动主题

1.选题过程

圈员	领导重视程度	重要性	迫切性	圈能力	总分
王××	0.35	0.25	0.28	0.15	1
郭××	0.27	0.3	0.28	0.15	1
冯××	0.3	0.23	0.22	0.25	1
刘×	0.35	0.25	0.28	0.12	1
毛××	0.32	0.2	0.25	0.23	1
黄×	0.25	0.28	0.2	0.27	1
覃×	0.35	0.25	0.3	0.1	1
吴××	0.3	0.23	0.22	0.25	1
张××	0.3	0.25	0.3	0.15	1
饶××	0.3	0.3	0.25	0.15	1
陈××	0.33	0.2	0.2	0.27	1
李××	0.3	0.25	0.25	0.2	1
平均分	0.3	0.2	0.3	0.2	1

注：各圈员根据各项评价指标的贡献程度，以相加不超过1分做权重打分，并累计计算出各项指标的权重

制表人：郭××　制表时间：2019年9月19日

2.主题选定

根据本期主题选定表的打分次序，确定下一期活动的主题为：提高剖宫产术后再次妊娠阴道试产预测准确率。

下一期主题选定评价表(12人)

主题评价题目	提案人	领导重视程度（0.3）	重要性（0.2）	迫切性（0.3）	圈能力（0.2）	总分	顺序	选定
1.提高剖宫产术后再次妊娠阴道试产预测准确率	冯××	42×0.3	44×0.2	46×0.3	38×0.2	42.8	1	★

主题评价题目	提案人	领导重视程度（0.3）	重要性（0.2）	迫切性（0.3）	圈能力（0.2）	总分	顺序	选定
2.降低病房呼叫铃的使用率	吴××	40×0.3	38×0.2	38×0.3	44×0.2	39	2	
3.降低择期剖宫产患者的住院天数	饶××	34×0.3	38×0.2	34×0.3	32×0.2	34.4	3	
4.提高剖宫产术后再次妊娠阴道试产患者满意度	黄×	38×0.3	30×0.2	30×0.3	38×0.2	34	4	
5.提高糖尿病孕妇饮食依从率	刘×	30×0.3	36×0.2	30×0.3	36×0.2	32.4	5	

评价说明	分数/人数	重要性	迫切性	圈能力	上级政策
	1	次重要	次迫切	低：0~50%	次相关
	3	重要	迫切	中：51~75%	相关
	5	极重要	极迫切	高：76~100%	极相关

评价说明：以评价法进行主题评价，共12人参与选题过程；票选分数：5分最高、3分普通、1分最低，第一顺位为本次活动主题；

制表人：郭××	记录人：陈××	日期：2019年7月5日

（十三）心得与感想

1.发挥员工主观能动性，开发无限脑力，提升个人综合素质。

2.改善医护关系，增强团队凝聚力。

3.构建"互联网+"体系，降低剖宫产率，促进自然分娩。

4.打造专科医院品牌，引领行业标杆。

二、案例总结

本案例的亮点包括：

1.背景分析得既有深度又有广度；

2.进行目标设定时，圈员们查阅了大量的文献，论证目标设定的合理性；

3.对策新颖且成功推广至医院其他科室及部门，提升了医院同质化管理的水平；

4.改善成效显著，附加成果在专利、论文（SCI、JCR1）及科研立项方面内容比较多。

经验总结：

1.主题紧扣国家政策。2018年4月，为保障母婴安全，促进儿童健康成长，国家卫生健康委员会印发《母婴安全行动计划（2018—2020年）》和《健康儿童行动计划（2018—2020年）》。《母婴安全行动计划》的行动目标是"到2020年，全国孕产妇死亡率下降到18/10万，婴儿死亡率下降到7.5‰。在此基础上，树立一批母婴安全示范单位"。行动内容包括开展妊娠风险防范、危急重症救治、质量安全提升、专科能力建设、便民优质服务5大行动。

2.主题的深度和广度表达全面、深入，文献查阅充分，主题内容展现生动、形象，一目了然。

扫一扫，获取完整案例

自由呼吸圈：提高哮喘患儿的症状控制良好率

一、品管圈活动推行及成果汇报

（一）品管圈的介绍

1.品管圈的组成

本次品管圈活动成员的特点：医、护、康复、功能科等多学科团队合作。

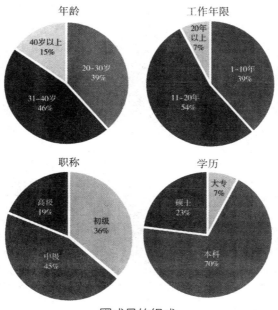

圈成员的组成

品管圈概况一览表

科室：儿科					圈名：自由呼吸圈		
组圈日期：2021年3月					辅导员：白×、潘××		
圈名意义：儿科呼吸团队用坚强的双手托起渴望自由呼吸的健康之肺，为儿童健康成长保驾护航。					圈长：林××		
					圈会时间：40 min/次		
					圈会频次：1次/月		
职务	姓名	年龄	工作年限	职称	学历	角色	分工
辅导员	白×	45	22	主任医师	硕士	儿科科主任	监督、指导、培训
辅导员	潘××	43	20	主任医师	硕士	儿科病区主任	监督、指导、培训
圈长	林××	38	16	主管护师	本科	儿科护士长	分配任务、组织、统筹
秘书	王××	28	8	主管护师	本科	呼吸专科护士	文献查询、数据收集整理、会议记录、组织成员活动
圈员	谭××	39	19	副主任护师	硕士	研究护士	文献查询、数据收集整理
	刘××	38	16	主管护师	本科	哮喘专业护士	措施落实，数据收集与整理
	汤××	29	8	护师	本科	哮喘专业护士	措施落实，数据收集与整理
	吴××	28	6	主管护师	本科	研究护士	跨部门协调、采集照片
	李××	29	9	主管护师	本科	教育护士	标准化、图表制作
	文××	38	14	主治医师	本科	呼吸科医师	标准化、成果汇报
	陈××	38	14	副主任医师	本科	呼吸科医师	对策拟定与实施
	劳××	29	10	主管技师	大专	康复科治疗师	活动措施落实
	卫××	36	13	主治医师	本科	功能科医师	活动措施落实
主要工作	通过改善活动，提高哮喘患儿症状控制良好率						
活动时间	2021年3月—2022年2月						
制表时间：2021年3月3日					制表人：李×× 吴××		

2.品管圈实力

本次品管圈团队曾获得广东省第五届医院品管圈大赛一等奖、全国医药行业优秀质量管理QC小组成果发表一等奖等，不仅技术能力强，且经验丰富。

3.圈名与圈徽

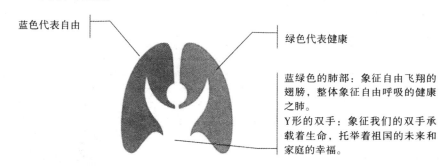

蓝色代表自由

绿色代表健康

蓝绿色的肺部：象征自由飞翔的翅膀，整体象征自由呼吸的健康之肺。
Y形的双手：象征我们的双手承载着生命，托举着祖国的未来和家庭的幸福。

圈徽寓意：儿科团队用坚强的双手托起渴望自由呼吸的希望，让哮喘患儿自由呼吸，快乐成长，为儿童轻松健康成长保驾护航。

圈名与圈徽投票统计

圈名	圈徽	得票
守护圈		3
健肺圈		1
自由呼吸圈		5
呼畅圈		2

4.上期活动成果追踪

上期活动状况简介

活动主题	提高儿科住院患者服务满意度
活动单位	儿科
活动期间	2019-09-01 至 2020-02-29
实施对策	1.改善住院后勤服务保障措施 2.建立住院全病程服务沟通程序 3.改善护理服务及时性
目标达成率	儿科满意度由81.9%提升至95.2%，目标达成率为117%，进步率为16.2%

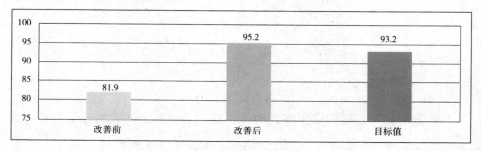

上期活动改善前与改善后对比

上期儿科品管圈改善活动持续情况

（二）主题选定

1.选题过程及主题选定

"自由呼吸圈"主题选定评价表（12人）

主题评价题目	提案人	上级政策（权重0.3）	重要性（权重0.25）	迫切性（权重0.26）	圈能力（权重0.19）	总分	顺序	选定
1.提高哮喘患儿症状控制良好率	潘××	46×0.3	42×0.25	40×0.26	44×0.19	43.1	1	★
2.提高手卫生依从性	林××	42×0.3	42×0.25	38×0.26	40×0.19	40.6	3	
3.降低住院患儿标本采集错误率	李××	38×0.3	34×0.25	32×0.26	42×0.19	36.2	4	
4.提升癫痫患儿服药正确性	吴××	42×0.3	42×0.25	40×0.26	40×0.19	41.1	2	
5.提高住院患儿吸入治疗规范率	刘××	38×0.3	34×0.25	30×0.26	30×0.19	33.4	6	
6.降低住院患者坠床/跌倒的发生率	王××	42×0.3	38×0.25	30×0.26	32×0.19	36.0	5	

	分数/人数	上级政策	重要性	迫切性	圈能力
评价说明	1	次相关	次重要	次迫切	低：0-50%
	3	相关	重要	迫切	中：51-75%
	5	极相关	极重要	极迫切	高：76-100%

评价说明：以评价法进行主题评价，共11人参与选题过程；票选分数：5分最高、3分普通、1分最低，第一顺位为本次活动主题。

制表人：李×× 　　　记录人：王×× 　　　日期：2021年3月7日

2.本次活动主题、名词定义及衡量指标

本次活动主题：提高哮喘患儿的症状控制良好率。

名词解释

哮喘：一种以慢性气道炎症和气道高反应性为特征的异质性疾病，以反复发作的喘息、咳嗽、气促、胸闷为主要临床表现，常在夜间和（或）凌晨发作或加剧。伴有可逆性呼气气流受限和阻塞性通气功能障碍。①

① 中华医学会儿科学分会呼吸学组，《中华儿科杂志》编辑委员会.儿童支气管哮喘诊断与防治指南(2016年版)[J].中华儿科杂志，2016，54(3):167–181.

患儿：0—14岁的儿童患者。[①]

症状控制：依据哮喘症状发作情况，控制水平分为良好控制、部分控制和未控制三个级别。控制水平使用C–ACT、TRACK量表评估近4周的哮喘症状。

衡量指标

$$哮喘患儿症状控制良好率 = \frac{哮喘控制水平为"良好控制"的人数}{入组哮喘规范化治疗随访的总人数} \times 100\%$$

3.选题背景

（1）法规政策

国家颁布了《健康中国2030规划纲要》《中国儿童发展纲要（2021—2030）》等文件，以政策大力支持解决儿童健康问题，提高国民健康水平；以肺炎、腹泻、贫血、哮喘等常见病为重点，推广儿童疾病综合管理适宜技术；加强临床专科能力建设，以专科发展带动诊疗能力和水平提升。

（2）国外现状

全球哮喘防治创议（Global Initiative for Asthma，GINA）/中国国内指南：哮喘干预是一个综合性的计划，目的在于维持症状的良好控制，维持正常活动水平和肺功能，减少急性发作，减少慢性残疾与死亡，提高哮喘患者的生活质量。[②③]

---

① 中华医学会呼吸病学分会哮喘学组，支气管哮喘防治指南（2020年版）[J] 中华结核和呼吸杂志，2020，43(12).

② 国家呼吸系统疾病临床医学研究中心等，中国儿童哮喘行动计划临床应用专家共识 [J]. 中华实用儿科临床杂志，2021，36(7):484–487

③ Global Initiative for Asthma.Global strategy for asthma management and prevention.(2020 update)[EB/OL](2020–4–21)[2021–02–22].

（3）某妇幼医院儿科现状

诊疗规模：儿童呼吸科门诊年接诊人次30 677人次，其中咳喘专科门诊年门诊量28 455人次，目前入组建档管理的哮喘患儿共649人。

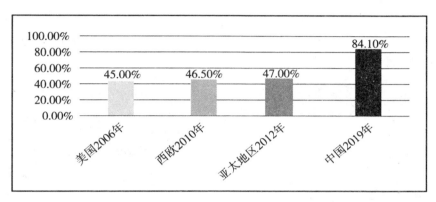

国内外研究哮喘控制水平横断面调查结果[①②③④]

目标差距：儿科哮喘患儿每年增长近200人，良好控制率约为78.6%，与国内2019年调查水准84.1%存在差距。

（4）儿童哮喘发病趋势

全球近30年来哮喘的患病率持续上升，中国儿童哮喘的患病率每10年增幅50%；中国约有3000万哮喘患者，哮喘儿童超600万，城市儿童哮喘总患病率高达3.02%；研究表明，哮喘未控制的患儿成年以后伴有持续的肺功

① Peters SP, Jones CA, HaselkornT, et al. Real-world Evaluation of Asthma Control and Treatment(REACT):findings from a national Web-based survey[J]. J Allergy Clin Immunol,2007119(6):1454–1461.

② Demoly P.Annunziata K, Gubba E, et al. Repeated cross sectional survey of patient-reported asthma control in Euope in the past 5years. Eur Respir Rev, 2012, 2166–74.

③ Wong GW, Kwon N, Hong JG, et al. Pediatric asthma control in Asia: phase 2 of the Asthma Insights and Reality in Asia-Pacific(AIRIAP2)survey[J]. Allergy, 201368(4): 524–530.

④ 孙欣，吴华杰，鲍一笑等 . 中国儿童哮喘标准化门诊建设现状与探索 [J] 中华实用儿科临床杂志，2021，36(7): 514–519.

能损害。[1][2]

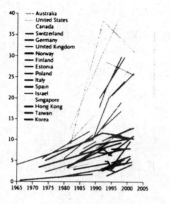
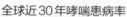

全球近30年哮喘患病率

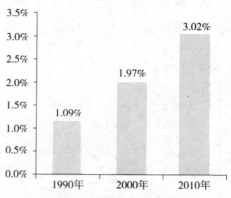

我国近30年城市儿童哮喘患病率

4.选题理由

该项目能够改善哮喘患儿的临床预后，提高生活质量，促进儿童健康生长发育；促进和谐医患关系发展，打造专科品牌。

对患者而言，这一改善可以降低哮喘急性发作率；维持患儿正常活动水平；避免因哮喘药物引起的不良反应；预防哮喘导致的死亡。

对医患而言，这一改善可以促进医患关系和谐；提高患者满意度；实现自我价值。

对科室而言，这一改善将规范哮喘患儿的管理；降低反复住院次数及费用；打造科室品牌。

对医院而言，这一改善有助于建立区域性信息化平台；提升医院在当地的影响力；提高当地医院的协作管理能力。

---

① Masoli M, Fabian D, Holt S, et al. The global burden of asthma:executive summary of the GINA Dissemination Committee report[J].Allergy 2004.59(5).469–478.

② 全国儿科哮喘协作组，中国疾病预防控制中心环境与健康相关产品安全所.第三次中国城市儿童哮喘流行病学调查 [J]. 中华儿科杂志 2013，51(10): 729–735.

（三）活动计划拟定

自由呼吸圈 QCC 活动计划拟定表

what			when													who	how	where
活动过程	年份		2021年									2022年				负责人	工具	开会地点
	月份		3月	4月	5月	6月	7月	8月	9月	10月	11月	12月	1月	2月				
	周期																
P	选择课题				P30%										王××	头脑风暴、评价法	示教室
	现况调查														潘××	查检表、柏拉图、流程图	儿科门诊
	设定目标														李××	柱状图	示教室
	原因分析														刘××	头脑风暴、鱼骨图	示教室
	要因确认														冯××	查检表	儿科门诊
	制定对策														陈××	头脑风暴、评价法	示教室
D	对策实施						D40%								劳××	小组讨论	示教室、儿科门诊
C	效果检查										C20%				文××	查检表、柱状图	示教室、儿科门诊
A	巩固措施												A10%		吴××	小组讨论	儿科门诊
	总结回顾														林××	小组讨论	示教室

制表人：李×× 　日期：2021年3月10日 　计划线：……… 　实施线：——

（四）现状把握

1.绘制改善前流程图

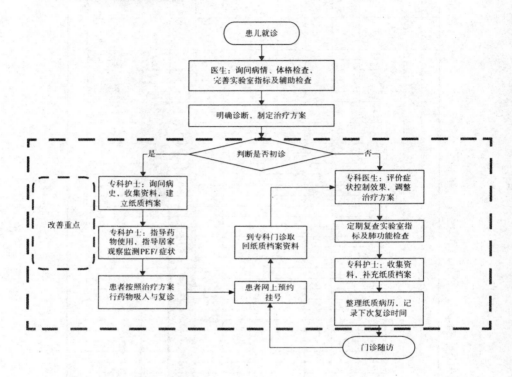

2.制作查检表

"哮喘患儿症状控制良好率低" 原因查检汇总表

三现原则
查检内容（what）：哮喘症状控制未达到 "良好控制" 的原因
查检时间（when）：2021年3月15日—2021年3月28日
查检对象（whom）：明确诊断为哮喘/学龄前喘息，但症状控制分级为 "部分控制" 与 "未控制" 患儿的家长，共56人，每人10个条目
查检地点（where）：儿科门诊
检查人员（who）：刘××、文××、李××、王××
查检方法(how)：现场访谈＋电话访谈

续表

项目	频次/次	百分比/%	累计百分比/%
不知晓哮喘需长期随访与用药	41	28	28
药物吸入方法不正确	20	14	42
缺乏对患儿用药依从性的监管	20	14	56
担心激素使用副作用自行停药	18	12	68
儿科号源紧张导致随访不方便	11	8	76
医生护士教育指导不系统	10	7	83
不知晓如何处理哮喘发作	8	5	88
没有定期进行家居清洁管理	8	5	93
认为症状改善后可以直接停药	6	4	97
不认同哮喘控制不良的后果	5	3	100

制表人：谭××　　　　　　　　　　　　　制表日期：2021年4月7日

3.绘制改善前柏拉图并提出结论

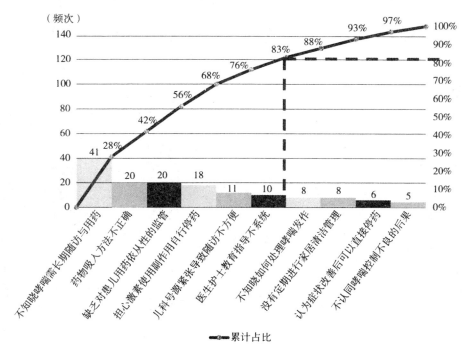

提高哮喘患儿症状控制良好率改善前柏拉图

结论：查检数据表明，不知晓哮喘需长期随访与用药、药物吸入方法不正确、缺乏对患儿用药依从性的监管、担心激素使用副作用自行停药、儿科号源紧张导致随访不方便、医生及护士教育指导不系统等累计占比83%，依柏拉图80/20法则，针对此六大情况确定本次主题改善重点。

（五）目标设定

1.计算公式

目标值=现况值+改善值

$$=现况值+（1-现况值）\times 改善重点\times 圈能力$$

$$=78.6\%+（1-78.6\%）\times 83\%\times 71.3\%$$

$$=91.26\%$$

2.目标合理论证

为提高目标设置的科学性与合理性，圈员们经过讨论，采用标杆参考法，通过文献回顾并结合医院实际情况，一致同意以95%为目标值。

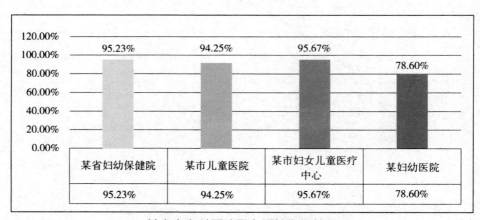

某省内专科医院平台质控指标结果

"自由呼吸圈"圈能力评价表

	姓名	工作年限	能力值	学历	能力值	改善能力	能力值	品管圈经验值	改善能力
圈长	林××	16	92	本科	60	4	80	5	75.8
秘书	王××	6	72	本科	60	3	60	0	64.8
圈员	谭××	19	100	硕士	80	4	80	5	93
圈员	文××	14	88	本科	60	4	80	0	77.2
圈员	陈××	14	88	本科	60	4	80	5	82.2
圈员	刘××	16	92	本科	60	4	80	0	78.8
圈员	汤××	8	76	本科	60	3	60	0	66.4
圈员	吴××	6	72	本科	60	3	60	0	64.8
圈员	李××	9	78	本科	60	3	60	5	72.2
圈员	劳××	11	82	大专	40	1	20	0	50.8
圈员	卫××	13	86	本科	60	1	20	0	58.4
平均值									71.3%
备注：圈能力=平均改善能力/100									

（六）解析

1.原因分析

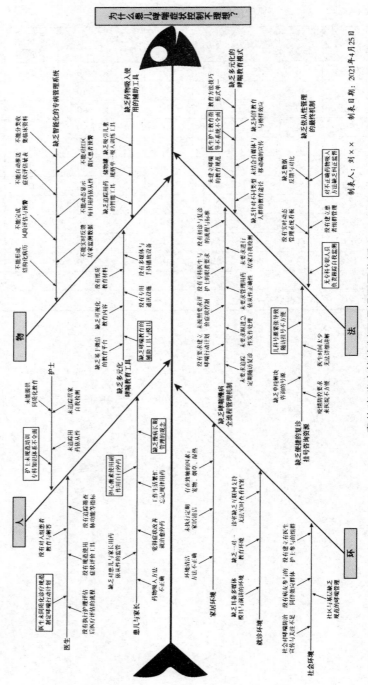

患儿哮喘症状控制不理想原因分析

2. 要因评价

患儿哮喘症状控制不理想原因评价表

原因		主要原因	林××	王××	谭××	刘××	汤××	吴××	李××	文××	陈××	劳××	卫××	总分	选定
人	护士	护士未规范培训，专科知识体系不全面	5	5	3	3	3	5	3	5	3	5	5	45	√
		未能提供同质化教育	3	3	1	3	3	3	3	3	1	3	1	29	
		未追踪用药依从性	5	3	3	5	3	3	5	5	3	3	3	41	
		未追踪居家自我检测	5	3	3	5	3	3	3	5	3	3	3	41	
	医生	医生未同质化诊疗规范制定哮喘行动计划	5	5	3	3	3	5	3	5	3	5	5	45	√
		没有对入组患者教育与解答	1	3	1	3	3	1	3	3	3	1	3	25	
		没有执行护理评估后医疗评估的流程	3	3	3	3	1	3	1	3	3	3	3	27	
		没有规范使用症状评价工具	1	3	3	1	3	3	1	3	3	3	3	27	
		没有追踪复查肺功能等指标	1	3	1	1	3	1	1	3	3	3	3	25	
	患儿与家长	药物吸入方法不规范不正确	1	5	3	5	3	3	1	3	5	3	3	33	
		担心激素使用副作用自行停药	5	5	5	3	3	3	3	5	5	5	5	45	√
		缺乏对患儿与家长用药依从性的监管	5	3	5	5	5	5	5	5	5	5	5	49	√
		觉得症状改善就停药	1	3	1	3	1	1	1	3	3	3	3	31	
		工作生活繁忙，忘记规律用药	3	3	3	3	3	3	5	1	3	3	3	33	
		缺乏慢病长期管理的观念	3	5	3	3	5	5	5	5	5	5	5	47	√
物	缺乏智能化的专病管理系统	不能形成结构化病历	3	1	3	3	3	3	3	3	3	3	3	35	
		不能完成风险评估与预警	1	5	1	3	3	3	3	5	3	3	3	33	
		不能自动推送症状评估量表	1	3	5	1	5	5	5	3	5	5	3	37	
		不能分类收集临床资料	3	1	3	3	3	5	3	5	3	3	5	35	
		不能实时反馈居家监测数据	5	3	5	3	5	5	5	3	3	3	3	41	
		不能动态显示每日用药依从性	3	5	3	1	3	3	1	3	3	3	3	31	
		不能对红区黄区患者预警	5	3	1	5	3	3	1	3	1	3	3	31	

续表

原因	主要原因	林××	王××	谭××	刘××	汤××	吴××	李××	文××	陈××	劳××	卫××	总分	选定
物	缺乏药物吸入使用的辅助工具 缺乏吸引儿童吸入训练工具	1	3	3	3	1	1	3	1	3	1	3	23	
	储物罐规格单一	3	1	5	3	3	1	3	5	5	5	3	35	
	缺乏追踪用药的智能工具	3	3	5	5	5	3	5	3	5	3	3	43	
	缺乏基于微信的教育平台	1	3	1	3	5	1	3	1	3	3	3	25	
	缺乏可视化教育内容	5	3	3	3	3	5	5	5	5	3	3	43	
	没有纸质教育材料	1	3	3	3	1	1	5	3	3	3	3	27	
	缺乏多元化哮喘教育工具 缺乏哮喘教育的辅助工具与模具	5	3	5	5	5	5	5	3	3	5	3	45	√
	没有专用通讯设施	1	3	1	3	3	3	1	3	5	5	3	27	
	没有多媒体与手持播放设备	5	5	5	3	3	5	3	5	5	5	3	43	
环	家居环境 环境清洁方法不正确	1	3	3	3	3	3	3	1	5	5	5	35	
	未执行定期家居清洁	5	3	5	5	5	5	5	5	5	3	5	43	
	存在致敏的因素：宠物、烟草等	5	3	5	3	3	3	3	3	5	5	3	43	
	就诊环境 缺乏应用多媒体模具演讲的环境	1	3	1	3	5	3	5	3	3	3	3	31	
	缺乏一对一教育环境	5	3	1	1	1	1	1	3	3	3	1	23	
	诊室缺乏信息系统支持，无法实时查看档案	5	3	5	5	5	5	5	3	3	3	5	43	
	社会环境 对哮喘防治宣传与关注不足	3	5	3	3	5	3	3	5	3	3	5	41	
	没有病友参与的同伴效应群体	5	3	1	1	3	3	3	1	3	5	5	35	
	没有建立与医生、护士参与的组群	1	3	1	3	1	1	1	3	1	3	5	23	
	社区与基层缺乏哮喘规范的哮喘管理	5	3	1	5	3	3	5	5	3	3	3	39	

续表

原因	主要原因	林××	王××	谭××	刘××	汤××	吴××	李××	文××	陈××	劳××	卫××	总分	选定
缺乏慢性哮喘病全流程管理机制	没有要求建立哮喘行动计划	1	3	1	5	5	3	5	3	1	1	3	31	
	未按照要求评价症状控制	1	3	1	3	5	5	3	5	3	5	1	35	
	没有专科医生与护士的职责要求	5	3	5	3	3	5	5	3	5	3	3	43	
	没有初诊与复诊的流程与标准	3	5	3	5	3	3	5	3	3	3	3	39	
	未要求追踪定期随访复诊	3	3	3	1	3	3	3	1	1	3	3	27	
	未要求跟进急性发作处理	3	3	3	3	3	3	3	1	1	3	3	29	
	未要求管理用药依从性正确性	5	3	3	3	5	5	3	5	3	3	5	43	
	未要求进行居家自我检测	5	5	5	3	3	5	3	3	3	3	3	43	
缺乏便捷的复诊号咨询资源	缺乏单纯解决咨询的号源	3	3	1	3	5	3	5	3	3	1	5	35	
	儿科号源紧张，随访挂号不方便	5	5	3	5	3	5	5	3	3	5	5	47	√
	疫情防控要求来医院不方便	3	1	3	1	3	1	3	5	3	3	3	29	
	医生时间太少无法详细讲解	5	5	5	3	5	3	3	3	5	3	3	43	
法 缺乏多元化的哮喘教育模式	未建立哮喘的教育规范	3	3	1	5	5	3	5	3	3	1	1	33	
	医生护士教育指导系统不全面	5	3	5	3	5	5	5	5	5	3	3	47	√
	教育方法技巧形式单一	5	5	5	3	3	3	3	3	3	5	3	43	
	缺乏针对不同类型人群的教育宣传	3	5	3	3	3	5	3	3	5	5	3	43	
	未结合自媒体等移动端的宣传	3	3	3	3	3	3	1	1	3	5	5	33	
	缺乏同伴教育与榜样效应	5	3	5	5	5	3	1	1	3	5	5	35	
缺乏依从性管理的最终机制	没有实时动态依从性管理系统	1	3	5	3	3	5	3	1	3	5	3	35	
	缺乏数据反馈与对比	3	3	1	3	3	1	3	3	1	3	5	29	
	无专职人员负责跟踪患儿自我监测	3	5	5	1	5	5	3	5	5	5	3	45	√
	没有建立患者者组群管理	1	1	1	1	1	3	3	3	1	1	3	19	
	对不正确药物吸入方法缺乏纠正监督	5	3	3	5	3	5	5	5	5	3	5	47	√

根据要因拟定对策，按照"5.3.1"评分原则打分，总分根据80/20法则，大于44分为主要要因。

制表人：汤××

制表时间：2021年5月8日

3.真因验证

圈员们通过现场查检60名患者家属，使用柏拉图，根据80/20法则得出"缺乏对患儿与家长用药依从性的监管""对不正确药物吸入方法缺乏纠正监督""医生护士教育指导不系统不全面""缺乏慢病长期管理的观念""儿科号源紧张导致随访挂号不方便""担心激素使用副作用自行停药"等六个真因，以此拟定对策。

患儿哮喘控制率不理想真因验证汇总表

项目	频次/次	占比/%	累计占比/%
缺乏对患儿与家长用药依从性的监管	41	24	24
对不正确药物吸入方法缺乏纠正监督	26	15	39
医生护士教育指导不系统不全面	22	13	52
缺乏慢病长期管理的观念	22	13	65
儿科号源紧张导致随访挂号不方便	20	12	77
担心激素使用副作用自行停药	14	8	85
缺乏哮喘教育的辅助工具与模具	12	7	92
护士未规范培训专科知识体系不全面	6	3	95
无专科专职人员负责跟踪自我监测	6	3	98
医生未同质化诊疗规范制定哮喘行动计划	4	2	100

制表人：汤××　　　　　　　　制表日期：2021年5月23日

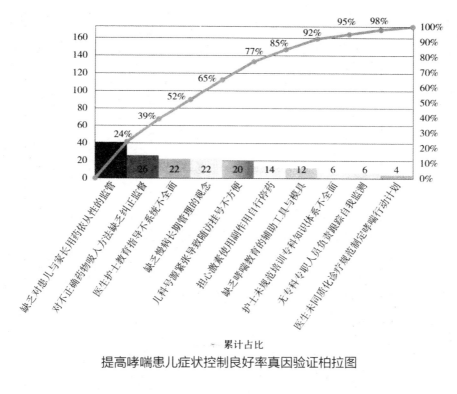

累计占比

提高哮喘患儿症状控制良好率真因验证柏拉图

（七）对策拟定

1.对策拟定

针对"哮喘患儿的症状控制不理想"的对策拟定表

what 问题	why 真因	how 对策	评价决策						who 负责人	when 实施日期	where 实施地点	对策编号
			可行性	经济型	圈能力	效益性	总分	选定				
为什么哮喘患儿的症状控制不理想		修订哮喘管理流程。初诊部分新增护士开展系统化哮喘教育环节	49	45	49	47	190	√	劳××	2021年6月8日—2021年8月8日	儿科门诊	对策一
		建立"儿科呼吸专科标准哮喘管理，医护人管理组群"	47	45	45	45	182	√	劳××	2021年6月8日—2021年8月8日	儿科门诊	对策一
		修订哮喘管理流程。新增医生：对哮喘管理患儿进行知情告知程序	51	49	51	51	202	√	劳××	2021年6月8日—2021年8月8日	儿科门诊	对策一
		明确哮喘诊治的诊疗规范	39	33	35	35	142					
	缺乏缜密病程管理的护理观念	制订《儿科哮喘护理与科门诊管理制度》。明确哮喘与科护士的领质与岗位要求	47	49	51	47	194	√	劳××	2021年6月8日—2021年8月8日	儿科门诊	对策一
		购置软件与硬件设备。引进"广东哮喘标准化病历管理平台"	47	47	47	45	186	√	谭××	2021年8月9日—2021年9月30日	儿科门诊	对策二
		改革诊室与教育儿联网硬件设施。方便诊问查询	35	31	31	29	126					
		采用抖音、直播、电台等多元化多媒体方式宣传哮喘	45	45	45	45	180	√	汤××	2021年10月1日—2021年11月14日	儿科门诊	对策三
		专科医生参加广东省儿童哮喘规范化培训，全体持证上岗	45	47	47	45	184	√	劳××	2021年6月8日—2021年8月8日	儿科门诊	对策一
	担心哮喘药使用副作用自行停药	制订结构化的哮喘教育规范《中国儿童哮喘行动有问必答》	45	45	47	45	182	√	汤××	2021年10月1日—2021年11月14日	儿科门诊	对策三
		制作纸质版宣传资料供家属阅览	49	45	53	37	184	√	汤××	2021年10月1日—2021年11月14日	儿科门诊	对策三
		购买人体呼吸系统模具与吸药训练模具	33	23	33	25	114					
		制订分阶段的哮喘教育人群教育规范。实时教育规范，强化教育规范	47	45	47	47	186	√	汤××	2021年10月1日—2021年11月14日	儿科门诊	对策三
		设置门诊哮喘专科护士岗位。每日对组内患儿的居家日常监测，用药依从性，随访进行跟踪	47	45	45	47	182	√	劳××	2021年6月8日—2021年8月8日	儿科门诊	对策一

续表

what 问题	why 真因	how 对策	评价决策 可行性	经济型	圈能力	效益性	总分	选定	who 负责人	when 实施日期	where 实施地点	对策编号
为什么哮喘患儿的症状控制不理想	缺乏对患儿与家长用药依从性的监管	修订哮喘诊疗路径与规范，实现结构化病历与临床资料收集，执行每名患儿都有哮喘行动计划（个体管理方案）	45	51	49	49	194	✓	劳××	2021年6月8日—2021年8月8日	儿科门诊	对策一
		修订哮喘管理流程，复诊部分新增护士进行症状评估，用药依从性评估，随访追踪	45	45	45	45	180	✓	劳××	2021年6月8日—2021年8月8日	儿科门诊	对策一
		增设软件app与小硬件于监督用药依从性	27	29	27	25	108					
		智能化系统每日收集患儿药物使用正确率与执行情况，在纸追踪依从性	49	47	45	45	186	✓	谭××	2021年8月9日—2021年9月30日	儿科门诊	对策二
		利用智能化系统的"实时看板"对患者的管理数据进行监控与分析	45	45	47	47	184	✓	谭××	2021年8月9日—2021年9月30日	儿科门诊	对策二
		智能化系统每日收集患儿居家日常监测PEF值，动态了解哮喘收并情况	45	45	45	45	180	✓	谭××	2021年8月9日—2021年9月30日	儿科门诊	对策三
	补不住：确保药物吸入方	智能化系统定期推送"哮喘症状控制评价护长"周期评价近4周控制水平	47	45	45	45	182	✓	谭××	2021年8月9日—2021年9月30日	儿科门诊	对策三
		复诊前必须经过专科护士诊前症状控制评估	27	29	27	25	108					
	法缺乏纠正监督	智能化系统进行风险预警，自动筛选出区对象，提醒护士进行处理干预	47	45	47	43	182	✓	谭××	2021年8月9日—2021年9月30日	儿科门诊	对策二
		开展护理门诊讨论	33	33	29	25	120					

续表

what 问题	why 真因	how 对策	评价决策 可行性	经济型	圈能力	效益性	总分	选定	who 负责人	when 实施日期	where 实施地点	对策编号
为什么哮喘患儿的症状控制不理想	儿科号源紧张，导致随访挂号不方便	增加"哮喘随访门诊号源"，保证呼喘随访访绿色通道无障碍	45	45	45	45	180	√	劳××	2021年6月8日—2021年8月8日	儿科门诊	对策一
		增设互联网医院咨询门诊	23	27	27	27	104					
		增加"儿科哮喘专科护理门诊"与"互联网医院儿童哮喘咨询门诊"	49	49	49	49	196	√	劳××	2021年6月8日—2021年8月8日	儿科门诊	对策二
		智能化系统自动更新随访复诊信息，方便随访跟踪防止脱落	45	45	47	49	186	√	谭××	2021年8月9日—2021年9月30日	儿科门诊	对策三
		协助基层社区医院建立哮喘规范门诊	29	35	31	29	124					
	医生护士教育指导系统不全面	利用智能化哮喘管理系统，根据个体方案推送健康宣教讲座与操作视频	49	49	51	45	194	√	汤××	2021年10月1日—2021年11月14日	儿科门诊	对策一
		设置哮喘专用的健康教育室，添置多媒体设施，创造良好的教育环境。呼吸系统模具与哮喘药训练工具	47	43	45	45	180	√	汤××	2021年10月1日—2021年11月14日	儿科门诊	对策二
		建立儿科呼喘专科哮端管理交流群，有医护对常见问题进行教育指导	51	51	49	49	200					
		定期组织家院联谊活动，增加医患粘度，增强群体同伴教育	45	45	43	49	182	√	汤××	2021年10月1日—2021年11月14日	儿科门诊	对策三
		开"引山呼吸"公众号，制作哮喘教育，药物使用等等图文视频教育资源	47	47	45	49	188	√	汤××	2021年10月1日—2021年11月14日	儿科门诊	对策三

2.对策整合

针对"哮喘患儿的症状控制不理想"的对策整合表

对策	对策名称	对策内容
对策一	建立哮喘慢病全流程管理机制	修订哮喘管理流程，初诊部分新增护士开展系统化哮喘教育环节
		修订哮喘管理流程，复诊部分新增护士进行症状评估、用药依从性评估、随访追踪
		修订哮喘管理流程，新增医生对哮喘管理患儿进行知情告知程序
		修订哮喘诊疗路径与规范，实现结构化病历与临床资料收集，执行每名患儿都有哮喘行动计划（个体管理方案）
		制订《儿科哮喘护理专科门诊管理制度》，明确哮喘专科护士的资质与岗位要求
		设置门诊哮喘专科护士岗位，每日对组内患儿的居家日常监测、用药依从性、随访进行跟踪。
		专科医生护士参加广东省儿童哮喘规范化培训，全体持证上岗
		建立"儿科呼吸专科哮喘标准管理交流群"，医护专人管理组群
		增加"哮喘随访门诊号源"，保证哮喘随访绿色通道无障碍
		增加"儿科哮喘专科护理门诊"与"互联网医院儿童哮喘咨询门诊"
对策二	使用智能化系统实现哮喘管理全病程闭环的监管	购置软件与硬件设备，引进"广东省哮喘标准化病历管理平台"
		利用智能化系统的"实时看板"，对患者的管理数据进行监控与分析
		智能化系统进行风险预警，自动筛选红区对象，提醒护士进行处理干预
		智能化系统每日收集患儿药物使用正确率与执行情况，在线追踪依从性
		智能化系统每日收集患儿居家日常监测PEF值，动态了解哮喘改善情况
		智能化系统定期推送"哮喘症状控制评价量表"，周期评价近4周控制水平
		智能化系统自动更新随访复诊信息，方便随访跟踪防止脱落
对策三	建立结构化多元化的哮喘教育模式	制订结构化的哮喘教育规范《中国儿童哮喘行动有问必答》
		制订分阶段的哮喘教育入组教育规范、实时教育规范、强化教育规范
		利用智能化哮喘管理系统，根据个体方案推送健康专题讲座与操作视频
		开"自由呼吸"公众号，制作哮喘教育、药物使用等图文视频教育资源
		采用抖音、义诊、直播、电台等多元化多媒体方式宣传哮喘
		制作纸质版宣传资料供家属阅览
		设置哮喘专用的健康教育室，添置多媒体设施、呼吸系统模具与吸药训练工具，创造良好的教育环境
		定期组织家院联谊活动，增加医患粘度，增强群体同伴教育

（八）对策实施与检讨

对策一：建立哮喘慢病全流程管理机制

对策一	对策名称	建立哮喘慢病全流程管理机制
	真因	缺乏对患儿与家长用药依从性的监管、对不正确药物吸入方法缺乏纠正监督、医生护士教育指导不系统不全面、缺乏慢病长期管理的观念、儿科号源紧张导致随访挂号不方便、担心激素使用副作用自行停药

改善前：	对策实施：
1. 首诊流程缺乏建档管理与系统教育的环节 2. 复诊流程没有定期跟进的环节，没有护理进行用药、症状改善评估的环节 3. 儿科号源紧张，患儿长期随诊不便，不利于评估哮喘控制情况 4. 缺乏专人对入组哮喘的患者进行管理与跟踪 5. 医生护士在组群随访管理中的分工不明确	实施时间（when）：2021年6月28日—2021年8月8日 实施对象（whom）：哮喘专科医生护士 实施地点（where）：哮喘门诊 实施负责人（who）：潘××、林××、文××、刘×× 实施方法（how）： 1. 修订哮喘管理流程，初诊部分新增护士开展系统化哮喘教育环节 2. 修订哮喘管理流程，复诊部分新增护士进行症状评估、用药依从性评估、随访追踪 3. 修订哮喘管理流程，新增医生对哮喘管理患儿进行知情告知程序 4. 修订哮喘诊疗路径与规范，实现结构化病历与临床资料收集，执行每名患儿都有哮喘行动计划（个体管理方案） 5. 制订《儿科哮喘护理专科门诊管理制度》，明确哮喘专科护士的资质与岗位要求 6. 设置门诊哮喘专科护士岗位，每日对组内患儿的居家日常监测、用药依从性、随访进行跟踪 7. 专科医生护士参加广东省儿童哮喘规范化培训，全体持证上岗 8. 建立"儿科呼吸专科哮喘标准管理交流群"，医护专人管理组群 9. 增加"哮喘随访门诊号源"，保证哮喘随访绿色通道无障碍 10. 增加"儿科哮喘专科护理门诊"与"互联网医院儿童哮喘咨询门诊"

对策一	对策名称	建立哮喘慢病全流程管理机制
	真因	缺乏对患儿与家长用药依从性的监管、对不正确药物吸入方法缺乏纠正监督、医生护士教育指导不系统不全面、缺乏慢病长期管理的观念、儿科号源紧张导致随访挂号不方便、担心激素使用副作用自行停药

对策处置

1. 修订了哮喘管理流程

2. 制订了《哮喘门诊专科护士资质准入与管理制度》

3. 制订了《专科护士岗位职责》

4. 制订了《新入组患者用药指导跟进记录表》

5. 制订了《咳喘中心诊疗路径》《儿科支气管哮喘护理常规》

6. 建立儿科呼吸专科哮喘标准管理交流群

7. 开设随访绿色通道，开设护理门诊与互联网门诊

对策有效

对策效果确认：

1. 哮喘患儿症状控制良好率从78.6%提升至82.3%

2. 哮喘患儿复诊病例数从171例提升至406例

3. 儿童哮喘行动计划制定数从125个提升至503个

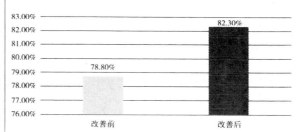

第一轮对策实施的控制良好率对比图

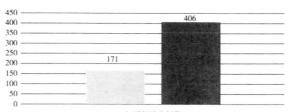

第一轮对策实施哮喘儿童复诊病例数对比图

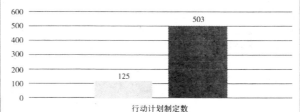

第一轮对策实施儿童哮喘行动计划制定数对比图

对策二　使用智能化系统实现哮喘管理全病程闭环的监管

对策二	对策名称	使用智能化系统实现哮喘管理全病程闭环的监管
	真因	缺乏对患儿与家长用药依从性的监管、对不正确药物吸入方法缺乏纠正监督、医生护士教育指导不系统不全面、缺乏慢病长期管理的观念、儿科号源紧张导致随访挂号不方便、担心激素使用副作用自行停药

改善前：	对策实施：
1. 使用纸质文档与打印门诊病例建立入组档案，哮喘病历书写不全面不规范，存在记录不全面或缺失问题 2. 无法进行风险预警，无法自动识别红区与黄区人群 3. 缺乏实时动态的质量看板，无法监管日常监测和用药依从性	实施时间（when）：2021年8月9日—9月30日 实施对象（whom）：哮喘专科医生护士与患者 实施地点（where）：儿科门诊宣教室 实施负责人（who）：文××、刘××、汤××、卫×× 实施方法（how）： 1. 购置软件与硬件设备，引进广东省哮喘标准化病历管理平台 2. 利用智能化系统的"实时看板"，对患者的管理数据进行监控与分析 3. 智能化系统进行风险预警，自动筛选红区对象，提醒护士进行处理干预 4. 智能化系统每日收集患儿药物使用正确率与执行情况，在线追踪依从性 5. 智能化系统每日收集患儿居家日常监测PEF值，动态了解哮喘改善情况 6. 智能化系统定期推送"哮喘症状控制评价量表"，周期评价近4周控制水平 7. 智能化系统自动更新随访复诊信息，方便随访跟踪，防止脱节

P D A C

对策处置：	对策效果确认：
1. 引进广东省哮喘标准化病历管理云平台 2. 利用电子病历系统实时看板显示患者的数据分析和管理 **对策有效**	1. 哮喘患儿症状控制良好率从82.3%提升至89.4% 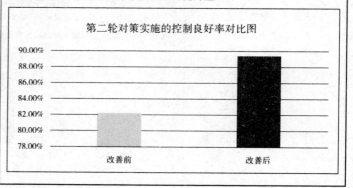 第二轮对策实施的控制良好率对比图

对策三 建立结构化、多元化的哮喘教育模式

对策三	对策名称	建立结构化、多元化的哮喘教育模式
	真因	缺乏对患儿与家长用药依从性的监管、对不正确药物吸入方法缺乏纠正监督、医生护士教育指导不系统不全面、缺乏慢病长期管理的观念、儿科号源紧张导致随访挂号不方便、担心激素使用副作用自行停药

改善前：	对策实施：
1.哮喘教育仅以用药指导为主，教育内容与质量不规范，哮喘教育规范未建立 2.提供的教育形式单一，以口头教育为主，缺乏重复性 3.没有多元化、针对不同人群的教育形式与传播媒介 4.缺乏各种教育辅助的工具，尤其缺乏多媒体辅助工具	实施时间（when）：2021年10月1日—11月14日 实施对象（whom）：儿科门诊哮喘专科患者及家属 实施地点（where）：儿科门诊、儿科住院部 实施负责人（who）：陈××、刘××、梁×× 实施方法（how）： 1.制订结构化的哮喘教育规范《中国儿童哮喘行动有问必答》 2.制订分阶段的哮喘教育入组教育规范、实时教育规范、强化教育规范 3.利用智能化哮喘管理系统，根据个体方案推送健康专题讲座与操作视频 4.开设"自由呼吸"公众号，制作哮喘教育、药物使用等图文视频教育资源 5.采用抖音、义诊、直播、电台等多元化多媒体方式宣传哮喘 6.制作纸质版宣传资料供家属阅览 7.设置哮喘专用的健康教育室，添置多媒体设施，呼吸系统模具与吸药训练工具，创造良好的教育环境 8.定期组织家院联谊活动，增加医患粘度，增强群体同伴教育

对策三	对策名称	建立结构化、多元化的哮喘教育模式
	真因	缺乏对患儿与家长用药依从性的监管、对不正确药物吸入方法缺乏纠正监督、医生护士教育指导不系统不全面、缺乏慢病长期管理的观念、儿科号源紧张导致随访挂号不方便、担心激素使用副作用自行停药

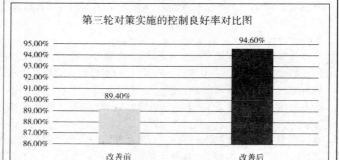

对策处置：

1. 建立哮喘教育范本《中国儿童哮喘行动有问必答》

2. 拍摄相关视频，制作图文视频教育资源，制作纸质材料，定期组织自媒体宣传活动

3. 开"自由呼吸"公众号设置教育板块

4. 设置专用的健康教育室，改善教育的多媒体互联网硬件设施

5. 建立哮喘管理交流群

对策有效

对策效果确认：

哮喘患儿症状控制良好率从 89.4% 提升至 94.6%

第三轮对策实施的控制良好率对比图

改善前 89.40%　　改善后 94.60%

（九）效果确认

1.有形成果

（1）改善前与改善后效果对比

"自由呼吸圈"活动改善前与改善后效果对比

项目	改善前	对策一改善后	对策二改善后	对策三改善后	目标值
调查日期	3月15日—3月28日	6月28日—8月8日	8月9日—9月30日	10月1日—11月14日	
控制良好率	78.60%	82.30%	89.40%	94.60%	95%

（2）目标达成率及进步率

目标达成率=（改善后–改善前）/（目标值–改善前）×100%

　　　　　　=（94.6%–78.6%）/（95%–78.6%）

　　　　　　=　97.56%

进步率=（改善后–改善前）/改善前×100%

　　　　=（94.6%–78.6%）/78.6%×100%

　　　　=　20.36%

（3）改善前和改善后效果对比

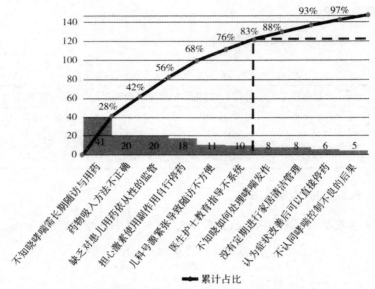

提高哮喘患儿症状控制良好率改善前柏拉图

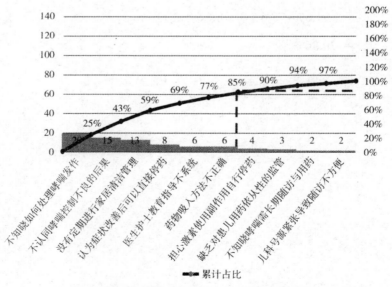

提高哮喘患儿症状控制良好率改善后柏拉图

（4）改善前与改善后流程图对比

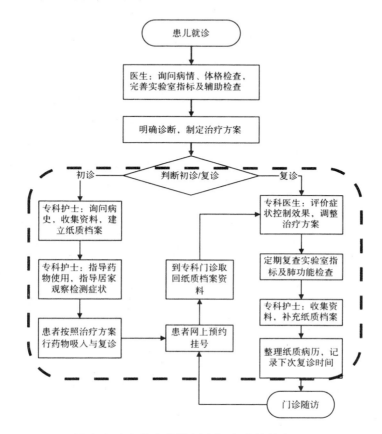

提高哮喘患儿症状控制良好率改善前流程图

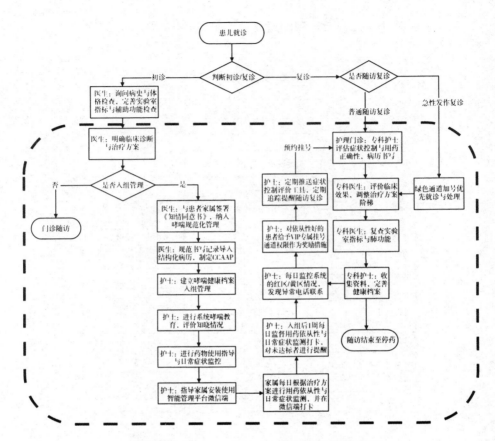

提高哮喘患儿症状控制良好率改善后流程图

2.无形成果

圈员们决定将QC手法运用、团队精神等六项作为本次品管圈评价项目，由圈员各自评价项目，以改善前后最高分10分、最低0分为标准，进行评价。

"自由呼吸圈"圈员能力于改善活动实施前后对比

项目	改善前	改善后	前后差距
QC手法	4	9.3	5.3
团队精神	4.6	8.6	4
问题解析能力	4.8	9.2	4.4

续表

项目	改善前	改善后	前后差距
沟通协调能力	5.4	9.4	4
责任心提升	4.8	8.2	3.4
活动信心	5	8.2	3.2

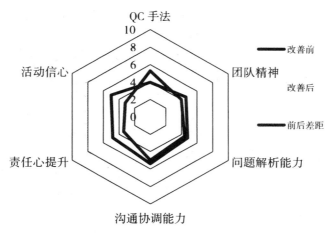

"自由呼吸圈"改善前与改善后的雷达图

由雷达图可以看出，圈员们经过本期品管圈活动，在QC手法运用、团队精神、问题解析能力、沟通协调能力、责任心、活动信心等方面都有成长进步，儿科哮喘专科组医护人员相互扶持，共同成长，在QC手法和团队精神方面进步极大。

3.附加成果

（1）社会效益

2021年，某妇幼医院面向社会，以直播、义诊等形式进行呼吸专科知识的科普，产生了良好的社会效益。

（2）科研立项

开展改善活动的同时，圈员们申报了院级新技术、新项目三项。

申报院级新技术、新项目列表

序号	题目
1	智能化用药追踪App与装置在有效提高哮喘患儿吸入用药依从性的应用
2	敏识医云电子管理平台在哮喘皮下免疫治疗患者治疗流程中的应用
3	"互联网+"对提升基层医院儿童哮喘管理的初步应用

（3）发明专利

在本次改善活动中，圈员们申报了三项专利，列表如下：

软件著作	专利	专利
名称：儿童家庭雾化用药提醒系统 使用对象：哮喘家庭雾化的患儿	名称：一种特异性免疫治疗的患者服 使用对象：哮喘特异性免疫治疗的患儿	名称：一种皮丘测量卡 使用对象：过敏性疾病进行过敏原点刺试验的患儿

（4）论文发表

开展品管圈活动的同时，儿科申报及参与科研立项两项：生命早期大气臭氧暴露对儿童肺功能的影响及线粒体ROS-NLRP3通路机制研究（4217050121国自然面上项目，主要参与者）；KRT1作为儿童哮喘皮下特异性免疫治疗疗效预测指标的应用价值研究（A2021464广东省医学科研基金A2021464,项目负责人）。论文发表了6篇，分别为：*iTRAQ-Based Proteomic Analysis Reveals Potential Regulatory Networks in Dust Mite-Related Asthma Treated with Subcutaneous Allergen Immunotherapy*，《佛山市禅城区5—14岁儿童肺通气功能正常预计值研究》《哮喘预测指数预测反复喘息婴幼儿发生哮喘的预测价值》《潮气肺功能在儿童慢性呼吸道疾病上的应用》《不同温度局部冷敷在减少皮下特异性免疫治疗（SCIT）儿童局部》《智能化电子管理平台在优化特异性皮下免疫治疗流程中的应用》。

（5）品牌效益

通过此次改善活动，儿科成为省儿童哮喘标准化门诊区域示范中心、中国规范化皮下免疫治疗的示范门诊单位、儿科全国肺功能协作组成员单位、省儿童肺功能协作组副组长单位，获批国家级儿童SMILE肺功能培训项目平台。

（6）人才培养

通过此次改善活动，儿科的五名医生获得"儿童肺功能检查规范化培训合格证书"，五名护士获得"儿童肺功能检查规范化培训合格证书"。

（7）技术推广

儿科进一步加强与基层医院的交流，推进儿科呼吸专业质量控制；圈员申请获批省卫生计生适宜技术推广项目"儿童雾化室及雾化治疗的规范化建设推广"；加强与外省妇幼保健院对口帮扶，联合开展儿童哮喘管理远程医疗会诊。此外，呼吸团队的医护人员在院领导的带领下到基层医院进行推广交流，指导基层医院呼吸专业的质控和儿童哮喘标准化门诊建设。儿童哮喘专科护理人员受邀到兄弟单位的市级、省级学习班进行授课与分享。

（十）标准化

针对取得良好效益的措施，圈员们进行了标准化作业，主要包括：

序号	内容点	标准化	措施	培训时间
1	规定儿科咳喘中心诊疗路径	《儿科咳喘中心诊疗路径》	修订管理制度，科室培训考核	2021-05-18
2	规范儿科哮喘慢病管理全流程	《儿科门诊哮喘管理流程》	规范流程职责，科室培训考核	2021-05-18
3	完善哮喘与免疫专科护士准入规定	《儿科门诊哮喘与免疫专科护士准入规定》	修订管理制度，科室培训考核	2021-05-18
4	规范儿科支气管哮喘护理常规	《儿科支气管哮喘护理常规》	修订管理制度，科室培训考核	2021-05-15

续表

序号	内容点	标准化	措施	培训时间
5	明确哮喘持续状态诊疗规范	《哮喘持续状态诊疗规范》	修订管理制度，科室培训考核	2021-05-15
6	规范哮喘管理中各种检测操作流程	《儿科门诊螨变异原注射操作流程》《儿科门诊皮肤过敏原试验操作流程》《儿科门诊（新城院区）一氧化氮仪的检测流程》《儿科门诊脱敏治疗后过敏性休克处理方案》	规范流程标准，科室培训考核	2021-05-17
7	规范哮喘教育规范	《中国儿童哮喘行动有问必答》	修订内容，科室全员培训考核	2021-05-15
8	将儿童哮喘纳入单病种质控分析	《某妇幼医院儿童哮喘单病种质控分析》	每季度进行单病种统计分析	2021-05-15

（十一）检讨与改进

1.效果维持

统计2022年3—9月改善后效果维持情况，结果显示效果维持良好。

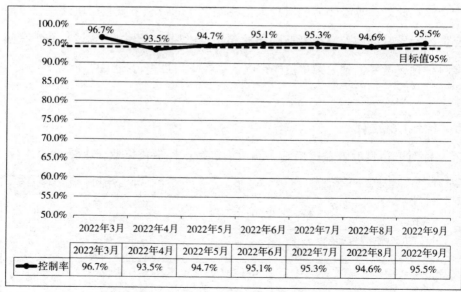

	2022年3月	2022年4月	2022年5月	2022年6月	2022年7月	2022年8月	2022年9月
控制率	96.7%	93.5%	94.7%	95.1%	95.3%	94.6%	95.5%

2022年3—9月改善后效果维持情况统计图

2.检讨与改进

圈员们针对本次改善活动进行深入探讨，发现不足并制定改进方向，如下表：

项目	成绩	不足	努力方向
主题选定	切合实际工作，有针对性	选题的主要观察指标的选择花费较多时间	通过文献检索了解国内外的衡量指标
计划拟定	每个阶段都有不同的圈员负责，提高了圈员的积极性	计划与实际执行不完全符合	应拟定更具实际执行力的问题，以便于解决
现状把握	能做到实事求是地记录现状，并寻求解决方案	对工作流程观察不够细微	注重细节管理，及时发现问题
目标设定	通过计算与同级别单位情况定标结合，目标明确	计算方法运用不熟练	加强QC手法学习和应用
真因验证	圈员能努力和细致地完成查核	圈员需一边工作一边查核	需要增加查检的人力配置与时间周期
对策改善	对于选定的对策，负责的圈长自主带动同仁，圈员能认真地参与	对策实施时间较短，只在院内实施	持续保持各项对策实施，需要加强与其他部门、基层医院的合作
效果确认	通过效果确认，能使圈员直观感受到成就感	经济性效益较难计算	巩固现有效果，并持续
标准化	标准化模式运用到实际工作中	落实不到位	严格执行所制定的标准
圈会活动情况	利用自己的休息时间开会，气氛活跃，讨论愉快	圈会形式单一	圈会形式可多样化

（十二）下期活动主题

"自由呼吸圈"下期活动主题选定评价表（11人）

主题评价题目	提案人	上级政策（权重0.3）	重要性（权重0.25）	迫切性（权重0.26）	圈能力（权重0.19）	总分	顺序	选定
1.提高哮喘患儿症状控制良好率	潘××	46×0.3	42×0.25	40×0.26	44×0.19	43.1	1	
2.提高手卫生依从性	林××	42×0.3	42×0.25	38×0.26	40×0.19	40.6	3	
3.降低住院患儿标本采集错误率	李××	38×0.3	34×0.25	32×0.26	42×0.19	36.2	4	

主题评价题目	提案人	上级政策（权重0.3）	重要性（权重0.25）	迫切性（权重0.26）	圈能力（权重0.19）	总分	顺序	选定
4.提升癫痫患儿服药正确性	吴××	42×0.3	42×0.25	40×0.26	40×0.19	41.1	2	★
5.提高住院患儿吸入治疗规范率	刘××	38×0.3	34×0.25	30×0.26	30×0.19	33.4	6	
6.降低住院患者坠床/跌倒的发生率	王××	42×0.3	38×0.25	30×0.26	32×0.19	36.0	5	
评价说明	分数/人数	上级政策	重要性	迫切性	圈能力			
	1	次相关	次重要	次迫切	低：0-50%			
	3	相关	重要	迫切	中：51-75%			
	5	极相关	极重要	极迫切	高：76-100%			

评价说明：以评价法进行主题评价，共11人参与选题过程；票选分数：5分最高、3分普通、1分最低，第一顺位为本次活动主题。

制表人：李×× 　　　记录人：王×× 　　　日期：2022年3月10日

三、案例总结

本案例的亮点：

1.圈名、圈徽设计形象生动，体现圈风貌的同时给人耳目一新的感觉；

2.品管圈"四个阶段""十大步骤"工具运用正确，结构严谨，逻辑清晰；

3.对策新颖，导入信息化系统和智能化设备，实现哮喘管理全病程闭环的监管；

4.改善成效显著，附加成果在专利、论文及科研立项方面内容比较多；

5.本案例荣获广东省第五届品管圈大赛一等奖，并推荐参加全国第十届品管圈大赛，荣获三等奖。

经验总结：

1.医、护、康复、功能科多学科团队合作，跨部门多学科团队改善；改善对策运用新工具、观念和手法（包括智慧医院、人工智能、"互联网+"、信息化等）；

2.改善前后效果显著，经济效益、社会效益取得很大的成绩；跨单位、跨机构的改善技术推广平行展开到其他医院；

3.对策创新，获得专利申请、人才培养、科研立项、期刊论文发表等成果；

4.品管圈是一套质量管理工具和方法、一种工作有效交流的语言、一套质量管理思维体系。此品管圈改善过程中个人能力得到提升，科室凝聚力得到加强，医院品牌得到推广，增强了团队荣誉感、个人成就感。

孕你同行圈：提升高危孕妇产检依从性

一、品管圈活动推行及成果汇报

（一）圈的介绍

1.圈的组成

圈特点：由护理、医生、信息工程师等组建的品管圈，多团队合作并利用信息化管理系统。

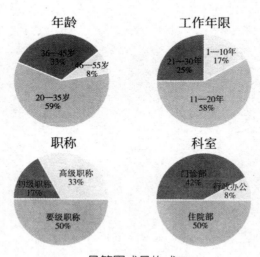

品管圈成员构成

"孕你同行圈"成员概况

科室：产科				组圈日期：2019-08-05		
圈名：孕你同行圈				辅导员：卢××		
圈名意义：产科团队心手相连，共促安全分娩，共创幸福家庭，为母婴安康保驾护航，为和谐社会贡献力量。				圈长：黄×		
				圈会时间：40 min/次		
				圈会频次：1次/月		
成员基本情况						
职务	姓名	年龄	工作年限	职称/学历	科室	分工
辅导员	卢××	48	29	主管护师/本科	产房	监督、指导、培训
圈长	黄×	33	13	主管护师/本科	产科门诊	分配任务、组织、统筹
秘书	××	28	11	护士/本科	产科门诊	文献查询、记录、整理
圈员	冯××	42	25	副主任护师/本科	护理部	策划、现场活动安排
	钟×	53	30	主任医师/本科	产科门诊	追踪、跨部门协调
	何××	27	5	信息工程师/本科	信息中心	多媒体视频制作
	黄××	37	18	主管护师/本科	产房	组织成员活动
	于××	32	11	主管护师/本科	产一区	对策实施
	覃×	34	11	主管护师/本科	产一区	活动措施落实
	黄××	36	17	主管护师/本科	产三区	采集相片
	李××	40	23	主管护师/本科	产二区	活动计划拟定
	毛××	35	17	护师/本科	产科门诊	标准化、成果汇报
	欧××	27	6	护师/本科	产房	调查分析、效果确认
主要工作	通过品管圈活动，提升高危孕妇产检依从性					
活动时间	2019年8月5日—2020年4月30日					

2.圈名与圈徽

（1）圈名及圈徽的确立

本次征集了4个候选圈名及3个圈徽，每位成员均投票，"孕你同行圈"获得的票数排在首位，最后圈名确定为"孕你同行圈"，圈徽为 。

圈名	票数	圈徽	票数
护航圈	3	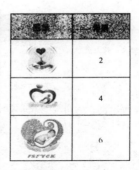	2
孕你同行圈	5		4
医爱圈	2		6
护孕圈	2		

"孕你同行圈"圈名与圈徽的确立过程

（2）圈名及圈徽的寓意

"孕你同行圈"寓意：产科团队心手相连，共促安全分娩，共创幸福家庭，为母婴安康保驾护航，为和谐社会贡献力量。

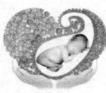

心形：由粉红色齿轮组成。转动的齿轮代表着产科各部门独立而又紧密衔接。

Y形的双手：代表我们的双手承载着生命，托举着祖国的未来和家庭的幸福。

圈徽的寓意

3. 上期活动成果追踪

上期活动摘要

活动主题	降低患者接诊排序的查询率
活动单位	产科门诊
活动期间	2013-10-24 至 2014-04-26
活动目标	患者接诊排序的查询率由20.7%下降至10.5%
实施对策	1.实行电子系统预检分诊； 2.分时段进行预约挂号，指引分时段就诊； 3.针对护士沟通技巧进行培训； 4.各项检查单上备注检查流程指引； 5.检验报告分类、定点放置。
改善结果	患者接诊排序的查询率由20.7%下降至10.3%

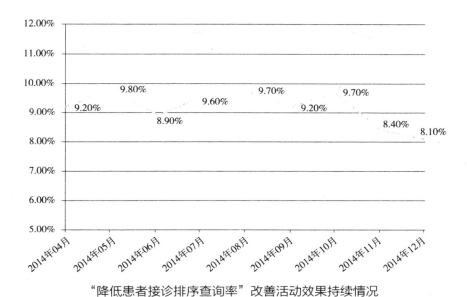

"降低患者接诊排序查询率"改善活动效果持续情况

（二）主题选定

1.主题选定

"孕你同行圈"主题选定评价表（12人）

主题评价题目	提案人	上级政策	重要性	迫切性	圈能力	总分	顺序	选定
1.提升高危孕妇产检依从性	黄×	49	47	39	39	174	1	★
2.降低孕产妇分娩前入院时间	冯××	42	37	37	31	147	2	
3.产科延续性服务的发展	黄××	39	27	35	27	128	5	
4.高危妊娠产前产后系统化管理	何××	34	33	35	33	135	4	
5.提高高危孕产妇管理合格率	欧××	31	36	25	22	114	6	
6.降低高危孕产妇分娩合并症	钟×	35	33	39	32	139	3	
评价说明	分数/人数	重要性	迫切性		圈能力		上级政策	
	1	次重要	次迫切		低：0—50%		次相关	
	3	重要	迫切		中：51—75%		相关	
	5	极重要	极迫切		高：76—100%		极相关	

评价说明：以评价法进行主题评价，共12人参与选题过程；票选分数：5分最高、3分普通、1分最低，第一顺位为本次活动主题。

制表人：毛×× 　　　记录人：黄×× 　　　日期：20××年×月×日

2.本次活动主题、名词定义及衡量指标

本次活动主题： 提升高危孕妇产检依从性。

名词解释

高危妊娠：在妊娠期发生致病因素或者并发症进而可能危及孕妇、胎儿与新生儿生命健康，严重的可能导致难产；具有高危妊娠因素的孕妇也称高危孕妇。[1][2]

依从性（Patient compliance / Treatment compliance）：也称顺从性、顺应性，指病人按医生规定进行治疗、与医嘱一致的行为；产检依从性即孕妇按照医嘱时间定期规范进行产检。[3]

衡量指标

$$高危孕妇规范产检率 = \frac{按规范时间产检的高危孕妇人数}{本院建档产检的高危孕妇总人数} \times 100\%$$

规范产检的标准：提前到诊、按时到诊。

未规范产检的标准：未到诊、延后到诊。

3.选题背景

（1）法规政策

2017年12月国家卫计委颁发的《关于母婴安全保障工作的通知》及2019年4月某市卫健局印发的《××市孕产妇分类管理工作实施方案》等文件中提到强化医疗机构对妊娠高危人群的专案管理，《健康中国2030规划

---

[1] 曹丹凤. 高危妊娠孕妇孕晚期心理状况及与正念水平的关系研究［J］. 山东大学硕士学位论文，2019.

[2] 杨晓文. 高危妊娠孕产妇的风险因素与妊娠结局相关性研究［J］. 当代医学，2016，22（30）：73-74.

[3] 王学芳. 一体化健康管理对孕妇孕期运动依从性及体质量的影响[J]. 检验医学与临床，2016，13（15）：2174-2176.

纲要》已将孕产妇死亡率和婴儿死亡率定为主要的健康指标，国内外均有文献报道阐述孕产妇未规范产检导致新生儿出生缺陷率有逐年升高趋势。

（2）国内高危妊娠情况分析

国内各地区高危妊娠发生率差异较大，呈逐年增高的趋势。

国内各地区高危妊娠发生率

年份	地区	高危例数	孕妇总例数	发生率	参考文献
2004—2008年	北京市怀柔区	3666	9568	38.32%	①
2006年	浙江省嘉兴市	6640	20 274	32.75%	②
2010年	天津河西区	3166	5377	58.88%	③
2011—2013年	江苏省昆山市	284	947	30.00%	④
2013—2016年	北京市朝阳区	85 544	141 702	60.37%	⑤

（3）国外高危妊娠情况分析

国外高危妊娠孕妇比例呈直线上升趋势：在拉丁美洲和加勒比地区，妊娠高血压疾病导致近26%的孕产妇死亡；在非洲和亚洲，高危妊娠孕妇占死亡人数的9%，在1987年到2004年间，美国先兆子痫的比例增加了25%。⑥

（4）某妇幼医院高危孕妇产检情况

自2016年1月以来，产检人数明显上升，2019年产检人次较2016年同

---

① 周亚玲，李桂香. 怀柔区2004—2008年高危妊娠发生趋势分析 [J]. 中国妇幼保健，2010，25(15)：2071.

② 汤雪娟 .6640例高危妊娠监测与分析 [J]. 中国预防医学杂志，2008，6(9)：543-545.

③ 包红霞，高阳. 3166例高危孕妇高危因素与妊娠结局分析 [J]. 中国妇幼保健，2013，28(36)：5951-5952.

④ 高飞 . 千灯镇高危妊娠的发病率及其与妊娠结局的关系 [D]. 苏州大学，2015.

⑤ 高凌云，张立英，陈小劲 .2013—2016年北京市朝阳区高危妊娠情况及干预措施探讨研究 [J]. 中国全科医学，2018，21(21)：2597-2601.

⑥ ACOG Practice Bulletin No.202 Summary: Gestational Hypertension and Preeclampsia. Obstetrics & Gynecology, 2019. 133(1)：211-2

期增长 15%。据统计，2016—2018 年，在院产检的高危孕妇有 43 794 人。

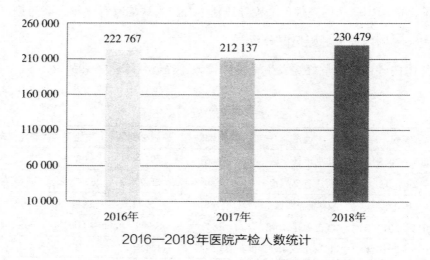

2016—2018 年医院产检人数统计

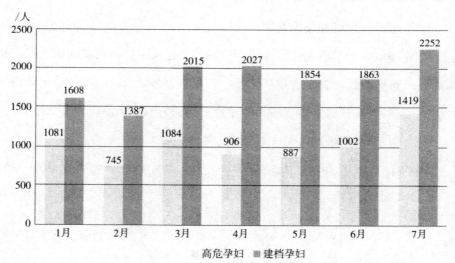

2019 年 1—7 月高危孕妇与建档孕妇人数统计

（5）高危妊娠导致的不良结局

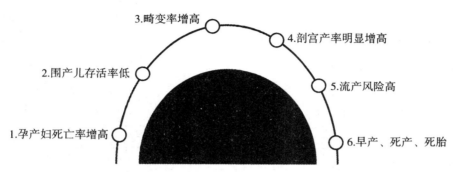

高危妊娠导致的不良结局 ①②③④⑤⑥

4.选题理由

提升高危孕妇产检依从性，对孕产妇而言，能够保障孕期安全，减少分娩并发症、降低母婴死亡率；对医院而言，能够打造科室品牌，提升医院的影响力；对科室而言，能够提高高危孕妇的管理，降低医疗风险，防范不良妊娠结局，保障母婴安全；对医护人员而言，能够加强高危孕妇的管理，促进医患关系和谐，提升病人满意度，实现自我价值。

———————

① 杨艳. 827 例高危妊娠分析及管理 [J]. 中国妇幼卫生杂志，2013(1)：48–49.

② 翁雪玲，瞿佳，黄淑婷，等. 高危妊娠孕产妇抑郁、育儿胜任感和社会支持的相关性研究 [J]. 中国优生与遗传杂志，2017(10)：66–69.

③ 何宝玲. 单独二胎政策开放高龄产妇面临的临床问题 [J]. 深圳中西医结合杂志，2017(05)：158–159.

④ 钟银莉，罗灿，陈婷婷，等. 二孩政策下某妇产医院高危妊娠情况分析 [J]. 中国妇幼卫生杂志，2017，8(5)：1–4.

⑤ 刁英飞，刘展，冯冬颖，等. 石家庄市 4431 例孕产妇妊娠并发症发病率及因素分析 [J]. 现代预防医学，2016，43(16)：2938–2941.

⑥ 周海侠. 社会支持对高龄经产妇生活质量、母乳喂养、产后抑郁的影响 [D].山东大学，2017.

（三）活动计划拟定

提升高危孕妇产检依从性活动计划表

活动过程	步骤	WHEN（2019年8月—2020年4月 周次）	WHO 负责人	HOW 工具手法	WHERE 地点
P	主题评定	P30%	黄××	评价法、头脑风暴法	产房示教室
	计划拟定		李××	甘特图	产房示教室
	现况把握		覃××	流程图、查检表、柏拉图	产科门诊资料室
	目标设定		毛××	柱状图	产房示教室
	解析		何××	鱼骨图、查检表	产房示教室
	对策拟定		冯××	评价法、头脑风暴法	产房示教室
D	实施与检讨	D40%	于××	PDCA	产科门诊脂监室
C	效果确认	C20%	欧××	柏拉图、查检表、雷达图、柱状图、流程图	产科门诊资料室
	标准化		黄××	流程图	产科门诊脂监室
A	检讨改进	A10%	黄××	评价法、头脑风暴法	产科门诊脂监室
	成果发表		黄××	制作PPT	产科门诊脂监室

计划线：·········   实施线：——

圈长人：黄××　　日期：2019年8月9日

（四）现状把握

1. 绘制改善前流程图

通过绘制流程图，圈员们可以找出本次活动的改善重点：通过加强高危孕妇妊娠期管理，简化高危登记、随访及产检流程，提升高危孕妇产检依从性。

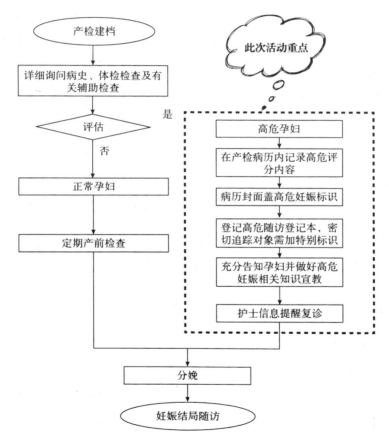

提升高危孕妇产检依从性改善前流程图

2. 制作查检表

圈员们从高危登记本上收集了本院2019年8月10日—8月31日的高危

孕妇到诊信息，绘制了现状统计表。

2019年8月高危孕妇产检到诊现状统计表

项目	日期																						人数	所占百分比
	10	11	12	13	14	15	16	17	18	19	20	21	22	23	24	25	26	27	28	29	30	31		
按时到诊	168	208	199	137	157	168	34	142	163	145	161	212	172	27	137	129	148	123	169	200	22	179	3200	51%
提前到诊	65	59	81	52	71	53	18	47	64	82	85	38	59	12	84	91	72	80	67	43	21	87	1331	21.20%
未到诊	72	43	63	98	69	69	27	98	96	102	96	57	41	31	87	72	81	96	78	38	19	42	1475	23.50%
延后到诊	18	12	15	9	16	17	5	21	18	19	13	15	14	6	16	11	5	6	9	8		11	269	4.25%
查总数	323	322	358	296	313	307	84	308	341	348	355	322	286	76	324	303	306	304	320	290	70	319	6275	100%
查检时间（when）：2019年8月10日至8月31日																								
查检对象（whom）：产科门诊高危孕妇																								
查检地点（where）：产科门诊资料室																								
查检人员（who）：品管圈小组成员																								
查检方法（how）：由小组成员在高危登记本收集数据																								
制表人：黄××																		制表时间：2019年8月31日						

产科门诊高危孕妇规范产检率 = 高危孕妇规范产检人数/高危孕妇查检总人数 × 100%

= （3200 + 1331）/6275 × 100%

= 72.20%

通过计算得出，产科门诊高危孕妇规范产检率为72.2%，即为目标设定阶段的现况值。

孕妇未规范产检查检汇总表

序号	原因	例数	百分比
1	患者候诊时间长	49	40.20%
2	医护交代下次不清	31	25.40%
3	孕妇对产检认知度低	21	17.20%
4	家里离医院远，交通不便	11	9.00%
5	工作忙，没时间产检	8	6.60%
6	医院停车难	2	1.60%

续表

序号	原因	例数	百分比
7	合计	122	
三现原则			
查检时间（when）：2019年8月10日—8月31日			
查检对象（whom）：产科门诊高危孕妇			
查检地点（where）：产科门诊资料室			
查检人员（who）：品管圈小组成员			
查检方法（how）：由小组成员对未规范产检孕妇进行电话随访记录			
制表人：黄××		时间：2019年9月1日	

3.绘制改善前柏拉图并提出结论

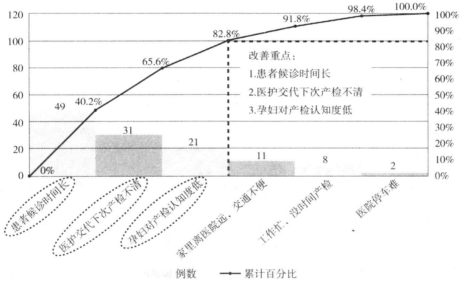

高危孕妇未规范产检原因分析柏拉图

结论：查检数据表明，患者等候时间长、医护交代下次产检时间不清、孕妇对产检认知度低三种原因占82.8%，依柏拉图二八定律，将此三大情况列为本次主题改善重点。

（五）目标设定

"孕你同行圈"成员圈能力评估

序号	姓名	工作年资（A）40%		学历改善能力（B）30%		主题改善能力（C）30%		品管圈经验值	圈能力
		工作年限	能力值	学历	能力值	改善能力	能力值		
1	黄×	13	86	本科	60	5	100	0	82.4
2	冯××	25	100	本科	60	5	100	10	98
3	钟×	30	100	本科	60	4	80	0	82
4	何××	5	70	本科	60	3	60	0	64
5	黄××	18	94	本科	60	4	80	5	84.6
6	欧××	6	62	本科	60	4	80	5	71.8
7	于××	11	82	本科	60	4	80	5	79.8
8	覃×	11	82	本科	60	4	80	5	79.8
9	黄×	17	94	本科	60	3	60	0	73.6
10	李××	23	100	本科	60	4	80	5	87
11	毛××	17	94	本科	60	3	60	0	73.6
12	黄××	11	82	本科	60	4	80	5	79.8

圈能力 =（82.4+98+82+64+84.6+71.8+79.8+79.8+73.6+87+73.6+79.8）/12 × 100% ≈ 79.7%

圈员们在查阅大量文献及相关研究后，暂未发现其他医院统计高危孕妇产检依从性的数据。

目标值 = 现况值 + 改善值

= 现况值 +（1 − 现况值）× 改善重点 × 圈能力

= 72.2% +（1 − 72.2%）× 82.8% × 79.7%

≈ 90.5%

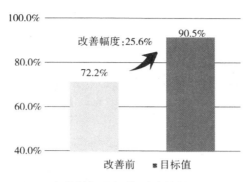

改善前与目标值对比柱状图

（六）解析

1.原因分析

产科全体圈员展开了头脑风暴，使用鱼骨图分析了主要原因。

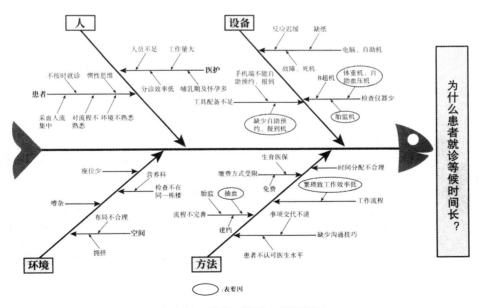

患者就诊等候时间长原因分析

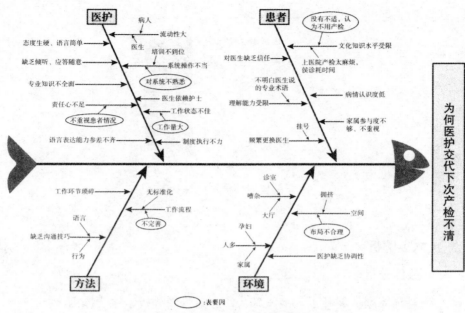

医护交代下次产检不清原因分析

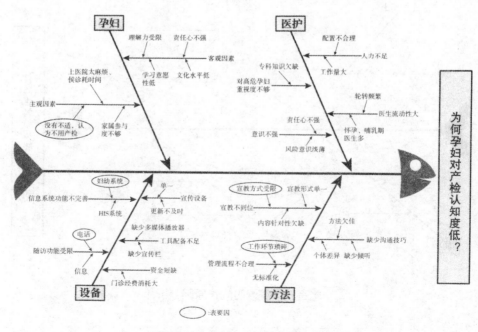

孕妇对产检认知度低原因分析

2.要因评价

患者就诊等候时间长要因评价表

要因	中原因	小原因	冯××	钟×	黄×	何××	黄××	于××	覃×	黄×	李××	毛××	欧××	黄××	总分	排名	选定
人	患者	不按时就诊	5	5	3	3	3	1	3	3	3	5	5	5	44	9	
		惯性思维	3	3	3	3	5	3	1	1	3	3	1	3	32	22	
		采血人流集中	5	3	5	5	3	3	1	3	1	3	5	1	38	15	
		对流程不熟悉	5	3	5	5	1	3	3	3	3	3	5	3	42	10	
		环境不熟悉	3	3	3	3	3	1	5	3	1	3	1	3	32	22	
	医护	人员不足	3	3	3	3	3	3	3	3	3	3	3	1	34	18	
		工作量大	3	3	3	3	1	3	3	3	3	1	3	1	28	26	
		分诊效率低	1	1	1	1	3	3	5	1	3	1	3	1	24	32	
		哺乳期及怀孕多	3	1	5	5	3	5	3	3	1	5	3	5	42	10	
设备	工具配备不足	手机不能自助预约、报到	3	3	5	3	3	3	3	3	3	3	5	5	44	9	
		缺少自助预约、报到机	3	5	5	5	5	3	3	5	5	5	5	5	54	3	√
	电脑、自助机	故障、死机	3	3	3	3	1	3	3	3	1	3	1	3	28	26	
		反应迟缓	3	3	3	3	3	3	3	3	3	5	3	3	38	15	
		缺纸	5	5	3	3	5	3	3	3	3	3	5	5	46	7	
	检查仪器缺少	**体重机、自助血压机**	5	3	5	5	5	5	5	5	5	5	5	5	58	1	√
		B超机	3	3	3	3	3	3	3	5	3	3	3	1	36	17	
		胎监机	3	5	5	5	5	5	3	5	5	5	5	5	56	2	√
环境	就诊量大	流动人口多	3	3	3	3	1	1	3	3	1	3	3	1	28	26	
		流动性慢	1	3	3	3	3	3	5	3	1	1	3	1	26	30	
	嘈杂		3	3	3	3	3	3	3	3	3	3	3	5	40	13	
	检查不在同一栋楼	营养科	3	3	3	3	3	3	3	3	3	3	1	3	34	18	
	空间	布局不合理	1	3	3	3	3	3	3	3	1	3	1	3	28	26	
		拥挤	5	3	3	3	5	3	3	3	3	5	5	3	46	7	
	座位少		3	3	3	3	3	3	3	3	3	3	3	1	34	18	
方法	缴费方式受限	免费	1	1	1	1	3	3	3	3	3	3	3	1	26	30	
		生育医保	1	1	1	1	1	1	1	3	1	3	3	1	18	33	
	流程不完善	胎监	3	3	3	3	3	3	3	3	3	5	5	5	42	10	
		抽血	3	5	5	5	3	5	3	5	5	3	3	3	50	5	√
		建档	3	3	3	3	3	3	1	1	3	3	1	2	32	22	
	时间分配不合理		5	5	5	5	3	3	3	1	1	3	5	1	40	13	
	工作流程	**烦琐致工作效率低**	5	5	5	5	5	3	5	5	3	5	3	5	52	4	√
	缺少沟通技巧	事项交代不清	3	3	3	3	3	3	1	3	3	3	1	2	32	22	
		患者不认可医生水平	3	3	3	3	3	1	5	3	3	3	3	1	34	18	

根据吴因拟定对策，按照"5.3.1"评分原则打分，总分根据80/20原则，大于48分为主要因素

制表人：黄×× 　　　　　　　　　　　　　　　　　　　　　时间：2019-9-9

医护交代下次产检不清要因评价表

要因	中原因	小原因	冯××	钟×	黄××	何××	黄××	于××	覃×	黄××	李××	毛××	欧××	黄××	总分	排名	选定
医生	沟通能力	态度生硬、语言简单	3	3	3	3	5	1	3	3	3	3	3	3	36	10	
		缺乏倾听、应答随意	3	3	3	3	3	5	1	3	3	3	5	3	38	9	
		语言表达能力参差不齐	1	3	1	3	1	3	1	3	3	1	5		26	25	
	责任心不足	不重视患者情况	5	3	3	3	5	3	5	5	3	5	3	5	48	6	✓
	专业知识不全面	规培生	3	3	3	3	1	1	3	1	3	1	3	3	28	20	
		新毕业	3	3	3	3	5	3	3	3	5	3	3	3	40	7	
	流动性大	病人	3	3	3	3	3	3	1	3	3	1	3	3	32	16	
		医生	1	1	1	1	3	3	3	5	3	1	3	1	26	25	
	系统操作不当	对系统不熟悉	5	5	5	5	3	5	3	3	3	3	3	3	50	5	✓
		培训不到位	3	3	3	5	3	3	1	3	1	3	1	3	32	16	
	工作状态不佳	宣教不到位	5	5	5	5	3	3	1	3	1	3	5	1	40	7	
		工作量大	5	5	5	5	3	5	5	3	5	3	3	5	52	4	✓
	制度执行不力		3	3	3	3	3	3	1	3	3	1	3	3	32	16	
患者	对医生缺乏信任		3	3	3	3	3	3	1	3	3	1	3	3	34	11	
	理解能力受限	不明白医生说的专业术语	3	3	3	3	1	1	3	1	3	1	3	3	28	20	
	频繁更换医生	挂号	1	1	1	1	3	3	5	1	3	1	3	1	24	30	
	文化知识水平受限	没有不适，认为不用产检	5	5	5	5	3	5	5	3	5	3	5	5	54	3	✓
		上医院产检太麻烦、候诊耗时间	3	3	3	3	3	3	3	3	5	1	3	3	34	11	
	病情认识度低		1	1	1	1	1	5	3	3	1	3	3	3	26	25	
	家属参与度不够、不重视		1	1	1	1	3	3	3	3	3	5	1	3	28	20	
方法	工作环节琐碎		1	1	1	1	5	1	3	3	1	3	3	3	26	25	
	缺乏沟通技巧	语言	3	3	3	3	3	3	1	3	3	1	3	3	34	11	
		行为	1	1	1	1	3	3	3	3	3	3	3	2	27	24	
	分级诊疗	无标准化	3	3	3	3	3	3	1	3	3	1	3	3	34	11	
		不明确	5	5	5	5	3	5	5	5	5	5	3	5	56	2	✓
环境	人多	孕妇	3	3	3	3	3	1	1	3	3	3	5	1	34	11	
		家属	1	1	1	1	1	3	3	3	1	5	1	1	24	30	
	嘈杂	大厅	1	1	1	1	3	5	3	1	3	1	3	1	26	25	
		诊室	3	3	3	3	1	3	3	3	3	1	1	3	30	19	
	空间	布局不合理	5	5	5	5	5	5	5	5	5	5	5	5	60	1	✓
		拥挤	1	1	1	1	3	3	1	3	3	1	3	3	24	30	
	医护缺乏协调性		1	1	1	1	3	5	3	3	1	3	3	3	28	20	

根据要因拟定对策，按照"5.3.1"评分原则打分，总分根据80/20原则，大于48分为主要因素
制表人：黄××　　　　　　　　　　　　　　　　　　　　时间：2019-9-10

孕妇对产检认知度低要因评价表

要因	中原因	小原因	冯××	钟×	黄×	何××	黄××	于××	覃×	黄×	李××	毛××	欧××	黄××	总分	排名	选定
孕妇	主观因素	上医院太麻烦、候诊耗时间	3	5	5	3	3	3	1	5	3	3	3	5	42	9	
		没有不适，认为不用产检	3	5	5	5	5	3	5	5	5	5	5	5	56	2	√
		家属参与度不够	3	3	3	3	3	1	5	1	3	3	1	3	32	23	
	客观因素	责任心不强	5	5	5	5	3	3	1	3	1	3	5	1	40	13	
		理解能力受限	5	5	5	5	1	3	3	3	3	3	3	5	44	7	
		文化水平低	5	5	5	5	3	3	3	3	1	3	1	5	42	9	
		学习意愿性低	3	3	3	3	3	3	5	3	1	3	1	1	32	23	
医护	人力不足	工作量大	5	5	5	1	3	3	1	3	3	3	3	5	40	13	
		配置不合理	3	3	3	3	3	1	5	3	3	3	1	3	34	16	
	对高危孕妇重视度不够	专业知识欠缺	3	3	3	1	1	3	1	3	1	3	1	3	28	26	
	意识不强	责任心不强	5	5	5	5	3	3	3	1	3	3	3	5	44	7	
		风险意识淡薄	3	3	3	3	3	1	3	1	3	3	3	3	32	23	
	医生流动性大	轮转频繁	3	3	3	3	3	1	3	1	3	3	3	5	34	16	
		怀孕、哺乳期医生多	3	3	3	3	1	3	1	3	1	3	1	3	28	26	
设备	信息系统功能不完善	妇幼系统	5	5	5	5	3	5	5	3	5	3	5	3	52	4	√
		HIS系统	5	5	5	5	3	1	1	3	3	3	3	5	42	9	
	随访功能受限	电话	5	5	5	5	3	5	5	5	3	3	5	5	54	3	√
		信息	3	5	5	3	3	3	3	3	3	1	5	5	42	9	
	资金短缺	门诊经费消耗大	3	3	3	3	3	1	5	3	3	1	3	3	34	16	
	工具配备不足	缺少宣传栏	3	3	3	1	3	1	3	1	3	3	1	3	28	26	
		缺少多媒体播放器	1	1	1	1	3	3	5	1	3	1	3	1	24	30	
方法	宣教设备	单一	3	3	3	3	3	5	3	3	3	3	3	5	40	13	
		更新不及时	3	3	3	3	3	1	3	3	3	3	3	1	34	16	
	宣教不到位	宣教方式受限	3	3	3	3	3	1	3	1	3	3	3	5	34	16	
		宣教形式单一	5	5	5	5	3	5	5	5	3	3	5	5	58	1	√
		内容针对性欠缺	1	1	1	1	1	5	3	3	3	1	3	3	26	29	
		方法欠佳	3	3	3	3	3	3	3	3	1	3	3	3	34	16	
	缺少沟通技巧	个体差异	1	1	1	1	3	3	5	1	3	1	3	1	24	30	
		缺少倾听	3	3	3	3	3	3	3	1	3	3	3	3	34	16	
	管理流程不合理	无标准化	5	5	5	5	3	3	1	3	5	3	3	5	46	6	
		工作环节琐碎	5	3	3	3	3	3	3	5	5	3	5	5	48	5	√

根据要因拟定对策，按照"5.3.1"评分原则打分，总分根据80/20原则，大于48分为主要因素
制表人：黄××　　　　　　　　　　　　　　　　　　　　时间：2019-09-14

3.真因验证

高危孕妇未规范产检真因验证查检表

原因	例数/例	百分比/%	累计百分比/%
工作流程烦琐导致工作效率低	64	20.00	20.0
缺少自助预约、报到机	55	17.20	37.20
胎监机缺少	46	14.40	51.60
宣教方式受限	36	11.30	62.90
分级诊疗不明确	32	10.00	72.90
空间布局不合理	28	8.70	81.60
体重机、自助血压计缺少	13	4.10	85.70
医生对系统不熟悉	11	3.40	89.10
医生不重视患者情况	8	2.50	91.60
医生工作量大	7	2.20	93.80
抽血流程不完善	6	1.90	95.70
电话随访功能受限	5	1.60	97.30
妇幼系统功能不完善	4	1.20	98.50
工作环节琐碎	3	0.90	99.40
没有不适，认为不用产检	2	0.60	100
总数	320		
三现原则			
查检时间（when）：2019.9.24—10.21（10.1—10.7国庆假期）			
查检对象（whom）：产科门诊高危孕妇			
查检地点（where）：产科门诊			
查检人员（who）：品管圈小组成员			
查检方法（how）：由小组成员现场对未规范产检孕妇信息进行收集			

制表人/记录人：黄×× 　　　　　　　　　　　　　　时间：2019—10—21

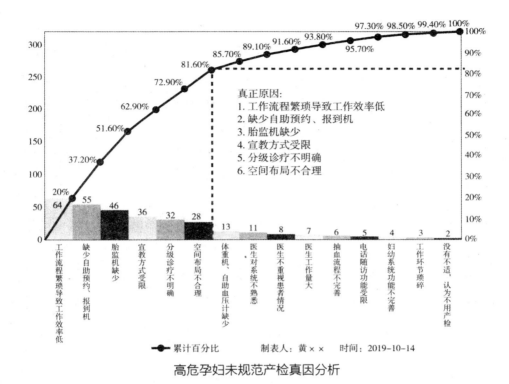

真正原因：
1. 工作流程繁琐导致工作效率低
2. 缺少自助预约、报到机
3. 胎监机缺少
4. 宣教方式受限
5. 分级诊疗不明确
6. 空间布局不合理

●—● 累计百分比　　　制表人：黄××　　时间：2019-10-14

高危孕妇未规范产检真因分析

通过以上的真因验证过程，并根据80/20法则得出工作流程烦琐导致工作效率低，缺少自助预约、报到机，胎监机缺少，宣教方式受限，分级诊疗不明确，空间布局不合理等六个真因，据此拟定对策。

（七）对策拟定

1. 绘制对策拟定表

高危孕妇未规范产检对策拟定表

what	why	how	评价			总分	判定	where	who	when	负责者	对策编号
问题点	真因分析	对策方案	可行性	经济性	效益性			地点	提案人	执行日期		
患者候诊时间长	工作流程烦琐致工作效率低	改变工作模式，采用"一医一护"开诊模式	54	56	52	162	√	产门	钟×	2019/10/10	黄×	对策一
		加强医护协作、配合	30	36	34	100		产门	黄×	2019/10/10	于××	对策一
		增加对外预约号源	56	48	48	152	√	产门	钟×	2019/10/10	黄×	对策一
		理解互谅，充分交流	38	52	48	138		产门	李××	2019/10/10	黄××	对策一
	缺少自助预约、报到机	增加自助预约、报到机	50	54	50	154	√	产门	黄×	2019/10/11	冯××	对策二
		开发手机端预约功能	38	52	48	138		产门	何××	2019/10/11	毛××	对策二
	胎监机缺少	增加7台胎监机	58	56	44	158	√	产门	黄×	2019/10/12	冯××	对策二
		增加胎监岗位工作人员	46	48	42	136		产门	于××	2019/10/12	欧××	对策二
医护交代下次产检不清	分级诊疗不明确	规范医护人员诊疗行为	56	54	46	156	√	产门	毛××	2019/10/10	钟×	对策三
		增设专科门诊	42	50	44	136		产门	黄×	2019/10/14	冯××	对策三
		改变预约模式，分区产检	56	54	40	150	√	产门	黄×	2019/10/10	钟×	对策三
	空间布局不合理	调整布局，改善就诊环境	56	52	46	154	√	产门	黄×	2019/10/10	钟×	对策三
		增加标识指引	46	44	46	136		产门	欧××	2019/10/10	于××	对策三
孕妇对产检认知度低	宣教方式受限	完善宣教资料及宣教设施、设备	56	56	44	156	√	产门	黄×	2019/10/10	李××	对策四
		加强宣教	54	54	42	150	√	产门	覃×	2019/10/10	李××	对策四
		完善宣教方式、方法	40	52	46	138		产门	毛××	2019/10/18	黄×	对策四
		改变随访方式	46	44	46	136		产门	黄×	2019/10/18	毛××	对策四

注：全员依可行性、经济性、圈能力，对迫切性项目进行对策拟定，评价方式：优5分、可3分、差1分；圈员共12人，总分180分；依80/20定律，144分以上为实行对策
制表人：黄××、毛××　　时间：2019-10-19

2.对策整合

高危孕妇未规范产检对策整合表

真因	原始对策	对策编号	整合对策	负责人
工作流程烦琐致工作效率低	改变工作模式，采用"一医一护"开诊模式	对策一	建构"一医一护"工作模式	黄××
	增加对外预约号源			
缺少自助预约、报到机	增加自助预约、报到机	对策二	建立一站式智能化产检模式	冯××
胎监机缺少	增加7台胎监机			
分级诊疗不明确	规范医护人员诊疗行为	对策三	优化诊疗布局，提高诊疗质量及效率	钟×
	改变预约模式，分区产检			
空间布局不合理	调整布局，改善就诊环境			
宣教方式受限	完善宣教资料及宣教设施、设备	对策四	建立多方位宣教模式	李××
	加强宣教			

（八）对策实施与检讨

对策一：构建"一医一护"工作模式

对策一	对策名称	**构建"一医一护"工作模式**		
	真因	**工作流程烦琐致工作效率低**		

改善前：
1.患者产检挂号难、报到流程复杂、检查乱
2.医护人员工作效率低
对策内容：
1.解决孕妇挂号难等问题，满足患者需求
2.更新医护工作模式

对策实施：
负责人：黄×
实施时间：2019-11-1
实施地点：产科门诊
实施步骤：
1.扩大专家号源，将号源提高57%
2.构建"一医一护"模式，为每位出诊专家配备1名助手
3.改善医护人员配置，制定紧急情况下人力资源调配制度，使用信息系统监测各检查区域等候人数，设定等候人数预警值
4.实时启动人力资源调配，及时处理突发情况，保障孕妇各项检查顺利进行

续表

对策处置：	对策效果确认：
1.经实施效果确认，实行"一医一护"为有效工作模式，此对策继续实施 2.上述规范列入绩效考核中 **对策有效**	1.解决了产检挂号难的问题，专家预约号在原有基础上每天对外增加200—250个 2.配备助手后，医生更多时间集中在与患者沟通和检查上，保障了充足的看诊时间，大幅提高了看诊效率 3.患者满意度提高，医护人员工作热情提高

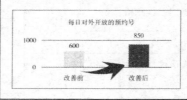

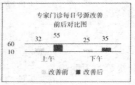

对策二：建立"一站式"智能化产检模式

对策二	对策名称	**建立"一站式"智能化产检模式**
	真因	**产检流程不完善**

改善前：	对策实施：
1.产检、检查流程复杂、烦琐、耗时长 2.人力紧张，耗材大 **对策内容：** 1.取消人工环节，引入智能信息化设备和自助设备 2.转变服务理念，优化服务流程 3.取消高危随访登记本 4.简化检查流程	负责人：冯×× 实施时间：2019-11-1 实施地点：产科门诊 实施步骤： 1.增加硬件设备，取消各人工环节，采用信息化技术改造流程，实施自助预约、报到、呼叫 2.增加7个胎监位、B超设备1台、抽血位1个以备急诊检查 3.胎监采用自助机（或手机）预约、报到，大屏显示候诊人数，B超及采血使用系统智能化分诊、呼叫检查的模式 4.各项检查报告手机微信及时提醒，就诊区外就可自助打印 5.取消手写病史记录、高危登记本，设立手机建档，系统登记高危档案 6.产检采用扫码支付，现场领取，建档一站式办理 7.科室采购血压、体重自助测量仪，自助报到机，规划自助测量区域，为复检孕妇提供便利

续表

对策处置：	对策效果确认：
1. 经实施效果确认，以上为有效对策并继续实施 2. 检查流程已实施智能信息化 3. 将以上对策进行科室层面标准化管理并列入信息维护 **对策有效**	1. 以上流程改变直接消除了旧产检模式的3次排队等候情况 2. 减少了2名护理人员，减少了人力成本，大大缩短孕妇就诊时间 3. 大大减少患者采血、胎监等检查时间 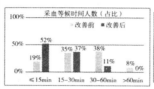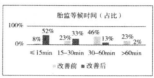

对策三：优化诊疗布局，提高诊疗质量及效率

对策三	对策名称	优化诊疗布局，提高诊疗质量及效率
	真因	空间布局不合理，患者等候时间长

改善前：	对策实施：
1. 初诊建档孕妇因资料登记、详细病史采集致就诊时间较长 2. 初诊、复诊混合就诊，环境杂乱，候诊区拥挤 3. 产检在五楼，B超在三楼，吸氧在四楼，产检和其他检查需往返各楼层 **对策内容：** 1. 调整布局，改善就诊环境 2. 使用电子信息化建档 3. 实施分级诊疗	负责人：钟 × 实施时间：2019-11-12 实施地点：产科门诊 实施步骤： 1. 将初诊登记移至门诊大厅一楼，使孕妇在首次就诊时能方便快捷地找到初诊地点 2. 采用初诊、复诊孕妇分开预约挂号、分区产检的方式进行流程上的改进 3. 实行一站式便捷服务，产检、B超、胎心监测、抽血化验等检查，以及自助打印报告均在产科门诊完成 4. 初次产检登记时，根据孕妇妊娠风险评估情况，分别安排不同级别的专科医生产检就诊，以达到不同妊娠风险的孕妇分级诊疗的目的

续表

A　C

对策处置：	对策效果确认：
1. 目前科室环境已按对策调整，经由效果确认该对策为有效对策 2. 将该对策列入标准化操作指引 **对策有效**	1. 集中区域管理，使孕妇免于往返各楼层，为孕妇产检提供了便利，缩短了就诊时间 2. 加快了初诊、复诊孕妇的诊疗速度，提高了医疗质量及效率 3. 孕妇就诊等候时间改善后超过60分钟的比例降低了16%，候诊区的拥挤情况有了明显的改善 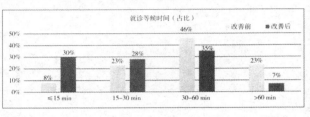

对策四：建立多方位宣教模式

对策四	对策名称	建立多方位宣教模式
	真因	宣教不到位，宣传方式受限导致孕妇产检认知度低

改善前：	对策实施：
1. 宣教不到位、资料不完善 2. 宣教形式单一 3. 孕妇对产检认知度低 **对策内容：** 1. 加强宣教 2. 完善宣教资料及宣教设施、设备 3. 完善宣教方式、方法 4. 规范医护人员诊疗行为及随访	负责人：李×× 实施时间：2019-11-1 实施地点：产科门诊 实施步骤： 1. 采用口头、书面、多媒体等多种宣教方式 2. 严格实施高危孕妇管理程序，对预约而未准时到诊的孕妇进行孕期随访，针对不同失约原因的高危孕妇，采取针对性护理对策，及时发现问题并解决处理 3. 规范医护人员的诊疗规范，加强专科业务知识的学习，提高沟通技巧，科学、客观且通俗易懂地做好解释工作，使高危孕妇配合治疗 4. 鼓励孕妇参加孕妇学校的相关课程，每天专派1名工作人员指导孕妇预约母婴课堂，使孕妇详细了解相关医学知识，提高高危孕妇的自我保健意识

续表

对策处置:	对策效果确认:
1. 对提高高危孕妇检查前宣教知晓率取得有效成果，经效果确认，该对策为有效对策 2. 将该对策列为患者、家属宣教的常规宣教内容，高危随访列入班责 **对策有效**	对策实施后，2019年接受宣教并建档的孕妇有22 927人，较2018年增长26%

（九）效果确认

1.有形成果

（1）改善前、改善中与改善后效果对比

“孕你同行圈”改善前、改善中及改善后效果对比

项目	改善前	改善中	目标值	改善后
调查日期	2019.8.10—2019.8.31	2019.12.9—2019.12.30		2020.3.2—4.14
数据来源	高危登记本	妇幼卫生信息系统	90.5%	妇幼卫生信息系统
数据/项目数	72.2%	84.6%		91.8%

（2）目标达成率及进步率

目标达成率＝（改善后−改善前）/（目标值−改善前）×100%

$\qquad$ ＝（91.8%−72.2%）/（90.5%−72.2%）×100%

$\qquad$ ＝107.1%

进步率＝[（改善后−改善前）/改善前]×100%

$\qquad$ ＝[（91.8%−72.2%）/72.2%]×100%

$\qquad$ ＝27.1%

（3）改善前和改善后效果对比

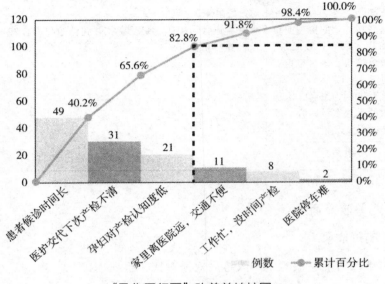

"孕你同行圈"改善前柏拉图

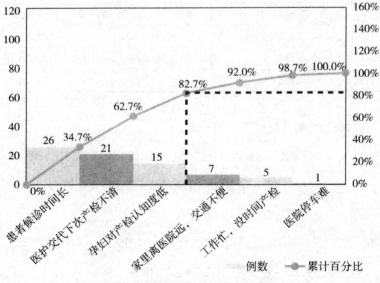

"孕你同行圈"改善后柏拉图

（4）改善前和改善后流程图对比

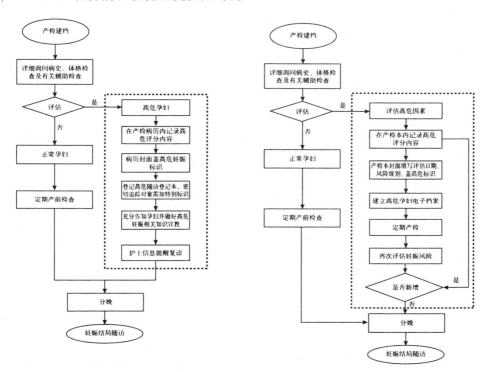

改善前高危孕妇产检流程图　　　　　　　改善后高危孕妇产检流程图

2.无形成果

"孕你同行圈"实施前后圈员进步对比表

编号	评分项目	活动前		活动后		活动成长	正/负向
		总分	平均	总分	平均		
1	QCC手法	30	2.50	52	4.33	1.83	↑
2	积极性	30	2.50	54	4.50	2.00	↑
3	团队合作	34	2.83	54	4.50	1.67	↑
4	专业知识	28	2.33	50	4.17	1.84	↑
5	沟通协调	24	2.00	54	4.50	2.50	↑
6	责任心	36	3.00	50	4.17	1.17	↑
7	解决问题能力	30	2.50	54	4.50	2.00	↑

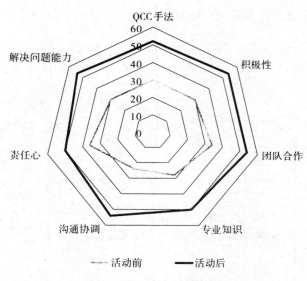

"孕你同行圈"活动前后雷达图

3.附加成果

（1）品牌效益

国家卫健委医政医管局联合《健康报》举办的2019年度进一步改善医疗服务行动经验交流推广会上，某妇幼医院产科被评为"2019年度改善医疗服务创新科室"，某妇幼医院被评为"2019年度改善医疗服务创新医院"。

（2）论文发表

通过开展品管圈活动，儿科共发表相关论文四篇，列表如下：

作者	名称	题目	时间
陈××	临床医药文献电子杂志	护理风险管理在产科门诊中的应用及对患者的安全满意度影响分析	2020年第7卷第30期
毛××	临床医药文献电子杂志	PDCA循环在产科门诊护理管理中的应用及护理满意度影响分析	2020年第7卷第30期
梁××	医学食疗兴健康	孕期针对性护理对GDM高危孕妇糖脂代谢及胎儿预后的影响	2020年第18卷第14期

续表

作者	名称	题目	时间
兰××	养生保健指南	优质孕期健康教育护理在产科门诊中的应用	2020年10月

（3）发明专利

通过开展品管圈活动，儿科申报1项发明专利——静脉采血储物盒。

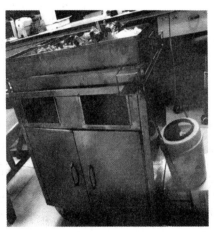

静脉采血储物盒

（十）标准化

内容点	标准化	措施	时间
高危孕妇孕期管理	《高危妊娠随访管理制度》	修订管理内容，科室全员培训	2020-3-25
优化高危孕妇风险评估流程	《产科高危孕妇风险评估流程》	全员培训，对于现场工作情况进行督导	2020-3-25
改善OGTT试验流程	妊娠期糖耐量试验检查流程	每天现场检查跟进	2020-3-27
胎监检查流程	检查流程全程信息化指引	引进自助化管理系统和设备	2020-3-27

（十一）检讨与改进

1.活动检讨

活动项目	优点	缺点或今后努力方向
主题选定	提升高危孕妇产检依从性，防范不良妊娠结局，保障母婴安全，提升病人满意度	通过规范高危孕妇的管理以及提高患者满意度，提高医院竞争力
活动计划拟定	计划周全，详细明确，可实施性强	把拟定计划能力运用到实践中，根据圈员能力进行日常工作安排
现状把握	查检表制作合理，圈员分工合作性强，合作愉快	收集资料分析中较为主观，今后要提高客观性并将查检项目影响的因素再深入、再广泛些
目标设定	目标值设定具体明确，与本科室的工作目标相一致	团队需检视自我期望和能力，增强团队凝聚力，并相信自己的改善能力
解析	圈员积极性高，全面考虑工作各环节，运用QC手法详尽分析	QC手法不熟练，运用时需全面考虑，过程还需透彻分析
对策拟定	群策群力，以最经济、有效、简单的方法达成效果	依从性差的患者易出现反复，需坚持实施对策
对策实施与检讨	从经济效益到科室管理，通过对策实施，加强管理	加强对策落实，规范科室管理
效果确认	通过收集数据，用客观的数据分析反映成效	希望在现有成效下，继续努力，再获佳绩
标准化	改善流程，将标准化模式运用到实际工作中	需多部门合作，逐渐完善高危妊娠管理标准
圈会运作情况	提高圈员间的沟通、协调与组织能力，达成共识	工作之余完成品管圈，圈员工作量大，需充分调动圈员积极性
遗留问题	应继续提高所有医护人员对高危妊娠管理的专业性，圈员QC手法应用不灵活，是需要进一步改进的	

2.效果维持

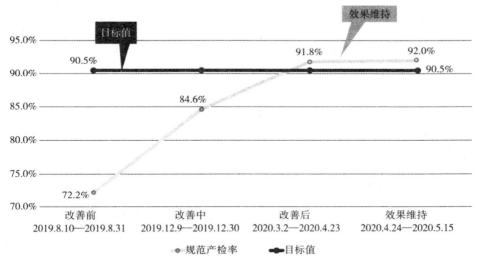

本期主题改善效果维持阶段评估

（十二）下期活动主题

根据本期主题选定表的打分次序，确定下一期活动的主题为：降低孕产妇分娩前入院时间。

"孕你同行圈"下期主题评价选定

主题评价题目	提案人	上级政策	重要性	迫切性	圈能力	总分	顺序	选定
1.提升高危孕妇产检依从性	黄×	49	47	39	39	174	1	结题
2.降低孕产妇分娩前入院时间	冯××	42	37	37	31	147	2	★
3.产科延续性服务的发展	黄××	39	27	35	27	128	5	
4.高危妊娠产前产后系统化管理	何××	34	33	35	33	135	4	
5.提高高危孕产妇管理合格率	欧××	31	36	25	22	114	6	
6.降低高危孕产妇分娩合并症	钟×	35	33	39	32	139	3	

续表

评价说明	分数/人数	重要性	迫切性	圈能力	上级政策	
	1	次重要	次迫切	低：0—50%	次相关	
	3	重要	迫切	中：51%—75%	相关	
	5	极重要	极迫切	高：76%—100%	极相关	

评价说明：以评价法进行主题评价，共12人参与选题过程；票选分数：5分最高、3分普通、1分最低，第一顺位为本次活动主题

制表人：毛××	记录人：黄××	日期：2020年5月1日

二、案例总结

本案例的亮点包括：

1.主题的深度和广度展示充分，层次分明，逻辑清晰；

2.文献探讨很深入，囊括国内、国外现状数据水平；

3.从原因分析—要因评价—真因验证，到对策拟定—对策整合—对策实施，工具方法的运用非常精确，通过"三现原则"和大量数据分析验证，体现了品管圈工具的科学性、严谨性；

4.改善成效显著，带来了良好的经济效益和社会效益，另外附加成果方面申请了专利和论文。

经验总结：

1.本案例严格按照品管圈"四个阶段""十大步骤"进行。职业化、专业化是整个医院管理团队应具备的能力，而品管圈是一套科学、严谨和专业解决医院问题的方法和工具，也是提升职业化能力的重要工具。品管圈不仅仅是一个科学的管理手段，更是管理习惯、管理文化的变革。这一工具的运用，是能够推动医院高质量发展的大战略。

2.本案例从主题的深度和广度表达，到原因—要因—真因逐步论证分析，再到对策拟定和实施过程，逻辑清晰，特别值得初学读者参考学习。

3.创新的对策是获得专利申请、期刊论文发表等成果的关键。

药健圈：互联网医共体下运用高质量精益化管理策略提升药品管理规范率

一、品管圈案例汇报

（一）"药健圈"的介绍

1.圈的组成

圈特点：由药师、护士、医生、信息工程师、县域医共体等组建，多学科合作并利用信息化管理系统。

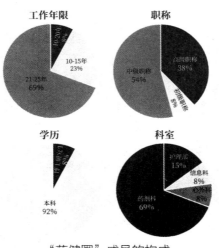

工作年限
10-20年 8%
10-15年 23%
21-25年 69%

职称
高级职称 38%
中级职称 54%
初级职称 8%

学历
硕士研究生 8%
本科 92%

科室
护理部 15%
信息科 8%
普外科 8%
药剂科 69%

"药健圈"成员的构成

"药健圈"成员情况简介表

组圈日期				2021 年 7 月 1 日			
职务	圈员姓名	学历	工作年限	职称	科室	圈内工作	
圈长	李××	本科	12	主管药师	药剂科	组织、策划、分工、培训、追踪	
辅导员	曹×	博士研究生	24	主任医师	心外科	协调、指导、监督、评价	
圈员	赖××	本科	11	副主任药师	药剂科	培训、真因验证、对策拟定与实施	
	房××	本科	12	主管药师	药剂科	计划拟定、真因验证、PPT 制作	
	张×	本科	11	主管药师	药剂科	现状把握、对策拟定、报告书汇总	
	龚××	本科	25	主任护师	护理部	活动措施落实、数据收集	
	杨×	本科	22	主任护师	护理部	活动措施落实、数据收集	
	罗××	本科	20	主任药师	药剂科	医共体—长坡卫生院药品业务对接	
	陈××	本科	11	主管药师	药剂科	对策拟定与实施、PPT 制作	
	刘××	本科	12	信息工程师	信息科	活动措施落实、数据收集	
	梁×	本科	12	主管药师	药剂科	要因分析、真因验证	
	刘××	本科	12	主管药师	药剂科	医共体—长坡卫生院药品业务对接	
	张××	本科	12	主管药师	药剂科	对策拟定与实施、数据收集	
主要工作	通过品管圈活动，提升药品管理规范率						
活动时间	2021 年 7 月 1 日至 2022 年 3 月 31 日						
制图表人：房××					制表日期：2021 年 7 月 1 日		

2.圈名与圈徽

圈名：药健圈

圈名寓意：群策群力共筑用药安全，同心同德共享健康生活。

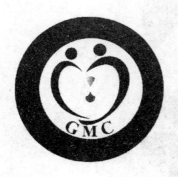

 形似胶囊或漏斗，代表对药品管理的严谨与高效。

 代表一群人同心同德。

G M C 医共体的英文缩写。

 代表一群人共同守护着一方百姓的健康。

"药健圈"圈徽释义

圈徽寓意：在互联网医共体下，一群人不忘初心，牢记誓言，高效率、高质量地守护着一方百姓健康。

3.上期活动成果追踪

（1）上期活动摘要

提高多品规药品账物相符率改善活动回顾

活动主题	提高多品规药品账物相符率
活动单位	各药剂科库房、临床病区、医技科室
活动期间	2020-08-01 至 2021-05-31
活动目标	多品规药品账物相符率由77.81%提升至91.78%
实施对策	1.熟知多品规药品，严格执行四查十对。 2.规范管理科室备用药品、剩余药品。 3.加强多品规药品专项培训。
改善结果	多品规药品账物相符率由77.81%提升至92.05%

（2）改善后效果维持

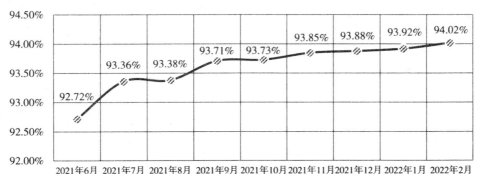

多品规药品账物相符率改善后效果维持情况

（二）主题选定

1.主题选定及选题过程

药健圈本期主题选定表

主题评价项目	领导重视度（30%）	迫切性（22%）	可行性（22%）	圈能力（26%）	总分	排名	选定
提高病区药品储存管理规范率	11.40	9.24	7.48	6.76	34.88		
提高抢救车内药品安全管理规范率	15.00	10.56	6.16	5.20	36.92		
降低拆零药品不良事件发生率	8.40	6.16	12.76	15.08	42.40		
互联网医共体下运用高质量精益化管理策略提升药品管理规范率	15.60	11.88	12.32	14.04	53.84	1	★
提高冷藏药品管理规范率	6.60	7.92	12.32	14.56	41.40		
降低质子泵制剂不合理使用率	13.20	9.24	11.00	14.04	47.48		

药健圈本期主题选定权重评价表

权重项目	李××	赖××	张×	张××	陈××	梁××	罗××	杨×	房××	刘××	刘××	龚××	平均权重
领导重视度	0.28	0.30	0.27	0.26	0.33	0.35	0.26	0.30	0.35	0.30	0.28	0.32	0.30
迫切性	0.25	0.24	0.18	0.22	0.21	0.22	0.24	0.23	0.19	0.22	0.25	0.19	0.22
可行性	0.21	0.24	0.25	0.24	0.18	0.21	0.20	0.2	0.24	0.23	0.25	0.19	0.22
圈能力	0.26	0.22	0.30	0.28	0.28	0.22	0.30	0.27	0.25	0.22	0.30	0.26
总分	1	1	1	1	1	1	1	1	1	1	1	1	1

评价说明：各圈员根据各项评价指标的贡献程度，以相加不超过1分做权重打分，并计算出各项指标的平均权重。

评价说明	分数	领导重视度	迫切性	可行性	圈能力
	1	不重视	半年后再说	不可行	需要多部门配合
	3	较重视	下次解决	较可行	需一个部门配合
	5	很重视	尽快解决	可行	能自行解决

评价说明：以评价法进行主题评价，共12人参与选题过程；票选分数：5分最高、3分普通、1分最低，第一顺位为本次活动主题。

2.本次活动主题、名词定义及衡量指标

（1）本次活动主题：互联网医共体下运用高质量精益化管理策略提升

药品管理规范率。

（2）名词解释

医共体：即互联网医疗服务共同体，是指以县级医院为龙头，整合县乡医疗卫生资源，实施集团化运营管理。

精益管理：是以降低运营与管理成本，提高管理质量为理念的管理模式，其核心理念在于最大限度地降低运营成本，减少浪费，不断对工作流程进行创新和改进，追求精益求精。[①]

药品管理：是国家通过有关行政机构运用行政和法律手段对药品实施的管理，这里主要指在医疗机构管辖区域内，以患者为中心，临床药学为基础，相关法律制度为手段，保障药品质量为核心，以药品使用和服务为主要对象的管理活动。

药品管理规范：指根据《中华人民共和国药品管理法》《中华人民共和国药品管理法实施条例（2016修订版）》《医疗机构药品监督管理办法》《医疗机构药事管理规定》制定的药品管理标准。

（3）衡量指标

药品管理规范率：药品管理总检查项目中达到标准的数量占总检查项目数量的比例。

$$计算公式：药品管理规范率 = \frac{规范项目数}{检查项目总数} \times 100\%$$

---

① 滕箭，滕亮，王建华，等. 精益化物流管理对医院药品供应资金流及物流成本控制影响的分析 [J]. 中国医院药学杂志，2017，37(09): 869–873.

3.选题背景

（1）法规政策

《中华人民共和国药品管理法》规定：药品管理应当以人民健康为中心，坚持风险管理、全程管控、社会共治的原则，建立科学、严格的监督管理制度，全面提升药品质量，保障药品的安全、有效、可及。《三级医院评审标准（2020年版）广东省实施细则》要求：医院加强药品管理，规范药品遴选、采购、储存、调剂，建立全流程监测系统，保障药品质量和供应。世界卫生组织2017年的数据显示，发达国家医疗事故中用药错误的比例达到了18.3%，仅英国每年大约有2.3亿次用药错误。

（2）国内现状

药品管理不规范，在药品采购、验收、储存、使用等环节的管理上存在很多欠规范的现象。药品效期管理缺失，导致药品过期失效，使患者承担巨大的用药安全风险，类似的医疗纠纷时有发生。因此规范药品管理，保障人民用药安全，刻不容缓！

（3）医院状况

高州市人民医院依托高州市互联网总院建立起县、镇、村"三级健康服务体系，探索"全县域运作、上下贯通"的一体化、同质化服务，实现"县强、镇活、村稳、上下联、信息通、模式新"的目标。新冠肺炎疫情检验了高州市互联网总医院模式，双闭环经受住了疫情考验，国家卫健委推介了基层抗疫的"高州经验"，获得广东省卫健委通报表扬。圈员们对全院各科室药品管理进行调查，超过70%的科室存在药品管理不规范的情况，药品管理项目规范率低于80%的科室高达50个，其中有2个科室药品管理项目规范率低于10%。

4.选题理由

对医院而言，提高药品管理规范率，能够减少药品损耗、节约医疗资源、提升患者信任度和满意度、提高医院的综合竞争力。

对科室而言，能够提高工作效率、提升工作人员的整体素质水平、完善药品管理各项设施，有利于和谐医患关系。

对医护人员而言，药品信息化系统安全用药提示、药品专属标识，能够快捷有效提示用药安全、降低医疗风险、提高效率。

对患者而言，能够保障药品质量，减少药品伤害，保障用药安全。

（三）活动计划拟定

"药健圈"活动计划表

活动阶段	活动项目	When（2021年7月—2022年3月）	负责人	地点	管理工具
P	主题选定		全体圈员	药剂科办公室	头脑风暴
	计划拟定		房××	药剂科办公室	甘特图
	现状把握		张××、陈××	药剂科临床科室	流程图、查检表、柏拉图
	目标设定	P30%	张××	药剂科办公室	公式计算
	解析		全体圈员	药剂科临床科室	鱼骨图、要因表
	对策拟定		全体圈员	药剂科临床科室	对策表
D	对策实施	D40%	全体圈员	药剂科临床科室	PDCA
C	效果确认	C20%	赖××、陈××	药剂科临床科室	流程图、查检表、柏拉图
A	标准化	A10%	梁××、刘××	药剂科临床科室	SOP
	检讨与改进		李××	药剂科办公室	雷达图

备注：辅导员：曾×× 圈长：李×× 制表人：房×× 制表日期：2021年7月6日 计划线：┈┈ 实施线：──

（四）现状把握

1.改善前流程图

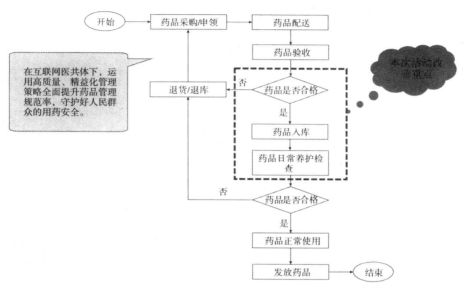

提高药品管理规范率改善前流程图

2.绘制查检表

提升药品管理规范率现状查检表

查检周	开始时间	结束时间	不规范项目数							合计
			效期管理不规范	标识管理不规范	库存管理不规范	冷藏管理不规范	遮光管理不规范	摆放管理不规范	其他管理不规范	
1	7月11日	7月17日	25	20	15	7	3	5	2	77
2	7月18日	7月24日	23	18	12	5	5	2	1	66
3	7月25日	7月31日	18	19	10	3	4	2	3	59
4	8月1日	8月7日	18	18	14	3	3	3	1	60
合计			84	75	51	18	15	12	7	262
累计百分比			32.06%	60.69%	80.15%	87.02%	92.75%	97.33%	100.00%	

查检时间（when）：2021年7月11日—2021年8月7日 8:00—18:00
查检对象（whom）：药品管理的相关管理项目
查检地点（where）：全院临床科室、药库、门诊药房、中心药房、静配中心、医技科室
查检人员（who）：①张××、刘××：一号楼临床科室；②梁××、陈××：二号楼临床科室；③赖××、
房××：三号楼临床科室、感染内科；④张×、罗××：医技科室、药剂科各库房
查检方法（how）：采用普查方式由组员现场登记药品管理中存在不规范管理的项目数
查检药品管理项目总数：1365项

计算方式：

药品管理规范率＝规范项目数÷检查项目总数×100%

＝（检查项目总数－不规范项目数）÷检查项目总数×100%

＝（1365－262）÷1365×100%

≈80.81%

通过计算得出，药品管理规范率为80.81%，即目标设定阶段的现况值。

3.改善前柏拉图及结论

药品管理不规范项目数量汇总表

序号	原因	例数/例	占比/%	累计占比/%
1	效期管理不规范	84	32.06	32.06
2	标识管理不规范	75	28.63	60.69
3	库存管理不规范	51	19.46	80.15
4	冷藏管理不规范	18	6.87	87.02
5	遮光管理不规范	15	5.73	92.75
6	摆放管理不规范	12	4.58	97.33
7	其他管理不规范	7	2.67	100.00
	合计	262	100.00	

续表

三现原则
查检时间（when）：2021 年 7 月 11 日—2021 年 8 月 7 日　　8:00—18:00
查检对象（whom）：药品管理的相关管理项目
查检地点（where）：全院临床科室、医技科室、药剂科各库房
查检人员（who）：①张××、刘××：一号楼临床科室
②梁××、陈××：二号楼临床科室
③赖××、房××：三号楼临床科室、感染内科
④张×、罗××：医技科室、药剂科各库房
查检方法（how）：采用普查方式由组员现场登记药品管理中存在不规范管理的项目数
制图表人：张×　　　　　　　　　　　　　　　　　制图表日期：2021 年 8 月 7 日

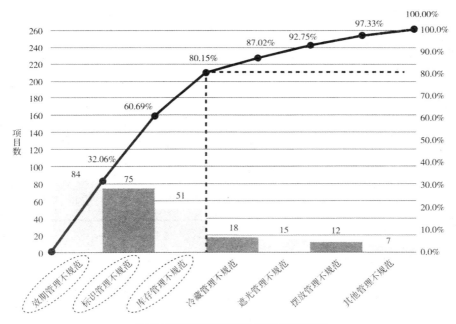

提升药品管理规范率改善前柏拉图

　　结论：查检数据表明，改善重点为效期管理不规范、标识管理不规范和库存管理不规范。

（五）目标设定

1.目标值设定

"药健圈"成员圈能力评估

序号	姓名	工作年资 a（40%）		学历改善能力 b（30%）		主题改善能力 c（30%）		品管圈经验值		圈能力
		工作年限	能力值（A）	学历	能力值（B）	改善能力	能力值（C）	参加品管圈次数	经验值（D）	
1	李××	12	84	本科	60	3	60	4	20	89.6
2	赖××	11	82	本科	60	3	60	4	20	88.8
3	罗××	20	100	本科	60	3	60	1	5	81.0
4	张××	12	84	本科	60	3	60	3	15	84.6
5	刘××	12	84	本科	60	3	60	2	10	79.6
6	张×	11	82	本科	60	3	60	4	20	88.8
7	陈××	11	82	本科	60	3	60	3	15	83.8
8	梁××	12	84	本科	60	3	60	3	15	84.6
9	刘××	12	84	本科	60	3	60	3	15	84.6
10	龚××	25	100	本科	60	3	60	3	15	91.0
11	杨×	22	100	本科	60	3	60	5	20	96.0
12	房××	12	84	本科	60	3	60	3	15	84.6
合计										1037

个人圈能力 $= A \times a + B \times b + C \times c + D$

全圈圈能力 $=$ 全体圈员圈能力总和 $\div$ 圈员数 $\times 100\%$

$$= 1037 \div 12 \times 100\%$$

$$\approx 86.42\%$$

目标值 $=$ 现况值 $+$（$1-$现况值）$\times$ 改善重点 $\times$ 圈能力

$$= 80.81\% +（1-80.81\%）\times 80.15\% \times 86.42\%$$

$$= 94.10\%$$

2.目标值合理论证

圈员们通过查阅大量国内外文献及相关研究，并根据医院决策及对圈员能力的分析，确定目标值可行。

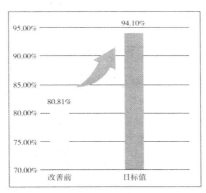

"药健圈"目标值设定

（六）解析

1.原因分析

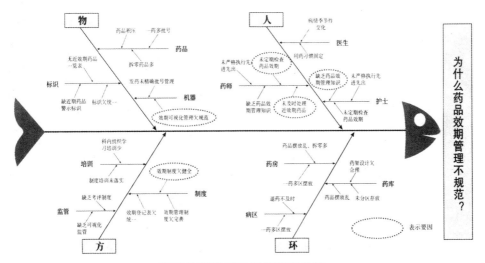

药品效期管理不规范要因分析

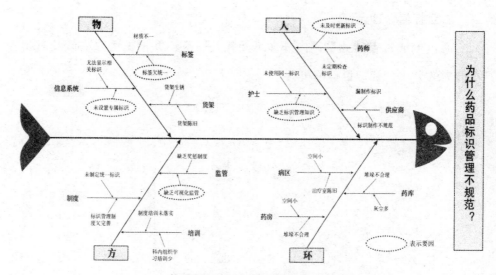

药品标识管理不规范要因分析

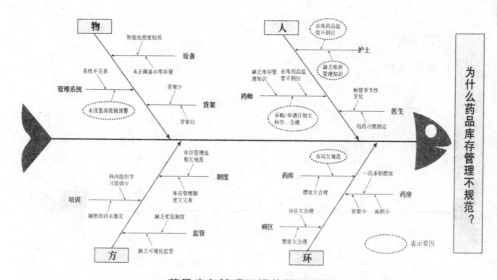

药品库存管理不规范要因分析

2.要因评价

药品效期管理不规范要因评价表

大原因	中原因	小原因	李××	赖××	张×	梁××	张××	陈××	房××	刘××	罗××	杨×	刘××	龚××	总分	选定
人	医生	用药习惯固定	5	3	3	5	1	3	1	5	3	5	1	5	40	
		病情季节性变化	1	3	3	1	1	3	3	3	3	3	3	1	28	
	药师	缺乏药品效期管理知识	3	3	3	3	3	5	3	1	3	5	5		40	
		未定期检查药品效期	5	5	5	5	5	1	5	5	5	5	3	5	54	√
		未及时处理近效期药品	5	5	5	5	5	1	5	5	5	5	3	5	54	√
	护士	缺乏药品效期管理知识	3	5	5	5	5	3	3	5	5	3	5	3	50	√
		未严格执行先进先出	3	3	5	3	5	5	3	3	1	3	5	3	42	
		未定期检查药品效期	3	3	3	3	3	3	3	3	3	3	3	3	36	
物	药品	一药多批号	1	3	1	3	5	5	3	1	3	5	3	1	34	
		拆零药品多	5	5	3	5	3	3	3	3	3	3	3	3	42	
		药品积压	3	1	3	3	5	3	3	3	3	3	3	3	38	
	标识	标识欠统一	3	3	5	5	3	3	5	3	3	1	3	3	44	
		无近效期药品一览表	1	5	3	3	3	3	3	1	3	5	5	3	42	
		缺近期药品警示标识	3	3	1	3	5	3	3	1	3	5	3	3	36	
	机器	效期可视化管理欠规范	5	5	5	5	5	5	3	5	3	5	5	5	56	√
		发药未精确批号管理	1	3	5	5	3	1	3	5	1	3	3	1	34	
法	制度	效期管理制度欠完善	3	5	1	3	5	3	3	5	3	3	3	3	40	
		效期登记表欠统一	3	3	5	1	5	3	5	3	3	3	5	5	44	
		效期制度欠健全	5	5	5	5	3	1	5	3	5	5	3	3	48	√
	培训	制度培训未落实	3	1	5	3	3	3	5	1	3	5	3	5	40	
		科内组织学习培训少	1	3	1	5	3	1	3	1	3	5	1	3	30	
	监管	缺乏可视化监管	5	3	3	3	1	5	5	3	3	5	5	5	46	
		缺乏考评制度	1	1	3	3	5	1	5	3	3	3	1	3	32	
环	药房	一药多区摆放	3	1	5	1	1	5	5	3	3	5	1	5	38	
		药品摆放乱,拆零多	5	5	3	5	3	1	3	3	5	3	1	5	42	
	病区	退药不及时	1	5	3	1	5	3	3	3	5	1	1	5		
		一药多区摆放	3	3	5	3	1	5	1	5	1	1	3	5	36	
	药库	药品摆放乱	3	5	5	3	1	3	3	3	3	3	3	3	38	
		药架设计欠合理	5	3	5	3	3	3	3	3	3	5	5	3	44	
		未分区存放	3	1	3	3	3	1	1	5	1	5	3	1	30	

说明:重要的5分,一般重要的3分,不重要的1分　根据80/20原则,圈员共12人,总分60分,48分以上的为
　　要因。

制表人:梁×× 　　　　　　　　　　　　　　　　　　　　制表日期:2021年8月21日

药品标识管理不规范要因评价表

大原因	中原因	小原因	李××	赖××	张×	梁××	张××	陈××	房××	刘××	罗××	杨×	刘××	龚××	总分	选定
人	药师	未及时更新标识	5	5	5	5	5	5	3	5	5	5	3	5	56	√
		未定期检查标识	3	5	3	3	3	1	5	3	3	3	3	3	38	
	护士	缺乏标识管理知识	5	5	5	3	3	3	5	3	5	5	5	5	52	√
		未使用统一标识	1	5	5	1	1	3	3	1	5	3	3	5	36	
	供应商	标识制作不规范	3	3	1	1	3	5	1	3	5	1	3	1	30	
		未制作标识	3	1	3	3	3	1	1	3	1	3	3	1	26	
物	标签	材质不一	3	1	1	3	1	1	3	3	3	1	1	3	24	
		标签未统一	5	3	5	3	5	3	3	3	5	3	5	5	50	√
	货架	货架陈旧	1	3	5	1	3	3	3	5	1	3	5	5	38	
		货架生锈	3	3	3	3	1	3	3	1	3	3	1	3	30	
	信息系统	未设置专属标识	5	3	5	3	3	3	3	5	3	5	5	5	52	√
		无法显示相关标识	3	1	3	1	3	5	1	1	5	5	1	3	32	
法	制度	标识管理制度欠完善	3	5	1	3	3	3	5	1	3	1	1	5	34	
		未制定统一标识	1	5	5	5	1	5	3	3	5	5	3	5	46	
	培训	制度培训未落实	1	3	5	3	3	1	5	3	3	5	1	5	38	
		科内组织学习培训少	1	3	3	5	3	3	3	5	1	1	1	3	34	
	监管	缺乏可视化监管	3	3	5	3	5	5	3	3	5	3	5	5	48	√
		缺乏奖惩制度	1	5	3	1	5	3	5	1	1	5	3		34	
环	药房	空间小	3	3	3	3	1	1	3	1	3	1	3	1	28	
		堆垛不合理	3	1	3	1	3	3	1	3	1	1	1	1	22	
	病区	空间小	3	1	3	3	3	5	5	1	3	1	5		36	
		治疗室陈旧	1	5	3	3	3	5	1	1	3	5	1		32	
	药库	灰尘多	3	3	1	1	3	3	1	1	1	1	1	3	26	
		堆垛不合理	1	1	3	1	3	3	1	1	3	1	1	3	24	

说明：重要的5分，一般重要的3分，不重要的1分　根据80/20原则，圈员共12人，总分60分，48分以上的为要因

制表人：梁×× 　　　　　　　　　　　　　　　　　　　制表日期：2021 年 8 月 21 日

药品库存管理不规范要因评价表

大原因	中原因	小原因	李××	赖××	张×	梁××	张××	陈××	房××	刘××	罗××	杨×	刘××	龚××	总分	选定
人	医生	用药习惯固定	1	3	3	1	3	3	1	3	3	1	3	1	26	
		病情季节性变化	3	3	1	5	1	1	3	3	1	3	3	3	28	
	药师	采购/申领计划不够科学、合理	3	3	5	5	5	5	5	5	5	5	5	5	56	√
		缺乏库存管理的知识	5	1	3	3	3	5	3	3	5	1	5		42	
		在库药品监管不到位	3	3	5	1	5	1	3	5	3	3	5	3	40	

续表

大原因	中原因	小原因	李××	赖××	张×	梁××	张××	陈××	房××	刘××	罗××	杨×	刘××	龚××	总分	选定
人	护士	缺乏库存管理的知识	5	3	5	3	5	5	5	5	5	5	3	5	54	√
		在库药品监管不到位	5	5	3	5	1	3	5	5	3	5	5	5	50	√
物	管理系统	系统不完善	1	3	3	5	3	3	1	1	3	3	3	3	32	
		未设置高低储预警	5	3	5	5	5	5	5	5	3	5	5	5	56	√
	货架	货架少	3	5	5	1	3	1	3	3	5	1	5	3	38	
		货架旧	5	1	5	5	5	5	1	5	3	3	5	3	46	
	设备	智能化程度较低	1	3	1	1	1	3	1	1	3	3	1	5	24	
		未正确显示库存量	5	5	3	5	3	3	5	1	5	3	1	5	44	
法	制度	库存管理制度欠完善	5	1	3	1	5	3	1	5	3	3	3	3	36	
		库存管理流程欠规范	1	1	3	5	3	5	3	3	1	5	3	5	38	
	培训	制度培训未落实	3	5	5	3	3	1	5	3	5	3	3	1	40	
		科内组织学习培训少	5	3	5	3	5	5	5	5	5	3	1	1	46	
	监管	缺乏可视化监管	3	5	1	3	5	1	1	5	5	3	1	3	36	
		缺乏奖惩制度	5	3	5	1	3	1	1	3	5	1	1	1	30	
环	药库	布局欠规范	3	1	5	3	5	5	5	5	5	3	5	3	48	√
		摆放欠合理	3	1	3	5	1	1	5	5	3	3	1	3	34	
	药房	面积小	1	3	3	3	3	3	3	5	1	3	3	1	32	
		货架少	3	3	1	3	3	3	5	3	3	3	3	1	34	
		一药多柜摆放	3	5	3	1	3	3	1	5	5	1	5	1	36	
	病区	分区欠合理	3	1	1	3	5	1	1	3	3	3	3	1	30	
		摆放欠合理	3	1	3	5	1	5	3	5	5	3	1	3	38	

说明：重要的5分，一般重要的3分，不重要的1分　根据80/20原则，圈员共12人，总分60分，48分以上的为要因

制表人：梁××　　　　　　　　　　　　　　　　　制表日期：2021年8月21日

3.真因验证

药品管理不规范真因验证查检表

原因	项目数/个	百分比/%	累计百分比/%
效期可视化管理欠规范	31	19.62	19.62
缺乏库存管理知识	27	17.09	36.71
效期制度欠健全	22	13.92	50.63
未定期检查药品效期	18	11.39	62.02
在库药品监管不到位	16	10.13	72.15
未设置专属标识	14	8.86	81.01
布局欠规范	7	4.43	85.44
未及时处理近效期药品	5	3.16	88.60
缺乏可视化监管	4	2.53	91.14
缺乏药品效期管理知识	4	2.53	93.67
未及时更新标识	3	1.90	95.57
标签欠统一	3	1.90	97.47
缺乏标识管理知识	2	1.27	98.73
采购/申领计划欠合理	1	0.63	99.37
未设置高低储预警	1	0.63	100.00
总数	158		
三现原则			

查检时间（when）：2021.8.22—2021.9.11
查检对象（who）：药品
查检地点（where）：临床科室、医技科室、药剂科各库房
查检人员（who）：①张××、刘××：一号楼临床科室
　　　　　　　　　②梁××、陈××：二号楼临床科室
　　　　　　　　　③赖××、房××：三号楼临床科室、感染内科
　　　　　　　　　④张×、罗××：医技科室、药剂科各库房
查检方法（how）：由小组成员对未规范管理药品进行现场收集

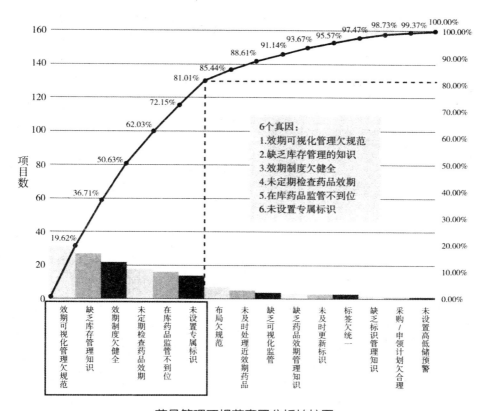

药品管理不规范真因分析柏拉图

(七)对策拟定

1. 对策拟定表

"药品管理不规范"的改善对策拟定表

序号	what 问题点	why 真因分析	how 对策方案	评价 可行性	评价 经济性	评价 效益性	评价 总分	判定	who 提案人	when 执行日期	where 地点	负责者	对策编号
1	药品效期管理不规范	效期制度不健全	制定药训考核制度	38	36	38	112	×	李××				
			完善效期管理制度及流程	58	54	54	166	√	梁××	2021.9.19	全院	李××	对策一
		效期可视化管理人规范	建立信息化预警	38	34	40	112	×	陈××				
			建立"先进先出"警示标识	38	42	36	116	×	张×				
			建立药品管理可视化、标准化手册	44	56	46	146	√	梁××	2021.11.14	全院	赖××	对策二
			完善药品可视化管理看板	54	52	48	154	√	房××	2021.11.14	全院	赖××	对策三
		未定期检查药品效期	制定督导计划,促进自省自检	52	38	32	122	×	李×				
			分区负责定位效期	38	42	50	130	×	刘×				
			定期进行养护、自查	38	38	32	108	×	张×				
			制定统一效期登记表	52	50	54	156	√	张×	2021.9.19	全院	李××	对策一
2	药品库存管理不规范	缺乏库存管理知识	定期培训库存管理制度及流程	38	42	50	130	×	张×				
			构建培训模型	54	50	52	156	√	赖××	2021.10.17	全院	陈××	对策二
			建立"药护通""临床药事专员"沟通群	54	56	52	162	√	罗××	2021.10.17	全院	陈××	对策二
		在库药品监管不到位	科学定期门诊住保存数量	38	34	28	100	×	张×				
			建立多层次质控管理梯队	52	50	50	152	√	陈××	2021.12.12	全院	张×	对策四
			制定督导计划	54	56	52	162	√	罗××	2021.12.12	全院	张×	对策四
			建立可视化仓位管理	52	42	40	134	×	赖××				
3	药品标识管理不规范	未设置专属标识	建立可视化定位的	52	50	50	152	√	杨×	2021.12.12	全院	张×	对策四
			利用E-CHECK系统定期检查	48	56	46	150	√	刘××	2021.11.14	全院	赖××	对策三
			设置专属标识										

注：1.√：表示对策被采纳；×：表示对策未被采纳；2.全体组员就每一评价项目，依可行性、经济性、效益性进行对策选定；评价方式：优5分、良3分、差1分，组员共：12人。总分180分；根据二八定律，144分以上为实行对策。

制表人：梁×× 制表日期：2021年9月15日

2.对策整合

"药品管理不规范"的对策整合表

真因	原始对策	对策编号	整合内容	负责人
效期制度欠健全	完善效期管理制度及流程	对策一	建立多维度、全方位药品管理体系	李××
未定期检查药品效期	制定统一效期登记表			
缺乏库存管理知识	构建培训模型	对策二	构建"1+1+N"培训模式，树立药品安全文化理念	陈××
	建立"药护通""临床药事专员"沟通群			
效期可视化管理欠规范	建立药品管理可视化、标准化手册	对策三	运用精益化管理手段，实现药品管理可视化、标准化	赖××
	完善药品可视化管理看板			
未设置专属标识	设置专属标识	对策四	建立多层次质控督导架构，全流程智慧管控药品	张×
	利用E-Check系统定期检查			
在库药品监管不到位	建立多层次质控管理梯队			
	制定督导计划			

（八）对策实施与检讨

对策一：建立多维度、全方位药品管理体系

对策一	对策名称	建立多维度、全方位药品管理体系
	真因	效期制度欠健全、未定期检查药品效期

改善前：	对策实施：
1.缺乏健全药品管理体系，制度流程未完善，执行不到位 2.缺乏标准操作规程，未严格按操作规程进行工作 3.效期管理规范率为56.92%，药品管理规范率为80.81%	负责人：李××、张×× 实施时间：2021.9.19起 实施地点：全院临床科室、医技科室、药剂科库房 实施步骤： 1.运用"红牌作战"质量管理法对药品管理现状进行深度的问题查摆，通过头脑风暴法找出根本原因，并针对根本原因拟定相应对策，组织实施

续表

对策一	对策名称	建立多维度、全方位药品管理体系
	真因	效期制度欠健全、未定期检查药品效期

对策内容：	2. 构建应知应会技能地图，并按计划督导落实
1. 运用"红牌作战"质量管理法进行现状调查找症结	3. 以完善效期制度为点，多维度健全药品管理制度及流程，共修订14项供应链相关管理制度、135项使用链相关管理制度、14项监管链相关管理制度，在全院范围督促落实执行
2. 构建技能地图，压实责任，推动项目落地生效	
3. 发布药品管理规范化、标准化系列制度	4. 制定效期登记表并落实执行
4. 制定效期登记表	

A C

对策处置：	对策效果确认：
1. 该对策有效	1. 药品效期管理规范率由56.92%上升至84.62%，改善效果明显
2.《药品效期管理制度》纳入标准化	2. 药品管理规范率由80.81%上升至86.59%，改善效果明显

对策有效

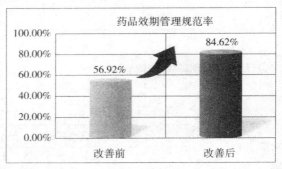

药品效期管理规范率

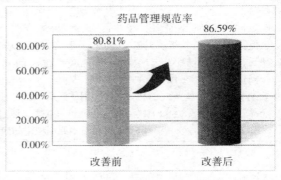

药品管理规范率

对策二：构建"1+1+N"培训模式，树立药品安全文化理念

对策二	对策名称	构建"1+1+N"培训模式，树立药品安全文化理念
	真因	缺乏库存管理知识

改善前： 1.缺少相关培训 2.培训制度未落实 3.库存管理规范率为73.85%，药品管理规范率为86.59% 对策内容： 1.以高州市互联网总医院为支点，通过"院内建模、院外协同"方式构建"1+1+N"培训模型 2.以培训为抓手，重点打造样板并依托"互联网+"进行推广 3.为有效"补"线上培训短板，通过对口帮扶的方式快速提升	对策实施： 负责人：陈××、梁×× 实施时间：2021.10.17起 实施地点：全院临床科室、医技科室、药剂科库房 实施步骤： 1.依托高州市互联网总医院平台，破除医共体内医疗机构沟通障碍 2.为有效推动"1+1+N"模式落地生效，对院内通过加强药品管理专项培训、考核，分别对临床药事专员、护管员、药事质控员等相关人员进行"互联网+"小组培训，以点带面，向全院推广，提高医药护人员药品管理水平，提升整体素养；对院外通过"互联网+"互联、互动、互补，全面托起全市药学服务同质化管理与服务 3.为有效快速提升药品管理整体水平，通过"线上+线下"双驱并行，线上建立"药护通""临床药事专员""麻精药品"等沟通群，对全院分组培训管控，线下委派药学骨干进行对口帮扶，通过多形式、多路径树立药品安全文化理念
对策处置： 1.该对策有效 2.《药品质量管理小组工作制度》《临床药品推进专员岗位职责》《药剂科业务学习制度》纳入标准化 **对策有效**	对策效果确认： 构建"1+1+N"培训模式，对医药护进行全面的培训，规范药品的管理、药品库存管理规范率由原来的73.85%提高至92.31%，药品管理规范率由原来的86.59%提高至89.82%，改善效果明显，对策有效 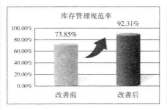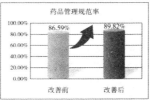

对策三：运用精益化管理手段，实现药品管理可视化、标准化

对策三	对策名称	运用精益化管理手段，实现药品管理可视化、标准化
	真因	效期可视化管理欠规范、未设置专属标识

改善前：	对策实施：
1.缺乏药品可视化管理标准、看板 2.未设置专属标识 3.标识管理规范率为61.54%，药品管理规范率为89.82%	负责人：赖××、房×× 实施时间：2021年11月14日起 实施地点：全院临床科室、医技科室、药剂科库房 实施步骤：
对策内容： 1.运用精益化管理手段，根据药品功能及分类进行个体化、可视化管理设置与管理 2.发布药品可视化管理手册，固化成效	1.以安全用药为目的，充分运用精益化管理手段规范设置药品专属标识并落实执行 2.以视觉信号为基本手段对仓位码、色标、效期、易混淆、标签、HIS、标识、设备、目录、专属药袋、高警示、仓储（三色五区等）管理项目进行目视化、标准化设置并汇编成《药品可视化管理手册》，予以体制内医疗机构发布、推广
对策处置： 1.对策实施后效果明显，将上述对策列入日常的质控考核 2.《药品标识管理规定》和《药品入库验收管理制度》纳入标准化 3.挪活仓库积压资金700多万，并成功申请4项专利 **对策有效**	**对策效果确认：** 实现药品管理可视化、标准化后，标识管理规范率由61.54%升至89.74%，药品管理规范率由89.82%升至92.16%。 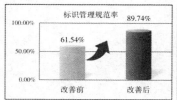 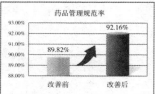

对策四：建立多层次质控督导架构，全流程智慧管控药品

对策四	对策名称	建立多层次质控督导架构，全流程智慧管控药品
	真因	在库药品监管不到位

改善前：	对策实施：
1. 药品未及时调拨使用，发药未按先进先出顺序调配 2. 缺乏药品管理质控监督 3. 药品管理规范率为92.16% **对策内容：** 1. 建立多层次质控管理梯队 2. 制定督导计划 3. 利用信息化手段，建立药品管理评价体系	负责人：张×、杨× 实施时间：2021.12.12—2022.1.8 实施地点：全院临床科室、医技科室、药剂科库房 实施步骤： 1. 建立以分管院领导为核心的院级质控管理小组推进执行；由6S推进专员、药事骨干团队、护理骨干团队组成的主管部门质控管理小组通过内控标准督导审查；由临床科室专员和护管员组成的科室质控小组通过对外联络、对内整合，定期自查整改，实现多层次质控督导管理 2. 制定督导计划，由分管院领导牵头，主管部门质控小组协同，结合专项重点，亲临现场督导，通过红牌作战、回头看、限期整改等形式，对科室督导检查 3. 利用信息化手段，建立药品管理评价体系，科室专员和护管员利用质量查检E-Check系统进行定期自查，形成评价分析报告，持续改进

对策处置：	对策效果确认：
1. 对策经实施效果确认，实行多层次质量管控为有效对策，此对策继续实施 2.《药品质量管理制度》纳入标准化 **对策有效**	通过建立多层次质控督导架构和督导机制，实现全院药品联动管理，药品管理规范率由92.16%升至95.16% 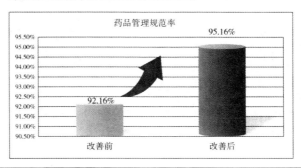 药品管理规范率

（九）效果确认

1. 有形成果

（1）改善前、改善中与改善后效果对比

药品管理规范率改善前、对策实施、改善后、目标值对比表

项目	改善前 （2021.7.11— 8.7）	对策一 （2021.9.19— 10.16）	对策二 （2021.10.17— 11.13）	对策三 （2021.11.14— 12.12）	对策四 （2021.12.13— 2022.1.8）	改善后 （2022.1.9— 3.31）	目标值
药品管理规范率	80.81%	86.59%	89.82%	92.16%	95.16%	95.75%	94.10%

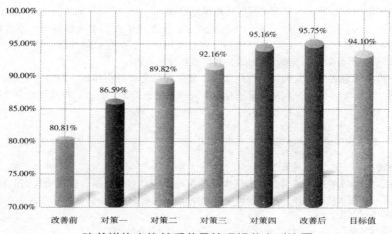

改善措施实施前后药品管理规范率对比图

（2）目标达成率及进步率

目标达成率=（|改善后−改善前|）÷（|目标值−改善前|）×100%

　　　　　=（|95.75%−80.81%|）÷（|94.1%−80.81%|）×100%

　　　　　=112.42%

进步率=（|改善后−改善前|）÷改善前×100%

　　　=（|95.75%−80.81%|）÷80.81%×100%

　　　=18.49%

（3）改善前与改善后柏拉图对比

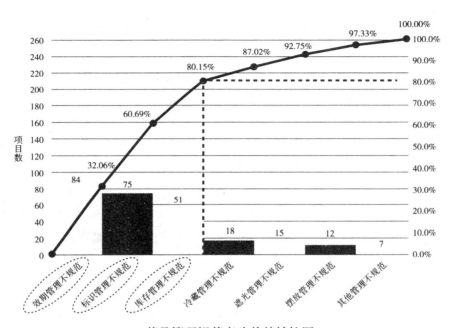

药品管理规范率改善前柏拉图

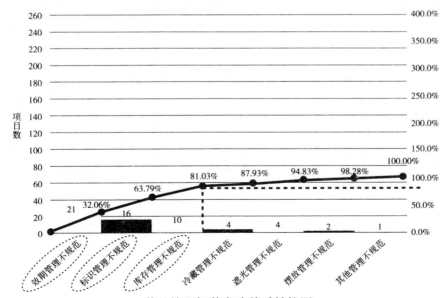

药品管理规范率改善后柏拉图

（4）改善前与改善后流程图对比

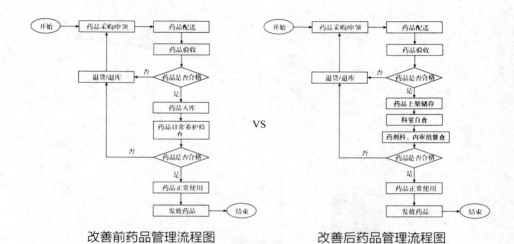

改善前药品管理流程图   改善后药品管理流程图

2.无形成果

"药健圈"实施前后圈员进步对比表

编号	项目	活动前		活动后		活动成长
		总分	平均分	总分	平均分	
1	解决问题能力	40	3.3	54	4.5	↑1.2
2	责任心	38	3.2	54	4.5	↑1.3
3	沟通协调	40	3.3	58	4.8	↑1.5
4	自信心	32	2.7	44	3.7	↑1.0
5	团队凝聚力	40	3.3	56	4.7	↑1.4
6	积极性	36	3.0	56	4.7	↑1.7
注：由圈员12人评分，每项最高5分，最低1分，总分最高60分，最低12分						

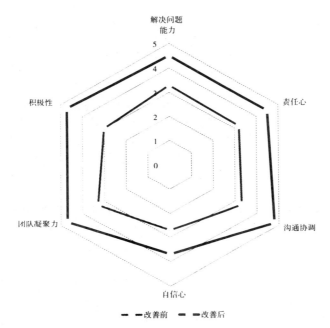

"药健圈"圈员能力提升雷达图

3.附加成果

（1）专利申请及科研立项

通过本次改善活动，医院成功申请专利四项，分别为活动隔板式药架、方便取药剂盒、安瓿开启装置和肾上腺素急救针盒；实现科研立项两项，分别为"创新型仓位码在医院药房应用的研究"和"县级医院'大病不出

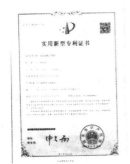 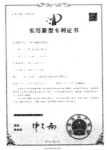 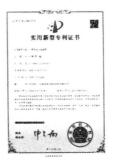 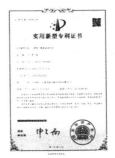

高州市人民医院获得的专利证书

县'模式实践与应用项目"，"县级医院'大病不出县'模式实践与应用项目"在2019年广东省医院协会医院管理创新奖评选中荣获一等奖。

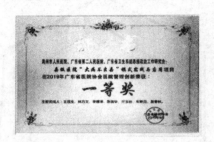

县级医院"大病不出县"模式实践与应用项目获奖证书

（2）同质化管理推广

高州市人民医院依托互联网总院平台，以互联网医共体为驱动，通过互联、互动、互补，带动县域医疗卫生协同一体化服务，影响了包括高州市妇幼保健院、高州市中医院在内的多家医院。

（十）标准化

药健圈改善活动后形成的标准化文件列表

内容点	标准化文件	措施	时间
药品效期管理	《药品效期管理制度》	完善近效期药品警示标识	2022.2.10
药品可视化管理	《药品标识管理规定》	建立药品管理可视化、标准化	2022.2.11
药品质量管理	《药品质量管理制度》	完善药品质量管理，对可疑药品进行处置	2022.2.12
建立药品质量管理小组	《药品质量管理小组工作制度》	科室全员培训，定期检查	2022.2.12
药品管理专员的职责	《临床药品推进专员岗位职责》	做好护管员、临床推进专员培训，建立沟通群	2022.2.13
药品库存管理	《药品入库验收管理制度》	引进信息化管理系统和设备	2022.2.13
员工培训	《药剂科业务学习制度》	做好"1+1+N"培训计划，按计划进行培训	2022.2.14

（十一）检讨与改进

1.活动检讨

药健圈本次改善活动检讨表

活动项目		优点	缺点及今后努力方向
P	主题选定	结合国家政策和本院现状选出的主题具有针对性	期望日后能更深层次地讨论问题
	活动计划拟定	计划周全，详细明确，可实施性强；能有效地根据个人专长及能力明确地分配组活动的工作	把拟定计划能力运用到实践中，根据圈员能力进行日常工作安排
	现状把握	查检表制作合理，圈员分工合作性强，合作愉快	收集资料分析时较为主观，今后要提高客观性
	目标设定	组员设定的目标符合实际，具有可行性	目标执行质量参差不齐，应多发挥全员积极性
	解析	圈员积极性高，全面考虑工作各环节，运用QC手法详尽分析	对QCC手法运用不熟练，在开展中需更全面点，更透彻
	对策拟定	组员能够积极地提出多种对策，且有针对问题进行解决的意识	拟定的对策要切合实际并具可行性
D	对策实施与检讨	对制定的对策，组员都能积极实施，发现问题及时反馈检讨，通过对策实施，加强管理	加强对策落实，规范科室管理
C	效果确认	通过收集数据，用客观的数据分析反映成效，高质量精益化管理达到降量提效	希望在现有成效下，继续努力，再获佳绩
A	标准化	改善流程，标准化模式运用到实际工作中	需多部门合作，逐渐完善各项药品管理的标准
	检讨与改进	改善组员间沟通与协调氛围，做好总结分析，找出残留问题在下个循环解决	充分发挥每个圈员的潜力和能动性，带动全科人员参与其中
圈会运作情况		提高圈员间的沟通、协调与组织能力，达成共识	工作之余完成品管圈，工作量大，需充分调动圈员积极性
残留问题		MDT模式推行缓慢，应加强多学科合作；圈员QCC应用手法不灵活，需进一步改进	

2.效果维持

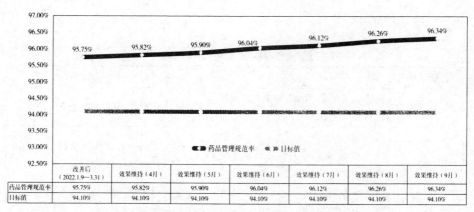

提高药品管理规范率改善活动效果持续情况

药品管理规范率	改善后 （2022.1.9～3.31）	效果维持（4月）	效果维持（5月）	效果维持（6月）	效果维持（7月）	效果维持（8月）	效果维持（9月）
药品管理规范率	95.75%	95.82%	95.90%	96.04%	96.12%	96.26%	96.34%
目标值	94.10%	94.10%	94.10%	94.10%	94.10%	94.10%	94.10%

（十二）下期活动主题

根据本期主题选定表的打分次序，确定下一期活动的主题为：降低质子泵制剂不合理使用率。

药健圈下次改善活动主题选定表

主题评价项目	领导重视度 （30%）	迫切性 （22%）	可行性 （22%）	圈能力 （26%）	总分	排名	选定
提高病区药品储存管理规范率	11.40	9.24	7.48	6.76	34.88	5	
提高抢救车内药品安全管理规范率	15.00	10.56	6.16	5.20	36.92	4	
降低拆零药品不良事件发生率	8.40	6.16	12.76	15.08	42.40	2	
提高冷藏药品管理规范率	6.60	7.92	12.32	14.56	41.40	3	
降低质子泵制剂不合理使用率	13.20	9.24	11.00	14.04	47.48	1	★

下期改善活动主题选定权重项目评价表

权重项目	李××	赖××	张×	张××	陈××	梁××	罗××	杨×	房××	刘××	刘××	龚××	平均权重
领导重视度	0.28	0.30	0.27	0.26	0.33	0.35	0.26	0.30	0.35	0.30	0.28	0.32	0.30
迫切性	0.25	0.24	0.18	0.22	0.21	0.22	0.24	0.23	0.19	0.22	0.25	0.19	0.22
可行性	0.21	0.24	0.25	0.24	0.18	0.21	0.20	0.2	0.24	0.23	0.25	0.19	0.22
圈能力	0.26	0.22	0.30	0.28	0.28	0.22	0.30	0.27	0.22	0.25	0.22	0.30	0.26
总分	1	1	1	1	1	1	1	1	1	1	1	1	1

评价说明：各圈员根据各项评价指标的贡献程度，以相加不超过1分做权重打分，并计算出各项指标的平均权重。

分数	领导重视度	迫切性	可行性	圈能力
1	不重视	半年后再说	不可行	需要多部门配合
3	较重视	下次解决	较可行	需一个部门配合
5	很重视	尽快解决	可行	能自行解决

评价说明：以评价法进行主题评价，共12人参与选题过程；票选分数：5分最高、3分普通、1分最低，第一顺位为本次活动主题。

二、案例总结

本案例的亮点包括：

1.由药师、护士、医生、信息工程师、县域医共体成员等组建，多学科合作并利用信息化管理系统，属于跨部门多学科团队改善；

2.对策新颖，运用"互联网+"、信息化手段等，体现新工具、观念和手法；

3.依托互联网总医院平台，通过"线上+线下"培训、对口帮扶、远程会诊等方式实现医共体内药学服务连续化、同质化；通过互联、互动、互补，建立"县、镇、村"三级健康服务体系；

4.本案例荣获广东省第五届品管圈大赛二等奖并代表广东省参加第十届全国医院品管圈大赛。

经验总结：

1.主题是"提升药品管理规范率"，响应国家最新政策。我国《药品管理法》规定，药品管理应当以人民健康为中心，坚持风险管理、全程管控、社会共治的原则，建立科学、严格的监督管理制度，全面提升药品质量，保障药品的安全、有效、可及。《三级医院评审标准（2020年版）广东省实施细则》提到，医院要加强药品管理，规范药品遴选、采购、储存、调剂，建立全流程监测系统，保障药品质量和供应。药品管理规范问题刻不容缓，第十届全国医院品管圈大赛新设药事药物专场，就说明这一主题的重要性。

2.通过品管圈和精益管理结合，运用"红牌作战"暴露问题、头脑风暴拟定对策，建立技能地图，组织培训并形成行之有效的标准化、规范化的药品管理体系。

3."品管圈推动+信息化手段"建立药品管理评价体系，科室专员和护管员利用质量查检E-Check系统进行定期自查，形成评价分析报告，持续改进，并且成功推广至其他区域，实现了同质化管理。

4.品管圈推动与精益管理、三甲复评结合，多维度、跨部门改善，并利用信息化固化，体现改善的三部曲"僵化—优化—固化"，最终形成文化，并成功推广至其他区域，打造独特区域的"县、镇、村"三级联动医共体模式。

手数圈：降低手术用物准备缺陷率

一、品管圈活动推行及成果汇报

（一）手数圈的介绍

1.手数圈的组成

"手数圈"成员情况一览表

本期活动主题							降低手术用物准备缺陷率
圈名		手数圈			本期成立时间		2020.2.17
活动单位		高州市人民医院手术室			活动时间		2020.2.17—2020.9.30
职务	姓名	职称	科室	学历	工作年限	圈龄	圈内工作
辅导员	杨××	主任护师	手术室	大专	26	5	监督、协调、指导、评价
圈长	古××	副主任护师	手术室	大专	18	4	组织、策划、分工、追踪
副圈长	凌××	护师	手术室	本科	6	4	文献检索、资料整理、课件制作
圈员	胡×	主任医师	心血管外科一区	本科	19	3	数据收集、数据分析
	温×	副主任护师	消毒供应中心	本科	16	4	数据收集、对策实施
	吴×	主任护师	手术室	本科	30	5	查找文献、评价
	庞××	副主任护师	手术室	本科	18	4	标准化、现状调查
	张××	主管护师	手术室	本科	7	3	设定目标、确定真因、对策实施
	黎××	护师	手术室	本科	9	2	会议记录、收集照片
	梁××	助理工程师	设备科	本科	17	3	对策拟定、规范流程

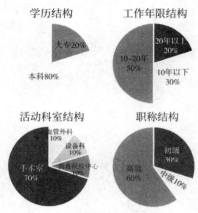

"手数圈"圈员的构成

圈特点：由护理、医生、信息工程师等多学科人员组建的品管圈，实现多团队合作并利用信息化管理。

2.圈实力

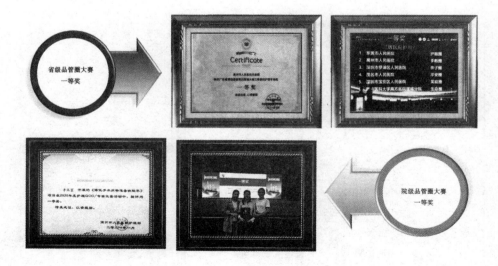

3.圈名与圈徽

本次征集了5个候选圈名及5个候选圈徽，全体圈员进行投票，"手数圈"获得的票数排在首位，最后确定圈名为"手数圈"，圈徽为 。

圈名	票数
速秒圈	3
手数圈	4 ✓
刀光剑影圈	1
超跃圈	2
规备圈	0

圈徽	票数
	1
	2
	2
	3 ✓
	2

圈名：手数圈

寓意：以"手（守）护健康，心中有数（术）"为口号，以"精准配合，促进快速康复，做生命守护神"为目标，利用品管圈手法解决手术用物准备不完善而影响手术进行的问题，降低手术用物准备缺陷率。

时分针由代表手术室沾染鲜血的缝针紧扣着组成，寓意着我们手术用物准备工作环环紧扣，争分夺秒，在和时间与生命的赛跑中主动扛起守护生命的重担

代表我们手术室工作严谨细密，刻度上的数字寓意着我们工作中要做到有条有序，心中有数，每一分一秒都十分重要，刻不容缓去挽救每一条生命

圈徽释义

4.上期活动成果追踪

手数圈上期活动成果追踪

活动主题	提高全麻儿童术前配合率
活动单位	高州市人民医院手术室
活动时间	2019-03-01至2019-09-30
活动目标	全麻儿童术前配合率由25%提高至67.59%
实施对策	1.实现"互联网+"多方位儿童人文关怀知识宣教 2.构建儿童术前全流程人文关怀模式 3.营造多元化儿童文化元素氛围 4.构建"互联网+师带徒"学习模式，建立标准化管理
改善结果	全麻儿童术前配合率由25%提高至68.75%

（二）主题选定

1.选题过程

手数圈主题选定权重评分汇总表

评价人	评价项目			
	迫切性	圈能力	重要性	可行性
杨××	30%	28%	25%	17%
吴×	27%	25%	23%	25%
胡×	32%	28%	20%	20%
凌××	28%	25%	23%	24%
古××	28%	27%	23%	22%
温×	35%	24%	20%	21%
张××	30%	25%	20%	25%
庞××	33%	25%	24%	18%
梁××	29%	26%	20%	25%
黎××	28%	27%	22%	23%
平均比值	30%	26%	22%	22%

权重评分说明：4项评价项目比例总值为100%，每位圈员将自己认为重要的项目给予最大的比值，各圈员的比值相加取平均值，注意各项目的比例值加起来要等于100%

2.主题选定

手数圈本期改善主题选定评价表（10人）

主题 \ 评价项目	重要性（22%）	可行性（22%）	迫切性（30%）	圈能力（26%）	合计	排序	选定
1.缩短术中临时使用物品的查找时间	34×22%	30×22%	26×30%	30×26%	29.68	3	
2.降低手术用物准备缺陷率	46×22%	46×22%	32×30%	42×26%	40.76	1	✔
3.提高手术器械台规范整理的执行率	24×22%	38×22%	26×30%	40×26%	31.84	2	
4.提高一次性无菌物品库存周转率	22×22%	30×22%	12×30%	12×26%	18.16	5	
5.降低全麻手术患者压疮发生率	28×22%	30×22%	16×30%	28×26%	24.84	4	

续表

评价说明	分数	重要性	可行性	迫切性	圈能力
	1	次重要	不可行	次迫切	需要多部门配合
	3	重要	较可行	迫切	需一个部门配合
	5	极重要	可行	极迫切	能自行解决

注：以评价法进行主题评价，共10人参与选题过程，票数分数：5分最高、3分普通、1分最低，每个评价项目得分再乘以相应权重，第一顺位为本次活动主题，用"√"表示。

制表人：凌××　　　　　制表日期：2020.2.22

3.本次活动主题、名词定义及衡量指标

（1）本次活动主题：降低手术用物准备缺陷率

（2）名词解释

手术用物：手术过程中需要使用的物品，包括手术敷料、手术器械、一次性耗材及手术特殊物品[①]等。

用物准备缺陷：手术开始到结束全过程需增加或更改任何物品即为缺陷（因为手术方式改变而增加或更改物品的不纳入本次查检；有1项或多项手术用物准备缺陷的手术均视为1例手术缺陷）[②]。

（3）衡量指标

$$手术用物准备缺陷率 = \frac{手术用物准备缺陷例数}{手术总例数} \times 100\%$$

手术用物准备缺陷标准：增加物品、更改物品。

手术用物准备完善标准：无需增加物品、无需更改物品。

---

① 陈素兰，王占明，陈丽媛，等.手术室术前物品准备方案的改进及效果[J].中华护理杂志，2008，043(003):278-279.

② 孔珊珊，申海艳，伍沛，等.信息化技术在手术室管理中的应用进展[J].护理学杂志，2019，034(004):106-110.

4.选题背景

（1）法规政策

2009年颁布的《医院手术部（室）管理规范（试行）》要求：手术中需要保证设备、器械良好使用状态，急救药品、物品可随时备用；2010年颁布的《手术安全核查制度》要求手术用物准备情况的核查由手术室护士执行并向手术医师、麻醉医师报告，按照核查步骤依次进行，每步核查无误后才可进行下一步操作；《三级综合医院评审标准实施细则（2011版）》要求：严格执行手术安全核查制度，确保无误后才能进行下一步操作；急救设备完好率100%，处于应急备用状态，有应急调配机制。2019年，高州市人民医院下发的《本院护理单元综合考核目标》要求：本院护理单元综合考核目标中明确指出科室环境、设备、物资准备充足。

（2）国外手术用物准备及影响

美国手术室护士注册协会（AORN）围手术期效率工具包包括手术器械周转等，为提高手术室效率和缩减成本提供了技巧。英国的研究表明，手术用物准备不足导致手术取消是手术取消的重要原因之一，占所有手术取消因素的2%左右。

国外多项研究发现，手术准备时间、手术器械的使用和再处理与手术延误有关，并有数据证明有大量医院很少或从未使用过消毒器械，从而导致严重的手术延误。

在综合性医院中，60%—70%的住院患者需要进行手术治疗，而这部分患者的医疗支出中手术室相关的医疗费用占据40%。

（3）国内手术用物准备及影响

据国内医院调查研究，我国三级甲等医院手术用物准备情况各异，只有不断探索创新，摸索出一套"接地气"的手术用物精细化管理（3J7Z）

模式，才能在每个细节上精益求精、做到最好。

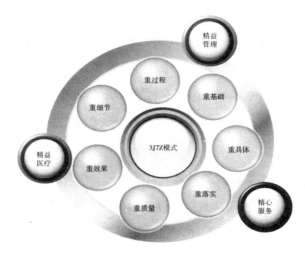

手术用物精细化管理（3J7Z）模式

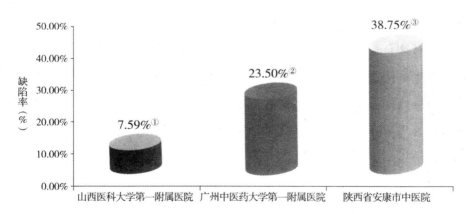

三级甲等医院手术用物准备缺陷率对比图

---

① 付秀荣，张彩虹，李娟文，等 . 品管圈活动降低手术器械准备缺陷率的效果 [J]. 全科护理，2016，14(035):3743-3745.

② 何惠芬，赖英桃，倪小丽，等 . 改进手术前用物准备工作流程的效果评价 [J]. 护理研究，2010，24(002):352-354.

③ 王仁强，李巧梅 . 应用品管圈提高手术用物准备完好率的实践 [J]. 护理实践与研究，2016(22):101-102.

（4）医院现状

医院每年手术例数3万—4.5万例，作为国家现代医院管理制度试点医院，紧紧围绕"安全、满意度"完善手术室管理制度，全面加强成本核算与控制，实施"精准医疗、精益管理、精心服务"。

通过本次QCC活动，降低手术用物准备缺陷率，促进手术管理规范化、精细化、科学化，提高手术间运行效率，促进患者快速康复，提高医患满意度。

（5）手术用物准备缺陷的危害

充分的手术用物准备，不但可以减少医疗废物，减少额外支出，而且可以提高手术患者的术中安全性[1][2]。

手术用物准备不足，导致巡回护士频繁进出手术间，增加了悬浮空气中的细菌流入，流入手术间的细菌会感染手术台器械，手术人员手术衣、手部，以及手术切口，大大提升了手术患者感染的风险[3]。低收入国家的术前手卫生的用物准备缺陷导致其手术感染率较中等收入国家的手术感染率高10%—15%[4]。据国内研究报道，手术时间越长，感染率越高，而心脏体外循环术各部位感染在院内感染中占比各异[5]。

---

[1] TAKEUCHI H, KIKUCHI I, KITADE M, et al., Tanimura E.Disposable laparoscopic surgical instruments and the economic effects of repackaging.J Laparoendosc Adv Surg Tech A.2005 Apr;15(2):176–81.doi: 10.1089/lap.2005.15.176.PMID: 15898913.

[2] FREITAS P S, SILVEIRA R C, CLARK et al., Galvão CM.Surgical count process for prevention of retained surgical items: an integrative review.J Clin Nurs. 2016 Jul;25(13–14):1835–47. doi:10.1111/jocn.13216.Epub 2016 Apr 22.PMID:27104785.

[3] 董书芸.手术室门的开启对室内及手术部的影响研究 [D].天津大学，2005.

[4] NTHUMBA P M.Effective Hand Preparation for Surgical Procedures in Low–and Middle–Income Countries.Surg Infect(Larchmt).2020 Aug;21(6):495–500.doi: 10.1089/sur.2020.025.Epub 2020 Mar 17.PMID:32182163.

[5] 晁玉凤，付丽珂，李京京，等.ICU院内感染调查分析 [J].南方护理学报，2001(01):16–17.

5.选题理由

对患者而言，降低手术用物准备缺陷率能够减少术前准备不完善导致的手术延误，缩短患者手术时间，减少医疗费用；降低感染风险，提高手术安全性，促进快速康复[①]。对医护人员而言，降低手术用物准备缺陷率有利于加强手术管理，降低医疗风险；有利于提升手术医疗服务品质，增强团队协作精神；有利于学会使用科学工具解决护理中遇到的实际问题。对科室而言，降低手术用物准备缺陷率有利于提高手术室准时开台率及手术间利用率[②]，防范因手术用物准备缺陷导致的不良结局，使手术安全管理做到科学管理的信息化、常态化、多元化、标准化。对医院而言，降低手术用物准备缺陷率有利于提高患者对医院及医护的满意度，提升医院影响力，打造手术室精准管理品牌。

---

① 吴晓红.精细化流程管理在手术室护理管理工作中的应用探讨[J].世界最新医学信息文摘，2019，19(23):254-256.
② 张叶贤，宋金妹.精益管理在提高手术室准时开台率中的应用[J].中医药管理杂志，2019，v.27; No.294(11):54-55.

（三）活动计划拟定

"降低手术用物准备缺陷率" 品管圈改善活动计划表

活动阶段	活动步骤	When（2020年2月—9月）	How 方法	Who 负责人	Where 地点
P	选定主题		评价法、文献法、头脑风暴	杨××、古××	教研室
	计划拟定		甘特图	温×、凌××	办公室
	现状把握		流程图、查检表、柏状图	古××、凌××	手术间
	目标设定		数据计算、直方图	张××	办公室
	解析		查检表、鱼骨图、头脑风暴	庞××、吴×	办公室
	对策拟定		头脑风暴、文献法	胡×、古××	办公室
D	实施与检讨		PDCA、查检表、柱状图、流程图	梁××、庞××	手术间
C	效果确认		雷达图、折线图、查检表	黎××、张××	办公室、手术间
	标准化		流程图、标准作业书	庞××、凌××	办公室
A	检讨与改进		头脑风暴、矩阵图	杨××、古××	办公室

P：32%　D：38%　G：20%　A：10%

本次改善活动共32周，其中P为32%，D为38%，均按计划实际完成。

注：——— 表示计划线　……… 表示实施线

制表人：凌××　制表日期：2020.3.1

（四）现状把握

1.绘制改善前流程图

本次活动重点：从护士进行手术备物到巡回护士离室备物的环节为本次活动的改善重点，加以重点分析，找出原因并改善。

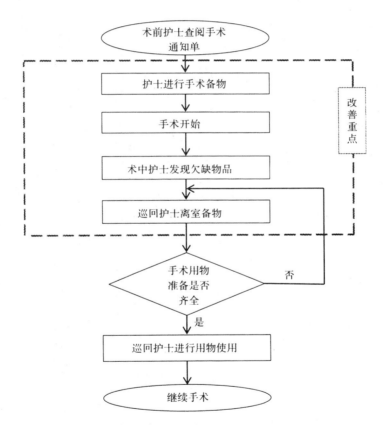

降低手术用物准备缺陷率改善前流程图

2.制作查检表

圈员们收集了3月9日—3月22日的手术用物准备情况。

2020年3月手术用物准备现状统计表

项目 \ 日期	9	10	11	12	13	14	15	16	17	18	19	20	21	22	例数	所占比例
备物完善	9	6	4	0	7	0	0	7	6	9	14	11	0	5	78	75%
备物缺陷	1	5	2	1	3	0	0	2	3	2	4	2	0	1	26	25%
查检总数	10	11	6	1	10	0	0	9	9	11	28	13	0	6	104	100%
（When）查检时间	2020.3.09~2020.3.22															
（Whom）查检对象	手术患者															
（Where）查检地点	高州市人民医院手术室															
（Who）查检负责人	古××															
（Why）查检原因	了解影响手术用物准备的主要因素															
（What）查检内容	手术用物准备缺陷原因															
（How）查检方法	由查检人在查检表收集数据															

计算方式：

$$手术用物准备缺陷率 = \frac{手术用物准备缺陷例数}{手术总例数} \times 100\%$$

$$= \frac{26}{100} \times 100\% \approx 25\%$$

通过计算得出，手术用物准备缺陷率约为25%，即为目标设定阶段的现况值。

3.改善前柏拉图及结论

手术用物准备缺陷调查数据汇总分析表

影响因素	N数/个	N数占比/%	累计占比/%
术前手术用物准备不足	9	32.14	32.14
手术用物管理不规范	7	25.00	57.14
手术物品供应不足	7	25.00	82.14
物品未定位放置	2	7.14	89.29

续表

影响因素	N数/个	N数占比/%	累计占比/%
物品用后未及时补充	1	3.57	92.86
手术用物未及时维修	1	3.57	96.43
医护沟通不良	1	3.57	100.00
合计	28	100.00	
（When）查检时间：2020.3.09—2020.3.22			
（Whom）查检对象：手术患者			
（Where）查检地点：高州市人民医院手术室			
（Who）查检负责人：古××			
（Why）查检原因：了解影响手术用物准备的主要因素			
（What）查检内容：手术用物准备缺陷原因			
（How）查检方法：由查检人在查检表收集数据			

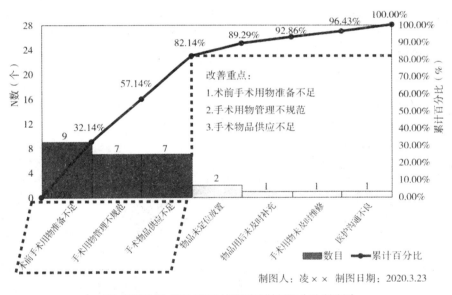

手术用物准备缺陷现状调查柏拉图（改善前）

查检数据表明：术前手术用物准备不足、手术用物管理不规范、手术物品供应不足的例数占82.14%。根据20/80定律，将此三项列为本次主题改善重点。

（五）目标设定

1.圈能力计算

手数圈圈能力计算表

序号	姓名	学历	职称	专业年限	QCC 经验	QCC 手法考核程度	圈能力分值
1	杨××	1	5	5	5	5	21
2	古××	1	5	5	3	3	17
3	庞××	3	5	5	5	5	23
4	温×	3	5	5	5	3	21
5	张××	3	1	5	3	3	15
6	凌××	3	1	3	5	5	17
7	吴×	3	5	5	5	5	23
8	黎××	3	1	5	3	5	17
9	胡×	5	5	5	3	5	23
10	梁××	5	3	5	5	3	19

2.目标值计算

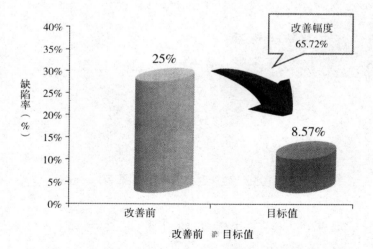

手术用物准备缺陷率改善前数据与目标值对比图

目标值＝现况值－改善值

　　　　＝现况值－（现况值×改善重点×圈能力）

　　　　＝25%－（25%×82.14%×80%）

　　　　＝8.57%

改善幅度＝（现况值－目标值）/现况值

　　　　＝（25%-8.57%）/25%

　　　　≈65.72%

3.改善前圈能力评价

圈员能力评价表

评价项目	评价分值
脑力开发	2.6
责任心	2.7
沟通协调能力	3.1
团队凝聚力	4.2
QCC手法运用	1.9
活动信心	2.9
注：由全体圈员（共10人）进行评分，每项每人最高5分，最低1分；计算出每项的总分除以圈员总人数。	

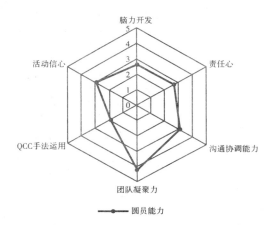

手术用物准备缺陷率改善前圈员能力评价雷达图

（六）解析

1. 原因分析

全体圈员头脑风暴，使用鱼骨图分析了影响问题的主要原因。

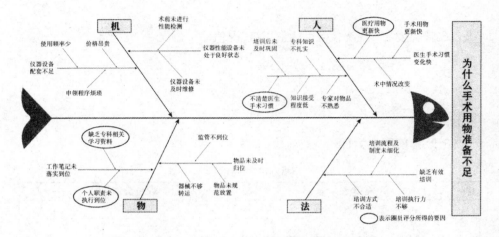

手术用物准备不足原因分析

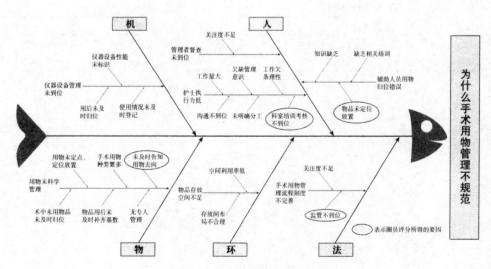

手术用物管理不规范原因分析

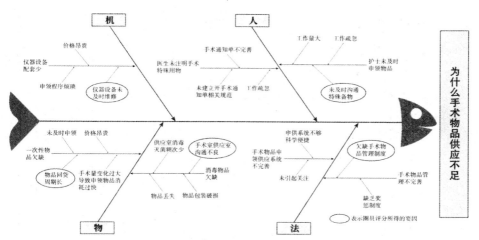

手术物品供应不足原因分析

2. 要因评价

术前手术用物准备不足要因评价表

大原因	中原因	小原因	杨××	古××	温×	张××	庞××	黎××	吴×	梁××	胡×	凌××	总分	排名	选定
人	护士与科手术配合不熟练	不清楚医生手术习惯	5	5	5	3	5	5	5	5	5	5	48	1	√
		知识接受程度低	5	3	3	5	3	3	5	5	3	3	38		
		专家物品不熟悉	3	3	3	3	3	3	3	3	1	1	26		
		培训后未及时巩固	3	3	5	3	5	5	5	3	3	3	34		
		专科知识不扎实	3	3	3	3	5	5	3	5	3	1	32		
	医生手术习惯变化快	医疗用物更新快	3	5	5	3	5	3	3	5	3	5	42	4	√
		手术用物更新快	3	3	1	3	3	3	3	3	1	3	26		
		术中情况改变	1	3	3	1	3	3	3	3	1	3	22		
机	仪器设备配送不足	价格昂贵	3	3	1	3	3	3	1	3	3	3	26		
		申领程序频烦	3	5	3	3	5	3	5	3	3	3	34		
		使用频率少	3	3	1	1	1	3	3	1	3	1	16		
	仪器设备处于非工作能及好状态	术前未进行性能检测	3	3	3	3	3	3	3	3	3	3	28		
		仪器设备未及时维修	3	3	3	1	3	3	1	3	3	1	24		
	缺乏专科相关学习资料	个人职责未执行到位	5	5	5	5	5	5	5	5	5	5	46	2	√
			5	5	1	1	5	3	3	5	5	5	44	3	√
物	物品未及时归位	监管不到位	3	1	1	1	3	3	1	3	3	3	22		
		器械不够转运	3	3	3	3	1	3	3	1	1	1	20		
		物品未规范放置	1	1	3	3	3	3	3	3	5	3	24		
法	缺乏有效培训	培训流程及制度未细化	3	3	3	3	3	3	5	3	5	5	34		
		培训方式不合适	1	3	1	1	3	3	3	3	3	3	24		
		培训执行力不够	5	3	5	5	3	3	3	3	3	3	34		

说明：重要的5分，一般的3分，不重要的1分。根据20/80原则，选定大于40分的为要因。

制表人：凌×× 制表时间：2020.04.10

手术用物管理不规范要因评价表

大原因	中原因	小原因	杨××	古××	温×	张××	庞××	黎××	吴××	梁××	胡×	凌××	总分	排名	选定
人	管理者督查不到位	关注度不足	3	5	3	5	3	3	3	5	3	3	36		
	护士执行力低	工作量大	3	3	3	3	1	3	1	3	3	1	24		
		欠缺管理意识	5	3	5	3	1	1	1	3	3	3	28		
		工作欠条理性	1	3	3	3	1	3	5	3	3	1	26		
		未明确分工	3	3	3	3	1	3	1	3	3	1	24		
		科室培训考核不到位	5	3	5	3	5	5	5	3	5	3	42	3	√
	辅助人员用物归位错误	沟通不到位	3	1	5	3	3	3	3	5	1	1	28		
		知识缺乏	3	1	3	3	3	1	3	1	3	3	24		
		缺乏相关培训	3	3	3	3	1	3	5	3	3	1	28		
		物品未定位放置	5	5	3	3	5	5	3	5	5	5	44	2	√
机	仪器设备管理未到位	仪器设备性能未标识	1	3	1	3	3	3	3	3	3	1	24		
		用后未及时归位	3	3	3	3	5	3	5	3	3	1	30		
		使用情况未及时登记	5	3	5	3	3	3	5	3	1	1	32		
		用物未定点、定位放置	3	1	5	3	3	1	3	5	3	1	28		
		手术用物种类繁多	3	3	3	3	3	3	3	3	3	3	30		
物	用物未科学管理	无专人管理	1	1	3	5	3	3	1	3	3	5	20		
		手术中未用物品未及时归位	3	3	1	3	3	1	3	3	3	3	22		
		物品用后未及时补齐率数	1	3	3	3	3	3	5	3	3	3	26		
		未及时告知用物去向	5	5	5	5	5	5	5	5	5	3	40	4	√
环	物品存放空间不足	空间利用率低	3	1	5	3	3	1	3	5	1	3	28		
		存放间布局不合理	1	3	3	3	1	3	5	3	3	1	26		
法	手术用物管理流程制度不完善	关注度不足	3	3	3	3	5	3	5	5	3	3	32		
		监管不到位	5	5	5	5	5	5	5	5	5	5	46	1	√

说明：重要的5分，一般的3分，不重要的1分　根据2/8/0原则，选定大于40分的为要因

制表人：凌××　制表时间：2020.04.10

手术物品供应不足要因评价表

大原因	中原因	小原因	杨××	古××	温×	张××	庞××	黎××	吴×	梁××	胡×	凌××	总分	排名	选定
人	医生未注明手术特殊用物	手术通知单不完善	3	3	1	3	3	3	1	1	3	3	22		
		未建立开手术通知单相关规范	1	1	3	1	1	3	1	3	1	1	14		
	护士未及时申领物品	工作疏忽	3	1	3	3	1	3	1	1	1	1	16		
		工作量大	5	5	5	5	3	3	3	3	3	5	38		
		工作疏忽	5	3	3	3	3	3	3	5	3	3	32		
		未及时沟通特殊备物	5	5	5	3	5	5	5	5	3	5	46	1	√
机	仪器设备配套少	价格昂贵	3	1	3	1	3	3	1	1	3	3	24		
		申领时序频颁	3	3	3	3	3	5	5	5	5	3	34		
		仪器设备未及时维修	5	5	5	3	3	3	5	5	5	5	42	4	√
物	一次性物品欠缺	未及时申领	3	3	3	1	3	3	3	1	3	3	24		
		价格昂贵	1	3	3	3	1	1	1	3	1	1	18		
		物品回货周期长	5	3	5	5	5	5	5	5	3	3	44	3	√
	消毒物品欠缺	手术量变化过大导致手术物品消耗过快	3	3	3	3	3	3	5	5	5	5	34		
		供应室消毒灭菌频次少	3	3	1	1	1	3	3	3	5	3	20		
		手术室供应沟通不良	5	5	5	3	5	5	5	5	5	5	46	2	√
		物品丢失	3	1	3	3	3	1	3	3	3	1	24		
		物品包装破损	1	3	1	3	1	1	1	1	1	3	16		
法	手术物品申领供应系统不完善	未引起关注	1	3	1	3	3	5	3	1	3	3	30		
		申供系统不够科学便捷	1	3	1	1	1	1	1	1	1	1	12		
	手术物品管理不完善	欠缺手术物品管理制度	5	3	5	5	5	5	5	5	5	5	48	1	√
		缺乏奖惩制度	3	3	3	3	3	3	3	3	3	3	30		

说明：重要的5分，一般的3分，不重要的1分。根据20/80原则，选定大于40分的为要因。

制表人：凌×× 制表时间：2020.04.10

3.真因验证

降低手术用物准备缺陷率真因验证查检表

序号	要因	项目数/个	占比/%	累计占比/%
1	手术室供应室沟通不良	9	18.00	18.00
2	科室培训考核不到位	7	14.00	32.00
3	未及时告知用物去向	7	14.00	46.00
4	缺乏专科相关学习资料	6	12.00	58.00
5	仪器设备未及时维修	6	12.00	70.00
6	不清楚医生手术习惯	5	10.00	80.00
7	个人职责未执行到位	2	4.00	84.00
8	物品未定位放置	2	4.00	88.00
9	未及时沟通特殊备物	2	4.00	92.00
10	医疗用物更新快	1	2.00	94.00
11	监管不到位	1	2.00	96.00
12	物品回货周期长	1	2.00	98.00
13	欠缺手术物品管理制度	1	2.00	100.00
	合计	50		

查检时间（when）：2020.4.02—2020.4.12

查检对象（whom）：手术患者

查检地点（where）：高州市人民医院手术室

查检负责人员（who）：陈××

查检方法（how）：由查检人在查检表收集数据

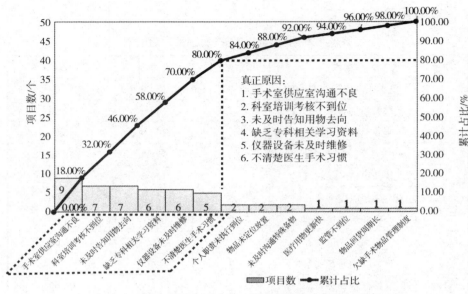

降低手术用物准备缺陷率真因验证柏拉图

通过以上的真因验证结果，并根据20/80法则得出手术室供应室沟通不良、科室培训考核不到位、未及时告知用物去向、缺乏专科相关学习资料、仪器设备未及时维修、不清楚医生手术习惯这六个真因，并进行对策拟定。

（七）对策拟定

1.对策拟定表

What	Why	How	评价				采纳	When	Where	Who	协助人	对策编号
问题	真因	对策方案	可行性	经济性	效益性	总分		实施时间	地点	负责人		
术前手术用物准备不足	缺乏专科相关学习资料	1.制订巡回、洗手护士工作思维导图	46	40	46	132	√	5.24—6.28	手术室	古××	张××	对策三
		2.购买相关书籍	24	24	38	86	×					
		3.建立手术器械档案，制成图册	46	38	44	128	√	5.24—6.28	办公室	庞××	张××	对策三
	不清楚医生手术习惯	1.收集医生用物喜好，制作出喜好册	30	28	38	96	×					
		2.结合医生手术习惯制作备物清单，并结合石墨文档线上管理	42	42	42	126	√	5.24—6.28	手术室	古××	胡×	对策三

续表

What	Why	How	评价			总分	采纳	When	Where	Who	协助人	对策编号
问题	真因	对策方案	可行性	经济性	效益性			实施时间	地点	负责人		
手术用物管理不规范	科室培训考核不到位	1. 构建"互联网+"钉钉网络培训考核模式	38	46	46	130	√	4.26—7.25	办公室	庞××	张××	对策四
		2. 建立小组合作式学习	42	36	44	122	√	4.26—7.25	办公室	庞××	凌××	对策四
		3. 与绩效挂钩	30	28	34	92	×					
		4. 建立PBL、翻转课堂等趣味培训模式	42	34	48	124	√	4.26—7.25	办公室	吴×	庞×	对策四
	未及时告知用物去向	1. 建立物品6S管理模式	44	38	48	130	√	5.24—6.28	手术室	古××	黎××	对策三
		2. 建立手术用物全流程信息化闭环管理	46	38	44	128	√	5.1—7.19	手术室	杨××	黎××	对策一
		3. 制作ECMO院内、外物品专用箱、备物清单及配合策略	44	44	48	136	√	5.24—6.28	手术室	凌××	胡×	对策三
		4. 创新手术室用物收纳容器	42	38	48	128	√	5.24—6.28	手术室	吴×	庞×	对策三
手术物品供应不足	手术室供应室沟通不良	1. 运用水洗标签、直观管理器械数目	42	38	48	128	√	5.1—7.19	手术室	杨××	温×	对策一
		2. 建立CSSD信息管理平台，实现手术灭菌用物全流程闭环管理	42	38	46	126	√	5.1—7.19	手术室	杨××	温×	对策一
		3. 建立微信群、告知特殊仪器、器械去向	42	44	50	136	√	5.1—5.23	手术室	吴×	黎××	对策二
		4. 设立科室与供应室联系小组	28	30	38	96	×					
	仪器设备未及时维修	1. 申领特殊仪器设备	26	26	34	86	×					
		2. 建立仪器设备文档动态监测性能	40	42	48	130	√	5.1—5.23	手术室	凌××	黎××	对策二
		3. 设置仪器设备去向牌	44	46	48	138	√	5.1—5.23	手术室	吴×	凌××	对策二
		4. 建立医疗仪器设备维修保养管理及全信息化模式	42	34	48	124	√	5.1—7.19	手术室	杨××	梁××	对策一

全体圈员依可行性、经济性、效益性进行对策选定；评价方式：优5分、良3分、差1分；圈员共10人，总分150分；根据20/80定律选定120分以上为实行对策 注：√表示对策被采纳 ×表示对策不被采纳

2.对策整合表

编号	对策内容	负责人	协助者	实施时间	地点
对策一	建立MDT（多学科协作）信息化管理系统	杨××、温×	梁××	5.1—7.19	手术室
对策二	手术用物可视化、动态化管理	吴×、黎××	凌××	5.1—5.23	手术室
对策三	构建精细化、信息化手术备物模式	古××、张××	胡×	5.24—6.28	手术室
对策四	实行"互联网+小组合作"培训	庞××、凌××	张××	4.26—7.25	手术室

（八）对策实施与检讨

对策实施与检讨部分需针对整合的四大对策进行实施，分别展示每一条对策实施步骤，实施后针对衡量指标进行效果确认。

对策一：建立MDT（多学科协作）信息化管理系统

对策一	对策名称	建立MDT（多学科协作）信息化管理系统
	真因	1. 手术室供应室沟通不良 2. 仪器设备未及时维修
	问题点	手术用物管理方式单一、查找途径烦琐

（What）改善前： 手术用物各科独立管理，调配使用仅凭电话联系、人工查找，无追踪信息 **对策内容：** 1. 构建MDT（多学科协作）信息化管理模式 2. 手术用物全流程信息化闭环管理 3. 建立医疗仪器设备维修保养管理及全信息化模式	**对策实施：** （Where）实施地点：手术室、供应室、设备科 （When）实施时间：2020.5.1至2020.7.19 （Who）负责人：杨××、温×、梁×× （Whom）实施对象：手术患者 （How）实施过程： 1. 将独立管理模式转变为MDT（多学科协作）信息化管理模式，多学科协同管理手术用物，有效解决手术用物准备难题 2. 引用CSSD信息管理平台将手术用物闭环管理，并可进行消毒包情况查询，条码数据可追溯，责任明确 3. 物资耗材全流程闭环管理，在物资耗材管理平台进行耗材申领，耗材实现条码追溯管理，系统还可以直接出库、消耗，统计科内的耗材库存及基数、有效期 4. 建立医疗仪器设备维修保养全信息化管理，科室仪器设备通过二维码填写相关信息提交，设备科工程师立即进行处理，处理后系统信息反馈设备处理结果，实现跨部门多方协同，进行仪器设备档案、资产、维修管理

续表

对策一	对策名称	建立MDT（多学科协作）信息化管理系统
	真因	1.手术室供应室沟通不良 2.仪器设备未及时维修
	问题点	手术用物管理方式单一、查找途径烦琐

对策处置：
经效果确认后，该对策为有效对策，继续实施

对策有效

效果确认：
运用MDT信息化管理系统后，手术用物准备缺陷次数由改善前23次降至改善后的6次

运用MDT信息化管理系统前、后手术用物缺陷次数对比图

改善前 改善后 制图人：凌×× 制图日期：2020.8.18

对策二：手术用物可视化、动态化管理

对策二	对策名称	手术用物可视化、动态化管理
	真因	未及时告知用物去向
	问题点	特殊、贵重、稀少手术物品放置、使用管理欠清楚明了

（What）改善前：
科室特殊仪器，贵重、稀少的物品去向不明，急用时需查找，浪费大量时间，影响手术进程

对策内容：
1. 建立物品去向交流微信群
2. 建立仪器设备文档，动态监测性能
3. 设置仪器设备去向牌

对策实施：
（When）实施时间：2020-05-01至2020-05-23
（Where）实施地点：手术室
（Who）负责人：吴×、黎××、凌××
（Whom）实施对象：手术医务人员
（How）实施过程：
1. 建立科室微信群，物品取用后在群里告知特殊仪器、器械等物品去向；建立手术室供应室交流群并设立急用器械专用转运箱，随时随地进行手术灭菌用物去向交流
2. 利用在线文档建立每个手术间的仪器设备清单及性能状态清单，每个手术间的负责人每天进行性能检测后及时修改文档内的性能状态变化，每个人可通过该文档线上查阅、提前了解手术间仪器设备状况，进行协调使用，为手术提前做好准备
3. 设置物品去向牌，抢救及特殊仪器等物品取用后要在原位置标明去向

对策二	对策名称	手术用物可视化、动态化管理
	真因	未及时告知用物去向
	问题点	特殊、贵重、稀少手术物品放置、使用管理欠清楚明了

对策处置：
经效果确认后，该对策为有效对策，继续实施

对策有效

效果确认： 手术用物准备缺陷例数由26例降低至8例

改善前、中、后手术物品准备缺陷例数

改善前 ■改善中 ■改善后　制图人：凌××　制图日期：2020.8.18

对策三：构建精细化、信息化手术备物模式

对策三	对策名称	构建精细化、信息化手术备物模式
	真因	1.缺乏专科相关学习资料 2.不清楚医生手术习惯
	问题点	缺乏针对性学习资料及专科备物指引

（What）改善前：
无菌包房备物场面混乱，缺乏程序性、规范性备物。新器械由护长保管，护长不在班时器械损坏无法及时更换；特殊的仪器、物品去向不清；ECMO等抢救物品备物混乱

对策内容：
1. 建立手术器械档案，制成图册
2. 制作备物清单并结合在线文档实施线上管理
3. 参考《手术室护理实践指南2019版》制订巡回、洗手护士工作思维导图
4. 建立物品6S管理模式

对策实施：
（When）实施时间：2020-05-24至2020-06-28
（Where）实施地点：手术室
（Who）实施负责人：吴×、凌××
（Whom）实施对象：手术室护理人员
（How）实施过程：
1. 建立科室常见术式解剖图及手术器械信息档案并制成图册，电子版储存在手术间电脑，方便护理人员查看学习
2. 根据各种专科手术特点制作备物清单本，结合石墨文档管理，护士可通过手机随时进行查阅
3. 制作巡回、洗手护士工作思维导图，张贴在各个手术间，以便明确手术护士工作思路
4. 运用6S管理模式，将手术物品分类、定位放置，标识清晰；制作各区域6S维持管理基准卡，方便查找使用
5. 制作院内外ECMO物品便携专用箱，制定物品基数、

续表

	对策名称	构建精细化、信息化手术备物模式
对策三	真因	1.缺乏专科相关学习资料 2.不清楚医生手术习惯
	问题点	缺乏针对性学习资料及专科备物指引

5. 制作ECMO院内、外物品专用箱，备物清单及配合策略 6.创新手术室用物收纳容器	分类放置、张贴标识。制作二维码，方便护士了解及管理ECMO专用箱物品；附有ECMO配合策略，方便大家学习 6.制作出下抽式医疗物品收纳容器，容器上方添加新的医疗物品，从底部开口取出使用，避免物品过期浪费 7.制作医用双容器收纳盒，分两层设置，文本资料与物品容器分开放置，通过卡槽卡板的配合，随时调整物品位置，优化物品存放管理

对策处置： 经效果确认后，该对策为有效对策，继续实施 **对策有效**	**对策效果确认：** 改善后手术医生对手术室护士手术工作满意度由76%升至98%。 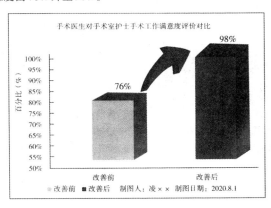 手术医生对手术室护士手术工作满意度评价对比

对策四：实行"互联网+小组合作"培训

对策四	对策名称	实行"互联网+小组合作"培训
	真因	科室培训考核未到位
	问题点	培训效果不明显

<table>
<tr><td>

（What）改善前：

有培训，但是培训并未完全到位，存在流于形式的现象，并且未能及时进行培训的考核

对策内容：

1. 钉钉网络培训、考核
2. 实行小组合作式学习
3. 教育护士组织多形式趣味性培训：PBL、翻转课堂培训模式等

</td>
<td>

对策实施：

（Who）实施负责人：吴×、凌××

（When）实施时间：2020-04-26至2020-07-25

（Where）实施地点：手术室

（Whom）实施对象：手术室护理人员

（How）实施过程：

1. 在钉钉网络平台构建组织架构，组织护理人员学习护理教学的使用方法。护理理论相关知识主要通过文字、视频、PPT等形式讲解，技能实践通过网络直播课程、视频等讲解，直接线上答疑解惑
2. 实行小组合作式学习，共分4个大组，设班长、学习委员各1名，确保每组组员能力高、中、低分布均衡。组织分批次练习，确保熟练掌握所涉及的护理操作技术
3. 教育护士组织全科人员或组长组织组员利用"翻转课堂或PBL"多形式趣味化的教学模式，学员以问题为导向，可通过合作、探究、联动、互动学习

</td></tr>
<tr><td>

对策处置：

经效果确认后，该对策为有效对策，继续实施

对策有效

</td>
<td>

对策效果确认：

1. 改善后手术用物准备专科知识考试成绩平均分由原来的66.66分提升至92.47分
2. 手术备物知识培训覆盖率由原来的90.90%提升至100%

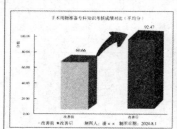

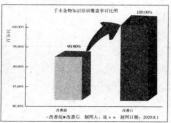

</td></tr>
</table>

（九）效果确认

1.有形成果

（1）改善前、中、后对比

改善前、改善中及改善后手术患者手术用物准备情况汇总

项目	改善前	改善中	目标值	改善后
调查日期	2020.3.9— 2020.3.22	2020.7.10— 2020.7.22		2020.8.1—
数据来源	手术室降低手术用物准备缺陷率查检表		8.57%	手术室降低手术用物准备 缺陷率查检表
调查总例数（例）	104	100		138
手术用物准备 缺陷率	25%	13%		8%

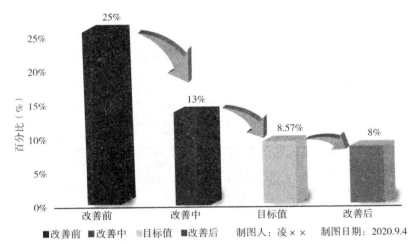

改善前、改善中及改善后手术用物准备缺陷率与目标值对比图

（2）目标达成率及进步率

目标达标率＝（改善后－改善前）/（目标值－改善前）×100%

　　　　＝（8%－25%）/（8.57%－25%）×100%

　　　　＝103.47%

进步率=（改善前–改善后）/改善前×100%

=（25%–8%）/25%×100%

=68%

（3）改善前与改善后柏拉图对比

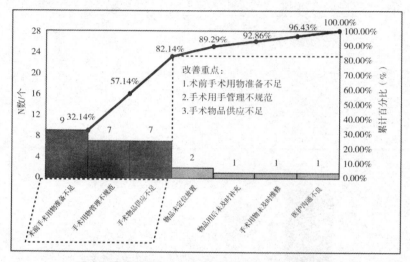

手术用物准备缺陷率现状调查柏拉图（改善前）

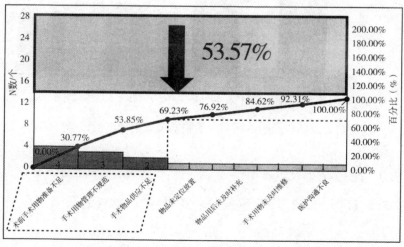

手术用物准备缺陷率现状调查柏拉图（改善后）

（4）改善前与改善后流程图对比

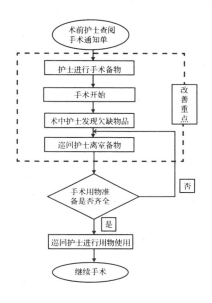

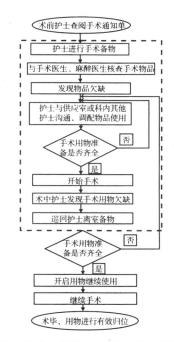

手术用物准备缺陷率改善前流程图 　　手术用物准备缺陷率改善后流程图

2. 无形成果

手术用物准备缺陷率改善活动前后圈员能力评分汇总分析表

评价项目	活动前	活动后	活动成长值	正/负向
脑力开发	3.2	4.3	1.1	↑
责任心	3.3	4.4	1.1	↑
沟通协调能力	3.1	4.4	1.3	↑
团队凝聚力	3.2	4.2	1	↑
QCC 手法运用	2.8	4	1.2	↑
活动信心	3.1	4.4	1.3	↑

注：由全体圈员（共10人）进行评分，每项每人最高5分，最低1分。
制表人：凌××　　　　制表日期：2020.9.5

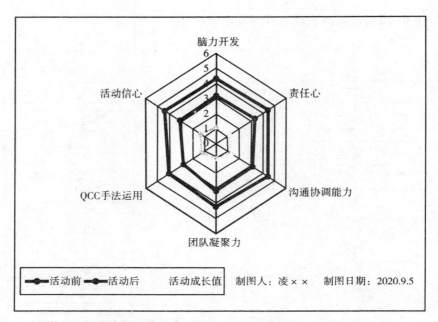

手术用物准备缺陷率改善活动前、后圈员综合能力评估

3.附加成果

（1）论文发表

"手术用物准备缺陷率改善"主题相关论文汇总

序号	论文题目	杂志名称	主要作者
1	改良手术室护理配合模式对心脏外科体外循环手术的治疗效果观察	《当代介入医学》	黄××
2	标准化护理程序用于体外膜肺氧合术患者对手术效率的影响	《医学理论与实践》	古××
3	系统培训对手术室低年资护士危急症护理核心能力的干预效果	《国际护理学杂志》	古××

（2）科研立项

相关科研立项汇总

序号	项目名称	主要作者
1	胸腔镜下三尖瓣置换术麻醉技术应用	张××
2	多学科合作模式应用于凶险性前置胎盘剖宫产术手术室护理的研究	吕××
3	二维码技术在手术室层级培训中的应用探索	廖××

（3）专利发明

实用新型专利汇总

序号	发明创造名称	申请日	专利号	发明人
1	一种可蓝牙连接脚踏调节的无影灯	2021.01.22	ZL202120202885.9	黎××
2	一种手术病床延长装置	2020.11.21	ZL202022720657.9	吴×
3	一种医用双容器收纳盒	2020.11.21	13783546.0	骆××

（4）技术应用

主题相关比赛获奖情况汇总

序号	参赛题目	级别	奖项
1	《气管插管麻醉小科普》	市级	一等奖
2	《浅谈术前访视》	市级	三等奖
3	《乳腺重建科普》	省级	三等奖
4	《手术体位安置及手术铺单技能竞赛》A组	市级	三等奖
5	《手术体位安置及手术铺单技能竞赛》B组	市级	三等奖
6	《手术体位安置及手术铺单技能竞赛》C组	市级	三等奖

（5）社会效益

高州市人民医院体外生命支持中心2016年成立，是国内较早开展ECMO的单位，截至本次活动结束已做了126例ECMO，成功撤机的患者年龄从不足1岁到70多岁，成功脱机率接近国内一线中心的水平。完善的ECMO手术用物准备、精准配合为患者的心肺功能恢复和下一步治疗赢得宝贵时间，大大提高了患者的存活率。

（6）经济效益

根据调查分析，医生满意度提高至98%，调查得知医院手术约3万例/年，根据全身麻醉、麻醉中监测两项及年手术3万例计算，手术每节省1小时，每年可为患者节约住院费用729万元。

（十）标准化

手术用物准备流程标准化

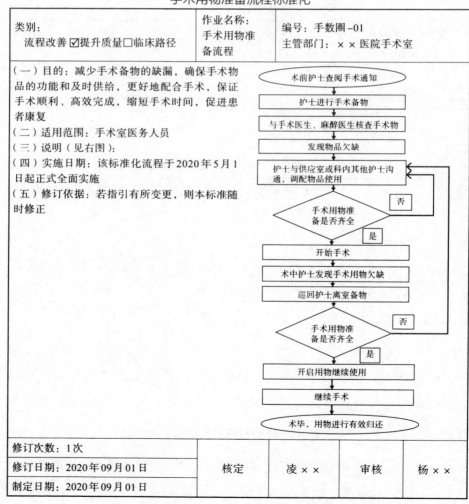

类别： 流程改善☑提升质量□临床路径	作业名称： 手术用物准备流程	编号：手数圈–01 主管部门：××医院手术室

（一）目的：减少手术备物的缺漏，确保手术物品的功能和及时供给，更好地配合手术，保证手术顺利、高效完成，缩短手术时间，促进患者康复
（二）适用范围：手术室医务人员
（三）说明（见右图）：
（四）实施日期：该标准化流程于2020年5月1日起正式全面实施
（五）修订依据：若指引有所变更，则本标准随时修正

术前护士查阅手术通知
护士进行手术备物
与手术医生、麻醉医生核查手术物
发现物品欠缺
护士与供应室或科内其他护士沟通，调配物品使用
手术用物准备是否齐全　否
是
开始手术
术中护士发现手术用物欠缺
巡回护士离室备物
手术用物准备是否齐全　否
是
开启用物继续使用
继续手术
术毕，用物进行有效归还

修订次数：1次				
修订日期：2020年09月01日	核定	凌××	审核	杨××
制定日期：2020年09月01日				

急用手术器械交接流程标准化

类别： ☑流程改善 ☑提升质量□临床路径	作业名称： 急用手术器械交接流程	编号：手数圈-02 主管部门：××医院手术室

（一）目的：建立急用手术器械交接流程，保证器械的有效交接、清洗、消毒、灭菌，及时地提供使用，缩短手术患者手术时间并确保手术室护理的安全性，提高护理的工作效率与质量 （二）适用范围：手术室 （三）说明（见右图）： （四）实施日期：该标准化流程于2020年5月1日起正式全面实施 （五）修订依据：若指引有所变更，则本标准随时修正 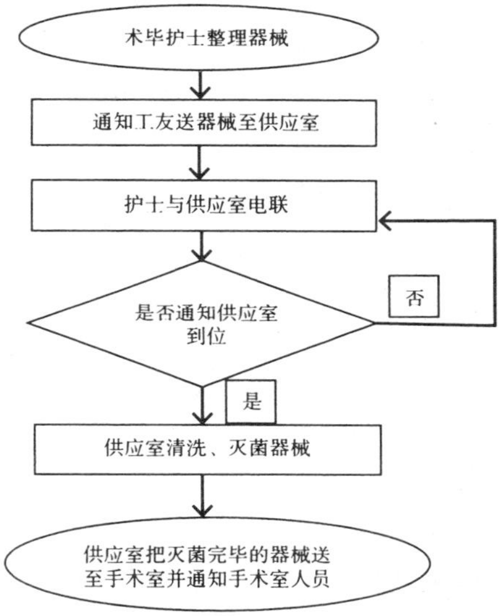	术毕护士整理器械 ↓ 通知工友送器械至供应室 ↓ 护士与供应室电联 ↓ 是否通知供应室到位 —否→ ↓是 供应室清洗、灭菌器械 ↓ 供应室把灭菌完毕的器械送至手术室并通知手术室人员

修订次数：1次	核定	凌××	审核	杨××
修订日期：2020年09月01日				
制定日期：2020年09月01日				

护理培训流程标准化

类别： ☑流程改善 ☑提升质量 □临床路径	作业名称： 护理培训流程	编号：手数圈－03 主管部门：××医院手术室
（一）目的：构建"互联网＋小组合作"学习模式，集"视、听、感、说、练"五位一体，理论结合实践，培训时间的灵活性强，建立标准化管理，培训课程可以无限次地回看、可搜索，同时可在小组进行讨论学习，提高培训覆盖率，切实保证人人掌握，提高护理的工作效率与质量 （二）适用范围：手术室 （三）说明（见右图）： （四）实施日期：该标准化流程于2020年5月1日起正式全面实施 （五）修订依据：若指引有所变更，则本标准随时修正 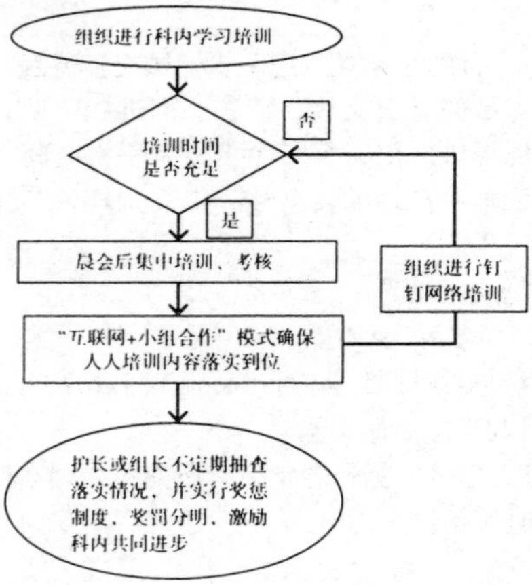		
修订次数：1次	核定 凌××	审核 杨××
修订日期：2020年09月01日		
制定日期：2020年09月01日		

（十一）检讨与改进

1. 检讨与改进

降低手术准备用物缺陷率改善活动检讨与改进

活动项目	优点	缺点或今后努力方向
主题选定	根据科室实际情况发现问题，选出的问题与日常工作息息相关并迫切需要解决	选题创新性不高，查阅国外文献较少，背景说服力不强
计划拟定	按圈能力拟定计划，分阶段实施，基本按计划进行	首次多团队协作，在人员安排与具体工作上偶有冲突，下期活动能更好地根据圈员特点进行工作安排
现状把握	详细并实事求是地记录现状，寻求解决方案	部分缺陷判断具有一定的主观性，注重细节管理，及时发现问题
目标设定	目标设定具体明确、合理，具有可行性	QC手法运用不熟练，加强每位圈员的QC手法学习和应用
原因分析	头脑风暴较充分，从不同视角寻找问题的原因，提出问题、分析问题完成比较出色	原因分析仍不够彻底到位，提高圈员的洞察力和问题分析能力

续表

活动项目	优点	缺点或今后努力方向
对策拟定	圈员们集思广益，从不同角度拟定对策，以安全、有效、简单的方法达成效果	今后更严格保持各项对策的实施，保证对策的持久有效
对策实施与检讨	多学科合作，实施形式多样，圈员能按对策积极实施措施，发现问题并反馈检讨，充分应用信息化助力手术用物精细化管理	持续保持各项对策实施，将信息化管理技术转化使用推广至全院及同行各科室使用，实现共同有效的手术室用物管理
效果确认	能以数据反映成效，获得了实际改善效果，并受到加拿大白求恩医学发展学会教授及护长高度赞扬	持续落实措施以维持效果，通过国际交流将我院、我国的医疗与国际接轨
标准化	标准化模式运用到实际工作中	严格执行所制定的标准，并将流程制度推行至全院各个科室
检讨与改进	圈员们能积极参与圈活动，改善圈员间沟通与协调氛围，提高圈员组织能力	充分发挥每个圈员的潜力和能动性
遗留问题	涉及多学科协作，圈员能力有限，部分圈员对品管圈工具使用不熟练，需要继续加强学习，充分发挥圈员能力，持续改进	

2.效果维持

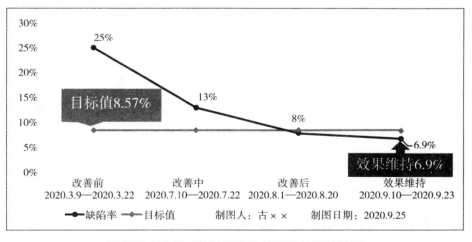

降低手术准备用物缺陷率改善活动效果持续图

（十二）下期活动主题

根据下期主题选定表评分，初步选出下期活动主题：提高手术物品清点规范执行率。

手数圈下期改善活动主题选定

主题评价题目 \ 项目	迫切性（30%）	圈能力（26%）	重要性（22%）	可行性（22%）	合计	排序	选定
1.提高医疗废物处置正确率	9.3	1.82	3.74	3.3	18.16	4	
2.提高手术物品清点规范执行率	10.5	7.54	6.82	5.5	30.36	1	✓
3.降低患者围术期VTE的发生率	8.7	2.86	5.5	2.86	19.92	3	
4.降低全麻手术患者压疮发生率	8.1	5.98	5.28	4.18	23.54	2	
5.缩短主动脉夹层急诊手术术前准备时间	8.7	2.34	3.74	2.86	17.64	5	
评价说明	分数	迫切性	可行性	重要性	圈能力		
	1	次迫切	不可行	不重要	需要多部门配合		
	3	迫切	较可行	较重要	需一个部门配合		
	5	极迫切	可行	很重要	自行能解决		

二、案例总结

本案例的亮点包括：

1.主题的深度和广度展示充分，层次分明，逻辑清晰；

2.文献探讨很深入，囊括国内、国外现状数据水平；

3.对策新颖，运用"互联网+"、信息化手段等，体现新工具、观念和手法，建立MDT（多学科协作）信息化管理系统；

4.本案例分别荣获广东省第四届品管圈大赛一等奖并代表广东省参加第十届全国医院品管圈大赛。

经验总结：

1.通过品管圈和精益管理结合，运用CSSD信息化管理平台、医疗仪器设备维修保养系统，将独立管理模式转变为MDT（多学科协作）信息化管理模式，多学科协同管理手术用物，有效解决手术用物准备的难题；

2.改善前后效果显著，经济效益、社会效益取得很大的成绩，同时得到加拿大白求恩医学发展学会教授高度赞扬，提升了医院的品牌影响力；

3.对策创新，获得专利申请、技术应用、人才培养、科研立项、期刊论文发表等成果；

4.品管圈活动是一种新的改善文化，可以取代以前的经验主义，用科学方法来管理医院和提升医护服务质量。

护血圈：降低成人心脏直视手术的输血率

一、品管圈活动汇报

（一）圈的介绍

1.圈的组成

护血圈成员情况简介

本期活动主题							降低成人心脏直视手术的输血率	
圈名			护血圈			本期成立时间	2020.5.20	
活动单位			麻醉科			活动时间	2020.6.01—2020.11.26	
职务	姓名	职称	科室	学历	工作年限	圈龄	圈内工作	
辅导员	张××	主任医师	医务科	硕士	19	7	监督、协调、指导、评价	
圈长	韦××	主任医师	麻醉科	本科	24	3	组织、策划、分工、追踪	
圈员	曹×	主任医师	心血管外科	博士	23	3	计划拟定、目标设定、解析	
	李×	主任医师	心血管外科	本科	24	1	现状调查、目标设定、效果确认	
	邓×	副主任医师	体外循环科	博士	12	2	要因分析、真因验证、标准化	
	苏××	副主任医师	心外ICU	本科	11	1	现状调查、对策实施、效果确认	
	刘×	副主任医师	心血管外科	本科	16	1	现状调查、目标设定、要因分析	
	刘××	主治医师	麻醉科	本科	9	1	对策实施、检讨、改进	

续表

职务	姓名	职称	科室	学历	工作年限	圈龄	圈内工作
圈员	林×	主治医师	体外循环科	本科	13	0	效果确认、标准化
	李××	副主任护师	麻醉科	本科	18	2	会议记录、资料整合
	陈××	护师	麻醉科	本科	3	0	PPT制作，成果汇报
	陈×	住院医师	麻醉科	本科	3	0	对策实施、检讨、照片

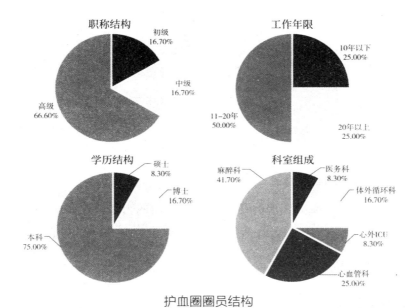

护血圈圈员结构

圈特点：由外科医师、护理、麻醉医师等多学科团队组建的品管圈，实现多团队合作并利用信息化管理。

2.圈名与圈徽

（1）圈名及圈徽的确立

本次征集了4个候选圈名及4个候选圈徽，每位成员均投票，"护血圈"获得票数排在首位，最后圈名确定为"护血圈"。

"护血圈"圈徽选定

圈徽	票数	选定
	2	
	7	✓
	1	
	1	

"护血圈"圈名选定

圈名	票数	选定
护血圈	6	✓
护麻圈	3	
刀光剑影圈	1	
超跃圈	1	

（2）圈名、圈徽寓意

护血圈含义：血液代表的是活力，是生命的力量，让我们用双手为患者托起生命的希望，让生命延续。

圈徽的寓意：

圈徽由环形双手、爱心以及血点组成

环形双手

时刻用细心、耐心、恒心呵护患者健康，为患者提供最优质的医疗服务，以患者为中心，全力以赴，做到最好

血滴

注重节约每一滴血，每一份资源

爱心

· 爱护下患者顽强的生命活力
· 全体圈员对心脏患者的赤诚之心

圈徽的寓意

3.上期活动追踪

上期活动摘要

活动主题	降低胸科术后镇痛病人中重度疼痛发生率
活动单位	高州市人民医院麻醉科
活动期间	2019-06-01 至 2019-11-26
活动目标	胸科术后镇痛病人中重度疼痛发生率降低至29.79%
实施对策	1.培训学习，引进人才 2.定时评估术后镇痛方案 3.开展快速康复外科治疗项目，选取合理的人工气道
改善结果	胸科术后镇痛病人中重度疼痛发生率由59.29%降低至24%

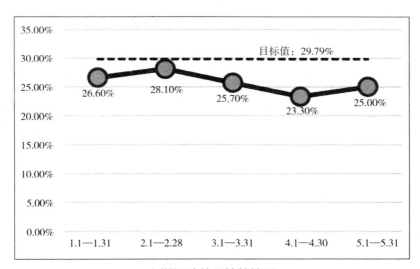

上期活动效果持续情况

（二）主题选定

1.选题过程

由11名圈员参与主题选定，通过重要性、本期达成性、领导重视程度、圈能力评分选出主题。

护血圈活动主题选定

评价项目 备选主题	领导重视度 （30%）	圈能力 （26%）	重要性 （22%）	本期达成性 （22%）	总分	排名	选定
降低麻醉药品管理差错率	31*0.3	31*0.26	31*0.22	25*0.22	29.68	5	
降低成人心脏直视手术的输血率	47*0.3	47*0.26	51*0.22	41*0.22	46.56	1	★
降低心脏手术患者术后谵妄发生率	29*0.3	35*0.26	35*0.22	27*0.22	31.44	4	
提高麻醉医师术前访视率	37*0.3	33*0.26	35*0.22	33*0.22	34.64	3	
提高首台手术准点执行率	43*0.3	43*0.26	37*0.22	39*0.22	40.8	2	
评价说明	分数	领导重视度	圈能力	重要性	本期达成性		
	1	不太重视	0—50%	不太重要	不可行		
	3	重视	51%—75%	一般重要	可行		
	5	极重视	76%—100%	非常重要	极可行		

评价说明：由11名圈员按"5、3、1"评分表进行自我评价、得分

制表人：李×× 　记录：韦×× 　日期：2020－06－06

2.本次活动主题、名词释义及衡量指标

（1）本次活动主题：降低成人心脏直视手术的输血率

（2）名词解释

心脏直视手术：指需要在体外循环下切开心脏、在直接观察下矫治心脏内部病变的手术。[1][2]

输血：指手术过程中输注红细胞悬液、血浆、冷沉淀。

（3）计算公式

$$输血率 = \frac{输血的患者总人数}{心脏手术患者总人数} \times 100\%$$

---

[1] 杨成民，刘进，赵桐茂.《中华输血学》[M]. 人民卫生出版社.2017.

[2] 宋艳艳，田辉，张玉京，等. 多措施节约用血在心脏瓣膜置换手术中的应用 [J]. 宁夏医科大学学报，2019,41(6):626-628.

$$平均输血量 = \frac{患者输注血制品的总数}{输血患者的人数} \times 100\%$$

3.选题背景

（1）输血的危害

输血是外科的一种重要治疗环节，心脏外科输血率及输血量居外科手术之首，用血量占总用血量的10%—15%，心脏手术量逐年递增，国内不断出现"血荒"问题。国内研究表明，目前输血相关并发症已成为围手术期并发症发生比例和病死率增加的高危因素，输血可能引发肾功能不全或衰竭，导致肺功能损伤等不良后果，降低患者的远期生存率。[①]国外亦有研究表明心脏手术期间输血与低风险患者的远期死亡率较高有关。[②]

（2）法规政策

2015年颁布的《关于进一步加强血液管理工作的意见》强调推广合理用血新理念，严格用血指征；《2017年血液安全技术核查情况的通报》要求重点加强县级医疗机构临床合理用血工作；国家卫生健康委办公厅印发的《临床用血质量控制指标（2019版）》要求促进临床合理用血标准化、同质化发展。

（3）国外现状

美国胸外科医师协会2011年美国成人心脏手术数据库有数据显示：需接受输血治疗的心脏手术患者占全部心脏手术患者的50%；心脏手术用血量占总用血量的10%—20%。输血存在地区差异，手术量低的中心输注率

---

① 马海平，姜巧巧，马晓媛，等.成年心脏手术患者围手术期输血策略影响预后的meta分析.中华胸心血管外科杂志.2018，34(9): 537–542.

② Carl johan, Jakobsen, Pia, et al.Transfusion of blood during cardiac surgery is aaaociated with higher Long–term mortality in Low–risk patients.Eur J Cardiothorac Surg, 2014, 2jul:42(1):114–120

较高。[1][2]

欧洲通过严格限制性输血，血制品使用比例、人均红细胞及血浆用量呈持续下降趋势，成人心脏手术输注红细胞率降至29.7%。

（4）国内现状

我们面临着危机——血源短缺，血液总量供不应求，季节性"血荒"、结构性"缺血"，直接影响对患者的救治。按每台手术输血2单位（200毫升）计算，我国每年心脏手术输血量达到7000万毫升，还不包括其他成分输血数据。

（5）医院现状

高州市地处粤西，人口众多，心血管疾病高发。高州市人民医院心脏手术患者众多，手术量居广东省第二，用血量大，且在手术量基本不变的情况下，心外科输血量呈逐年增多的趋势。输血率超90%，远高于国内医院平均水平。

---

① FERRARIS V A, BROWN J R, DESPOTIS G J, et al.2011 update to the Society of Thoracic Surgeons and the Society of Cardiovascular Anesthesiologists blood conservation clinical practice guidelines.Ann Thorac Surg.2011.91(3): 944–82.
② ROBICH M P, KOCH C G, JOHNSTON D R, et al.Trends in blood utilization in United States cardiac surgical patients.Transfusion.2015.55(4): 805–807.

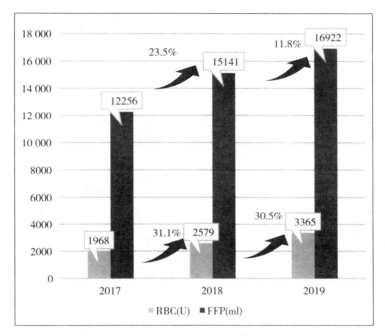

高州市人民医院2017—2019年心脏外科手术输血量呈增长趋势

（三）选题理由

对医院而言，降低输血率是响应健康中国战略，落实国家卫健委在《2017年血液安全技术核查情况的通报》中的工作要求；对于患者而言，降低输血率能进一步确保患者安全，加速患者康复；对科室而言，降低输血率能够提升医疗安全水平，打造科室专业形象，增加科室好评度，提升医院在心血管领域的影响力；对麻醉团队而言，降低输血率能够进一步增强团队凝聚力，提升团队专业水平，打造团队心脏麻醉品牌影响力。

（三）活动计划拟定

降低成人心脏直视手术的输血率改善活动计划拟定表

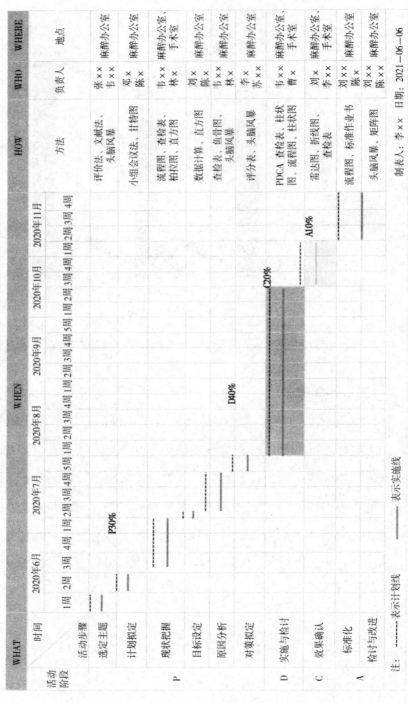

活动阶段	WHAT 时间 活动步骤	WHEN						HOW 方法	WHO 负责人	WHERE 地点
		2020年6月	2020年7月	2020年8月	2020年9月	2020年10月	2020年11月			
		1周 2周 3周 4周	1周 2周 3周 4周 5周	1周 2周 3周 4周	1周 2周 3周 4周	1周 2周 3周 4周	1周 2周 3周 4周			
P	选定主题	P30%						评价法、文献法、头脑风暴	张×× 韦×	麻醉办公室
	计划拟定							小组会议法、甘特图	邓× 陈×	麻醉办公室
	现状把握			D40%				流程图、查检表、柏拉图、直方图	韦×× 林×	麻醉办公室、手术室
	目标设定							数据计算、直方图	刘× 陈×	麻醉办公室
	原因分析							查检表、鱼骨图、头脑风暴	韦×× 林×	麻醉办公室
	对策拟定							评分表、头脑风暴	李× 苏×	麻醉办公室
D	实施与检讨				C20%	A10%		PDCA、查检表、柱状图、流程图、柱状图	韦×× 曹×	麻醉办公室、手术室
C	效果确认							雷达图、折线图、查检表	刘× 李××	麻醉办公室、手术室
A	标准化							流程图、标准作业书	刘×× 陈×	麻醉办公室
	检讨与改进							头脑风暴、矩阵图	刘×× 陈××	麻醉办公室

注： ------ 表示计划线　　—— 表示实施线　　　　　　　　　　　　制表人：李×× 日期：2021-06-06

（四）现状把握

1.绘制改善前流程图

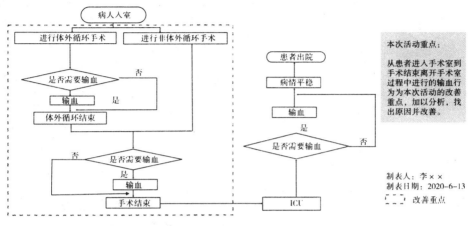

改善前心脏直视手术输血流程图

2.制作查检表

圈员们在三现原则下进行5W2H调查，共查阅51台心脏手术，其中输血48台，输血率为94.1%。

成人心脏直视手术输血情况查检表

查检时间（When）	2020年06月14日—2020年07月08日 10:00—17:00
查检地点（Where）	麻醉科二区手术室、ICU
样本数量（How much）	总计查阅51台心脏手术，其中输血48台
查检内容（What）	成人心脏直视手术的输血情况
查检方法（How）	采用普查方式，由圈员采用现场调查与查阅病历相结合方式，对2020年06月14日—2020年07月08日心脏直视手术的输血情况进行调查登记 输血率=心脏手术输血总人数/心脏手术总人数×100% 平均手术台次输血量（ml）=心脏手术输血总量/心脏手术输血总台数
查检的原因（Why）	了解心脏手术过程输血的原因与输血率
调查者（Who）	韦××

注："发生次数"是以每次输血行为作为查检单位，用"正"号来记录每次输血行为的原因，一划表示一次输血的原因，每个患者同一因素反复发生的最多只记3次

3.绘制改善前柏拉图并提出结论

成人心脏直视手术输血率现况调查数据结果统计表

输血原因	发生次数/次	百分比/%	累计百分比/%
手术出血多	46	37.1	37.1
血色素低	30	24.2	61.3
开放性输血	25	20.2	81.5
扩充容量	12	9.7	91.2
术前贫血	6	4.8	96.0
转中液平面低	5	4.0	100.0
总计	124	100.0	100.0

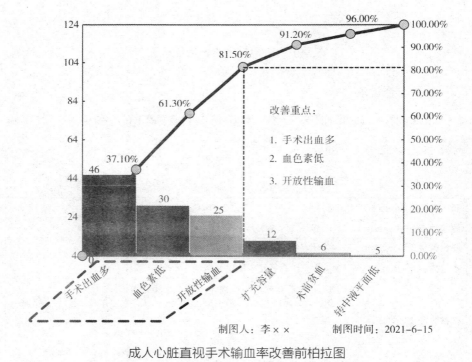

制图人：李××   制图时间：2021-6-15

成人心脏直视手术输血率改善前柏拉图

结论：检查数据表明手术出血多、血色素低、开放性输血病例占81.50%，依据柏拉图二八定律，将此三项列为本次主题改善重点。

（五）目标设定

1.圈能力计算

护血圈圈能力计算表

评价项目	韦××	曹×	李×	邓×	苏××	刘×	刘××	林×	李××	陈××	陈×
学历	3	5	3	3	3	3	3	3	3	3	3
职称	5	5	5	5	5	5	1	3	3	3	1
专业年限	5	5	5	5	5	5	3	5	5	5	3
QCC经验	3	3	3	3	3	3	1	3	1	3	1
QCC手法考核程度	3	3	3	1	1	1	1	1	1	1	1
总分	19	21	19	17	17	17	9	15	13	15	9
圈能力	\multicolumn{11}{c}{174÷（5×5×11）＝63.6%}

评价说明	分数	学历		经历		执行力
		学历	职称	专业年限	QCC经验	QCC手法考核程度
	1	本科以下	初级	＜3年	未参加过QCC活动	0～59分
	3	本科	中级	3-5年	参加过1-3年QCC活动	60～89分
	5	本科以上	高级	＞5年	参加过3次以上QCC活动	90～100分

2.目标值计算

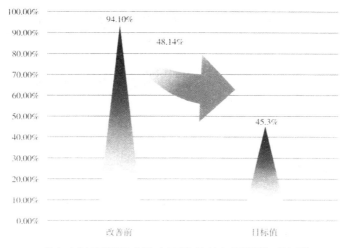

成人心脏直视手术输血率改善前与目标值对比图

目标值＝现况值 － 改善值

= 现况值 －（现况值 × 改善重点 × 组能力）

= 94.1% －（94.1% × 81.5% × 63.6%）

≈ 94.1% － 48.8%

= 45.3%

改善幅度＝（改善前 － 改善后）÷ 改善前 × 100%

=（94.1% － 45.3%）÷ 94.1% × 100%

≈ 51.86%

3.目标值论证

圈员们对比了国内专科医院与国外医院的相关数据，最终确定将本次改善活动成人心脏直视手术输血率目标值设为47%。

（六）解析

1.原因分析

全体圈员展开了头脑风暴，使用鱼骨图分析了主要原因。

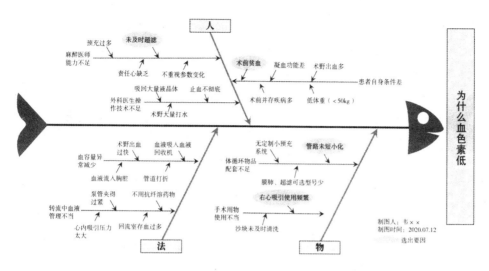

患者血色素低原因分析

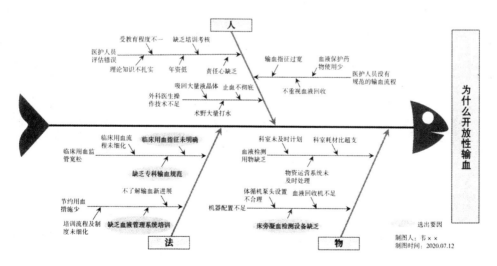

开放性输血实施原因分析

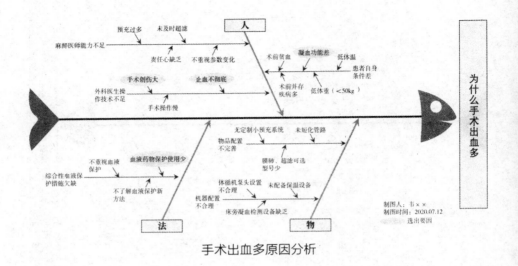

手术出血多原因分析

2. 要因评价

患者血色素低的要因评分汇总表

要因	中原因	编号	小原因	韦××	曹×	李×	邓×	苏××	刘×	刘××	林×	李×××	陈××	陈×	总分	排名	评定
人	麻醉医师	1	未及时超滤	1	5	5	5	5	5	5	5	5	5	5	51	1	√
		2	预充过多	1	3	3	5	5	3	3	3	3	3	3	35		
		3	不重视参数变化	1	1	1	5	1	1	1	3	3	3	1	21		
	外科医生	4	责任心缺乏	3	1	3	5	1	3	1	3	1	3	1	25		
		5	吸回大量晶体液	1	3	5	5	5	5	3	3	3	3	3	34		
		6	术野大量打水	1	3	3	5	3	5	5	1	3	1	1	34		
		7	止血不彻底	1	3	3	5	3	3	3	1	3	3	5	33		
	患者	8	术前贫血	5	5	5	3	3	1	5	3	5	5	5	44	3	√
		9	术前并存疾病多	3	5	1	5	5	5	3	5	3	3	3	39		
		10	低体重（<50 kg）	1	5	5	5	5	1	1	3	3	5	1	37		
		11	凝血功能差	5	1	5	5	5	1	1	3	5	3	5	31		
		12	术野出血多	3	3	3	3	5	5	5	3	5	1	1	33		
物	体循物品配套不足	13	管路末端小化	3	5	3	3	3	5	5	5	3	3	3	46	2	√
		14	膜肺、超滤可选型号少	1	3	1	5	1	3	3	1	3	3	3	31		
		15	无法制小预充死系统	1	3	3	5	1	5	5	5	3	3	3	31		
法	于术用物使用不当	16	右心吸引使用频繁	3	3	3	3	3	5	5	5	3	3	3	44	4	√
		17	纱块未及时清洗	3	3	3	3	3	1	1	3	3	3	3	27		
		18	血液吸入血液回收机	3	5	3	5	3	5	1	3	3	3	3	31		
		19	管道打折	1	1	1	3	3	3	5	3	3	5	3	25		
	转流血容量减少	20	术野出血过快	3	1	3	5	3	5	5	3	5	3	5	39		
		21	血液流入胸腔	1	5	5	1	3	1	5	3	3	3	3	29		
	转流中血液管理不当	22	不用抗纤溶药物	1	1	1	1	3	1	5	3	1	1	3	19		
		23	泵管夹得过紧	1	1	5	1	1	5	1	3	3	3	3	27		
		24	回流室存血过多	1	1	3	3	3	3	3	1	3	3	3	29		
		25	心内吸引压力大	3	3	3	3	3	3	3	3	3	3	3	37		

说明：11 名圈员进行评分，重要 5 分，一般 3 分，不重要 1 分，总分 55 分，根据"80/20 原则"得分 44 分及以上选为要因。

开放性输血的要因评分汇总表

要因	中原因	编号	小原因	韦××	曾××	季×	邓×	苏××	刘×	刘××	林×	李××	陈××	陈×	总分	排名	评定
人	医护人员评估错误	1	理论知识不扎实	3	3	5	3	3	3	1	3	3	3	3	33		
		2	受教育程度不一	1	1	3	3	3	5	1	3	3	3	1	25		
		3	年资低	1	1	3	3	1	3	3	5	3	3	3	25		
		4	责任心缺无	5	3	3	3	1	3	3	1	3	1	1	25		
		5	缺乏培训考核	3	3	1	1	3	1	1	1	3	3	5	25		
	医护人员没有规范的输血流程	6	输血指征过宽	3	3	1	3	3	3	3	5	3	5	5	27		
		7	不重视血液回收	1	1	3	1	1	3	3	3	3	3	1	17		
		8	血液保护药物使用少	3	3	5	5	5	5	5	5	5	5	3	47		
		9	科室耗材比超支	3	3	1	1	3	3	1	1	1	3	3	19		
		10	科室运营计划	1	1	3	1	1	3	3	3	3	3	3	21		
物	血液检测用物缺无	11	物资运营系统未及时处理	1	1	1	1	3	3	3	3	1	3	3	15		
		12	床旁凝血检测设备缺无	5	3	5	5	3	5	5	5	5	5	5	45	4	✓
	机器配置不足	13	体循环系头设置不合理	1	1	1	3	1	1	3	3	3	1	1	15		
		14	血液回收机不足	5	3	3	3	1	3	3	3	3	3	3	29		
法	临床用血监管宽松	15	临床用血指征未明确	3	3	5	5	5	5	5	5	3	3	3	46	3	
		16	临床用血流程未细化	3	3	3	5	3	5	5	3	3	3	1	31		
		17	缺乏专科输血规范	3	3	5	5	5	5	5	3	5	5	3	47	2	
	节约用血措施少	18	不了解输血新进展	3	5	3	3	3	3	3	3	3	3	1	27		
		19	缺乏血液管理系统培训	5	5	3	5	5	3	3	5	5	5	3	49	1	
		20	培训流程及制度未细化	3	3	3	3	1	5	1	3	3	3	3	27		

说明：11名圈员进行评分，重要要5分，一般要3分，不重要要1分。总分55分，根据"80/20原则"，得分44分及以上选为要因

手术出血多要因评分汇总表

要因	中原因	编号	小原因	韦××	曹×	季×	邓×	苏×××	刘×	刘×××	林×	季××	陈××	陈×	总分	排名	评定
人	麻醉医师评估不足	1	未及时超滤	3	3	3	3	5	3	3	3	3	3	3	35		
		2	预充过多	1	3	3	3	1	3	3	3	1	3	3	23		
		3	不重视参数变化	1	3	3	1	3	3	3	3	3	3	3	23		
		4	货价心缺乏	1	3	1	1	3	3	1	3	3	3	3	23		
	外科医生操作技术不足	5	止血不彻底	5	5	5	5	3	5	5	5	5	5	5	49	1	
		6	手术操作慢	1	1	3	1	1	1	1	1	1	1	1	15		
		7	手术创伤大	5	5	3	5	3	5	3	5	3	3	5	45	3	
	患者自身条件较差	8	术前贫血	3	3	3	3	3	3	3	3	3	3	3	31		
		9	术前并存疾病多	1	1	1	1	1	1	1	1	1	1	1	13		
		10	低体重（<50 kg）	3	3	3	3	3	3	1	1	3	1	3	27		
		11	凝血功能差	5	5	3	5	5	5	5	3	3	5	5	47	2	
物	物品配置过程不完善	12	低体温	3	3	3	5	5	3	5	3	3	3	5	39		
		13	未短化管路	3	3	3	1	1	1	1	3	3	3	3	25		
		14	膜肺、超滤可选型号少	3	1	3	3	3	1	3	3	1	1	1	23		
		15	无定制小预充系统	1	3	3	3	3	3	3	1	1	3	3	25		
	机器配置不合理	16	体循环机泵头设置不合理	1	1	1	1	3	1	1	1	1	1	3	15		
		17	床旁凝血检测设备缺乏	3	1	3	3	1	3	3	3	3	3	3	25		
		18	未配备保温设备	1	1	1	3	3	1	1	3	3	3	1	21		
法	综合性血液保护措施欠缺	19	血液保护药物使用少	5	5	3	5	5	5	5	3	3	5	5	47	2	
		20	不了解血液保护	1	3	3	1	1	1	3	3	3	3	3	21		
		21	不重视血液保护新方法	3	3	5	3	3	1	3	3	3	3	1	29		

说明：11 名圈员进行评分，重要 5 分，一般 3 分，不重要 1 分，总分 55 分。根据"80/20 原则"，得分 44 分及以上选为要因

3.真因验证

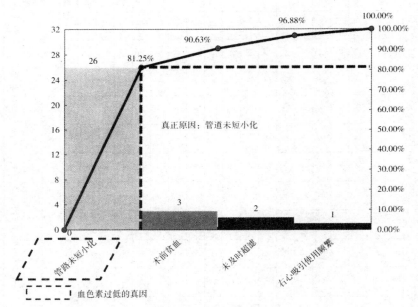

血色素过低的真因柏拉图

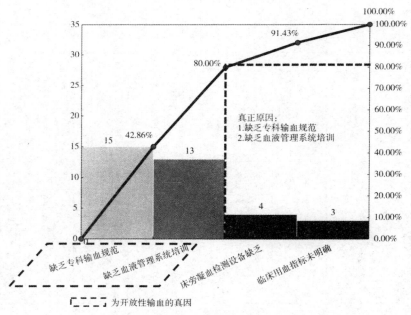

开放性输血的真因柏拉图

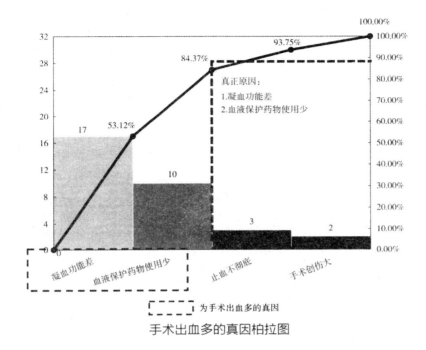

真正原因：
1.凝血功能差
2.血液保护药物使用少

为手术出血多的真因

手术出血多的真因柏拉图

4.真因汇总

通过以上真因验证结果，并根据80/20原则，得出未短小化管路、缺乏血液管理系统培训、缺少心脏手术输血规范、血液保护药物使用少、凝血功能差等五个真因。针对五个真因拟定对策。

（七）对策拟定

1.对策拟定表

降低成人心脏直视手术的输血率对策拟定表

问题	真因	对策方案	评价																																总分	采纳
			可行性											经济性											效益性												
			1	2	3	4	5	6	7	8	9	10	11	1	2	3	4	5	6	7	8	9	10	11	1	2	3	4	5	6	7	8	9	10	11		
血色素低	未短小化管路	制定低预充策略	5	5	5	5	5	5	5	5	5	5	5	5	3	3	5	5	3	5	3	5	5	5	5	3	5	3	3	3	5	5	5	5	5	149	√
		尽量剪短管路	3	5	5	3	5	3	5	5	5	5	5	5	5	3	5	5	5	5	3	3	5	5	3	5	3	5	5	3	5	3	5	3	3	137	√
		实施逆行预充	5	5	5	5	5	5	5	5	5	5	5	5	3	5	5	5	5	3	3	5	5	3	3	3	5	3	3	3	5	3	5	3	3	143	√
		常规安装超滤	5	5	5	5	5	5	5	5	3	1	3	3	1	3	1	3	1	1	1	1	1	5	3	3	3	3	3	3	3	3	1	3		103	×
开放性输血	缺乏血液管理系统培训	血液保护知识与设备培训	3	5	3	5	5	3	5	5	5	5	5	3	5	5	5	5	5	5	5	3	5	5	5	5	5	5	5	5	5	5	5	5	3	143	√
		学习推广微创手术方式	5	5	5	5	5	3	5	5	5	5	3	3	5	3	5	3	5	5	5	5	5	5	5	5	5	1	5	3	3	3	5	5		135	√
		外出学习	5	3	5	3	5	5	3	5	5	1	5	3	3	1	1	3	1	5	3	3	1	3	3	1	5	3	1	1	1	1	1	1	1	87	×
	缺少心脏手术输血规范	建立心脏手术输血规范	5	5	5	5	5	3	5	5	5	5	5	3	5	5	5	5	5	5	3	3	5	5	5	3	5	3	5	5	3	3	5	3		139	√
		进行输血知识培训学习，严格按规范输血	5	5	5	5	5	3	5	5	5	5	5	5	5	5	3	5	5	5	3	3	5	3	3	3	5	3	3	3	3	3	5	3	3	137	√
手术出血多	血液保护药物使用少	建立输血高危病人术前评估规范	5	5	5	5	5	5	5	5	5	5	5	3	5	5	5	5	5	5	3	3	5	5	5	3	5	3	5	3	5	3	5	3		143	√
		抑制纤溶系统激活药物的使用	3	3	3	5	5	5	5	5	3	5	5	5	5	5	5	5	5	5	5	5	5	5	5	5	5	3	5	5	3	5	5	3		141	√
	凝血功能差	术前及时停用抗凝血药	3	3	5	3	5	3	5	5	5	3	3	1	5	5	5	5	5	5	1	5	5	5	3	5	3	3	5	3	5	5	3	5		135	√
		加强凝血功能调控	5	5	5	5	5	5	5	5	5	5	5	5	5	5	5	5	5	5	3	3	5	5	5	3	5	5	5	5	3	5	5	3		147	√
		鱼精蛋白足量中和	5	5	5	5	5	3	5	5	5	5	5	5	5	5	5	5	5	5	3	3	5	3	5	3	5	3	3	3	3	5	5	3		141	√
		推行微创手术模式	5	5	5	5	5	5	5	5	5	5	5	3	5	3	5	3	5	5	5	5	5	5	5	3	5	3	5	5	5	5	5	3		143	√

全体圈员依可行性、经济性、效益性进行对策选定；评价方式：优5分、良3分、差1分；圈员共11人，总分165分，依80/20定律，132分以上为实行对策

注：√表示对策被采纳；×表示对策不被采纳

2.对策整合

降低成人心脏直视手术的输血率对策整合表

问题	真因	对策方案	评价			总分	采纳	实施时间	提案人	负责人	对策编号
			可行性	经济性	效益性						
血色素低	未短化管路	1.制订低预充策略	55	47	47	149	√	8.21—9.10	林×	林×	对策二
		2.尽量剪短管路	47	47	46	140	√	8.21—9.10	林×	林×	对策二
		3.实施逆行预充	55	51	37	143	√	8.21—9.10	林×	林×	对策二
		4.常规安装超滤	45	21	37	103	×		陈×		
开放性输血	缺乏血液管理系统培训	1.血液保护知识培训及设备培训	47	45	51	143	√	8.01—8.20	韦××	韦××	对策一
		2.学习及推广微创手术方式	45	45	45	135	√	10.01—10.17	曹×	曹×	对策四
		3.外出学习	39	27	21	87	×		韦××		
	缺少心脏专科输血规范	1.建立心脏手术专科输血规范	51	45	43	139	√	8.21—9.10	韦××	刘××	对策二
		2.进行输血知识培训学习，严格按照规范进行输血	53	47	37	137	√	8.01—8.20	韦××	李××	对策一
手术出血多	血液保护药物使用少	1.建立输血高危术前评估流程	51	47	45	143	√	9.11—9.30	李××	陈××	对策三
		2.抑制纤溶系统激活药物的使用	43	53	45	141	√	8.21—9.10	韦××	林×	对策二
	凝血功能差	1.术前及时停用抗凝药物	43	43	49	135	√	9.11—9.09	曹×	韦××	对策三
		2.加强止血药物应用	51	45	51	147	√	9.11—9.30	苏××	韦××	对策三
		3.鱼精蛋白足量中和	51	45	45	141	√	9.11—9.30	刘××	陈××	对策三
		4.推广微创式术减少手术对血液的破坏	49	45	49	143	√	10.01—10.17	曹×	苏××	对策四

（八）对策实施与检讨

对策一：构建线上线下多模式"血液的管理知识"培训体系

对策一	对策名称	构建线上线下多模式"血液的管理知识"培训体系
	真因	缺乏血液管理系统培训、学习内容缺少心脏专科输血规范

改善前：

1. 科室未规范开展输血用血安全知识培训，未统一进行心脏外科手术的相关节约用血知识学习
2. 临床医师对合理用血指征不清，存在宽泛用血现象
3. 2020年8月1日前输血率为94.1%

对策内容：

1. 利用"问卷星"、钉钉网络等互联网手段组成灵活、方便的培训方式，对全员开展血液保护知识培训
2. 建立学习共建小组，组团式学习
3. 线下组织多形式趣味性培训，包括PBL、翻转课堂等培训形式，培训结束后对科室人员当场考核，检验培训效果，考核成绩不理想再重复培训

对策实施：

负责人：韦××

实施时间：2020年8月1日至2020年8月20日

实施地点：麻二科办公室、手术室

实施过程：

1. 2020年8月1日—2020年8月5日对全科人员进行血液保护知识的摸底、培训，在钉钉网络平台构建组织架构，组织全科人员学习血液管理基础知识，充分利用互联网手段迅速、便捷集合学习
2. 2020年8月2日科内组建学习共建小组，共分4个大组，设组长、学习委员各1名，确保每组组员能力高、中、低分布均衡。小批次多形式学习，确保熟练掌握所涉及的理论与操作知识
3. 组织组员刊用"翻转课堂或PBL"多形式趣味化的教学模式，学员以问题为导向，可通过自学、合作、探究、联动、互动学习

对策处理：

1. 经对策效果确认，一致认为该对策为有效对策，继续实施
2. 能有效提高麻醉科医护人员的合理用血水平，列入科室人员常规培训和新入科人员规培内容

对策有效

对策效果确认：

1. 输血保护知识培训平均分数由36.3分提升至94.5分
2. 输血率由94.1%降低至82.25%
3. 平均输血量由1360 ml降低至1210 ml

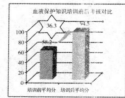

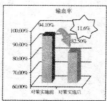

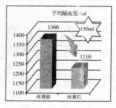

对策二：构建"多学科协作"精细化血液管理模式

对策二	对策名称	**构建"多学科协作"精细化血液管理模式**
	真因	**血液保护药物使用少、体外管路未短化**

<table>
<tr>
<td>

改善前：

1. 未建立相关心脏手术输血规范，导致用血不合理，开放性输血理念盛行，容易造成手术过程中的用血浪费
2. 理念落后，血液保护药物使用少，血液丢失增多
3. 手术过程不注意保温，低体温发生率高，影响凝血功能
4. 体外循环管路未短化，预充液多，血液稀释严重，导致凝血功能不足
5. 没有麻醉深度监测，血压波动大、出血增多
6. 血液回收机使用少，血液丢失增多
7. 2020 年 8 月 21 日前输血率为 82.50%

对策内容：

1. 建立心脏手术专科输血规范
2. 加大血液保护药物的应用，减少血液破坏
3. 加强术中保暖措施，全程体温监测
4. 缩短体外循环管路，减少体外循环预充量
5. 推行麻醉深度监测，精确麻醉
6. 提高血液回收机使用率

</td>
<td>

对策实施：

负责人：林 ×

实施时间：2020 年 8 月 21 日—2020 年 9 月 10 日

实施地点：麻二科办公室、手术室

实施过程：

1. 2020 年 8 月 21 日多学科合作制订《心脏手术专科输血规范》，落实心外科节约用血措施，开始实行限制性输血策略，减少不必要输血
2. 2020 年 8 月 21 日推行术中落实预防应用抗纤溶药物方案，做好血液保护
3. 2020 年 8 月 21 日从患者入室开始实行全程保温策略
4. 2020 年 8 月 21 日开始使用负压吸引的静脉回流与"迷你"管路，以减少体外循环预充量，减少出血和输血的风险
5. 2020 年 8 月 22 日术中推行麻醉深度监测，保持麻醉平稳，减少血压波动导致出血
6. 2020 年 8 月 22 日强调血液回收机使用时机，进一步提高血液回收机使用率

</td>
</tr>
</table>

续表

对策二	对策名称	构建"多学科协作"精细化血液管理模式
	真因	血液保护药物使用少、体外管路未短化

对策处理：

1. 经对策效果确认，一致认为该对策为有效对策，继续实施
2. 能有效提高麻醉科医护人员的合理用血水平，列入科室人员常规培训和新入科人员规培内容

对策有效

对策效果确认：

1. 输血率由82.50%降低至16.60%
2. 平均输血量由1210 ml降低至980 ml

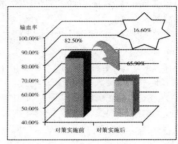

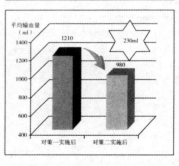

对策三：加强围术期凝血功能的动态调控

对策三	对策名称	加强围术期凝血功能的动态调控
	真因	凝血功能差

<table>
<tr><td>

改善前：

1. 术前未常规对患者进行输血风险性评估，缺乏针对性保护，造成高风险患者输血机率增加
2. 抗凝患者术前由于病情变化导致停用抗凝药物的时间不足，围术期出血增加
3. 鱼精蛋白中和肝素不精确，导致渗血增多
4. 2020年9月11日前输血率为65.90%

对策内容：

1. 制订《心脏外科输血高风险患者评估流程》，对确定输血高风险患者实行更高级别的血液保护措施，降低输血的风险
2. 加强与临床沟通，病情允许下尽量停药停够时间，停药时间不够的患者纳入输血高风险患者加强管理
3. 改变鱼精蛋白中和肝素方法，强调采用微泵持续泵注的方式，防止出现肝素反跳

</td><td>

对策实施：

负责人：韦××

实施时间：2020年9月11日—2020年9月30日

实施地点：麻二科办公室、手术室。

实施过程：

1. 2020年9月11日制订《心脏外科输血高风险患者评估流程》
2. 2020年9月11日麻醉医生术前访视病人，询问病史，明确有无重度贫血病史、出血史、血液病史和恶性肿瘤病史，识别高危患者，确定输血风险，术中加强对高风险患者的凝血功能保护
3. 2020年9月11日围术期积极检测激活凝血时间，防止出现肝素反跳

</td></tr>
<tr><td>

对策处理：

经对策效果确认，一致认为该对策为有效对策，继续实施

对策有效

</td><td>

对策效果确认：

1. 收集37例手术病人资料，输血率由65.90%下降到54.10%
2. 平均输血量由980 ml下降至850 ml

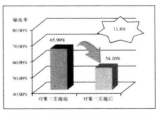

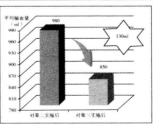

</td></tr>
</table>

对策四：积极实施微创心外科技术发展战略

对策四	对策名称	积极实施微创心外科技术发展战略
	真因	缺乏培训学习、缺乏血液管理系统培训

改善前：

1. 对有适应症的患者未推广微创手术方式，手术创伤大，体外循环时间长，手术出血多
2. 止血不够彻底，导致血液丢失较多
3. 2020年10月1日前输血率为54.1%

对策内容：

1. 建立心脏手术专科输血规范
2. 加大血液保护药物的应用，减少血液破坏
3. 加强术中保暖措施，全程体温监测
4. 缩短体外循环管路，减少体外循环预充量
5. 推行麻醉深度监测，精确麻醉
6. 提高血液回收机使用率

对策实施：

1. 负责人：曹×
2. 实施时间：2020年10月1日—2020年10月17日
3. 实施地点：手术室

实施过程：

1. 2020年10月6日外科加强微创手术适应症的把握及技术攻关，争取更多合适的患者施行微创手术. 开展胸腔镜、小切口、TAVI等微创术式，进一步减少创伤及出血
2. 2020年10月7日对手术助手的止血效果进行技术把关，并建立相关奖惩制度
3. 2020年10月7日识别高风险的出血患者，关胸完毕手术室留观10—15分钟，观察出血情况，及时发现胸液多的事件并处理

对策处理：

1. 经过对策效果确认，一致认为该对策为有效对策，继续实施
2. 能有效减少创伤及出血，列入科室外科人员常规执行内容

对策有效

对策效果确认：

1. 收集30例手术患者资料，输血率由54.1%下降到43.3%
2. 输血量由850 ml下降至700 ml

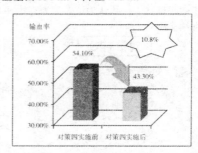

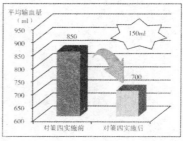

（九）效果确认

1.有形成果

（1）改善前、改善中与改善后效果对比

项目	改善前	改善中	改善后
查验日期	6.15—7.08	8.01—10.17	10.18—11.5
调查手术例数	51	51	51
输血例数	48	32	23
输血率	94.1%	62.7%	45.1%
输血量（ml）	1360	880	740

（2）目标达成率及进步率

目标达标率=（改善后数据–改善前数据）÷（目标设定值–改善前数据）×100%

=（45.1%–94.1%）÷（47%–94.1%）×100%

=104%

进步率=（改善前数据–改善后数据）÷改善前数据

=（94.1%–45.1%）÷94.1%

=52.07%

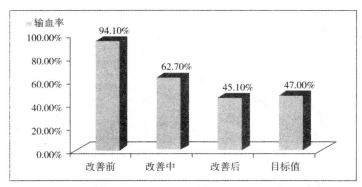

改善前、改善中以及改善后输血率与目标值对比图

（3）改善前与改善后柏拉图对比

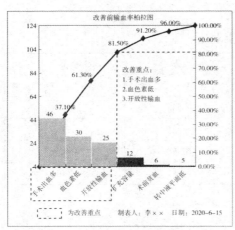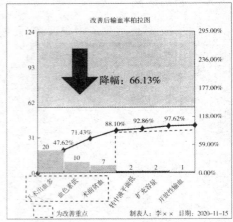

改善前与改善后输血率柏拉图对比

（4）改善前与改善后流程对比

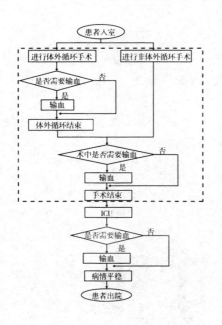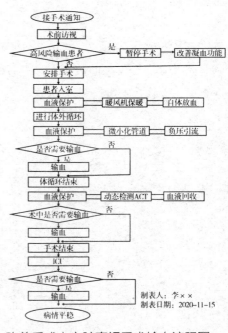

改善前成人心脏直视手术输血流程图　　改善后成人心脏直视手术输血流程图

2.无形成果

改善前与改善后护血圈圈员能力评价表

项目	改善前		改善后		活动成长	正/负向
	总分	平均分	总分	平均分		
脑力开发	25	2.3	42	3.8	1.5	↑
责任心	33	3.3	50	4.6	1.3	↑
沟通协调能力	25	2.3	48	4.4	1.1	↑
团队凝聚力	30	2.7	45	4.1	1.4	↑
QCC手法运用	17	1.5	45	4.1	2.6	↑
活动信心	22	2	48	4.4	2.4	↑
备注：由全体圈员（共11人）进行评分，每项每人最高5分，最低1分						

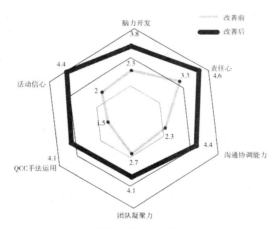

护血圈圈员能力评价雷达图

3.附加成果

（1）经济效益

通过本次活动，本科室成人心脏手术人均输血量由改善前的1360 ml减少至改善后的740 ml，活动期间节省输血费用共207 989.8元。按本院全年2000台心脏手术计算，可节约输血费用高达463.2万元/年，减少输血量约1 883 160 ml/年。

（2）品牌效益

医院通过此次活动被评为国家级青年文明号。

（3）专利发明

此次改善活动中，圈员们申报了3项专利。

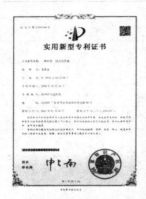 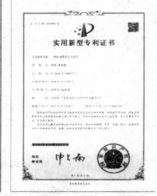 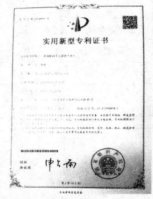

一种针持一体式的持针器　　一种防堵塞的双层引流管　　一种脚踏连接式新型手术台

（4）论文发表

序号	论文题目	杂志名称	主要作者
1	提高心外科手术患者自体血回收质量的品管圈实践	心血管外科杂志（电子）	李××
2	胸腔镜辅助小切口手术在二尖瓣置换患者中的对照研究	心肺血管病杂志	黄××
3	自体心包片重建瓣环技术在重症瓣膜病外科手术中的应用）	中国心血管病研究	古××
4	经胸微创封堵与经皮介入封堵室间隔缺损的对比研究	临床心血管病杂志	刘×
5	原发性心脏肿瘤外科手术的临床疗效分析	中国循证心血管医学杂志	刘×
6	三尖瓣前瓣增补法联合C形环植入治疗原发风湿性三尖瓣关闭不全的效果分析	中国医学创新	刘×
7	液体加温仪不同的温度设定与心脏瓣膜置换术体外循环后的体温相关性研究	实用临床护理学电子杂志（电子）	李××

（5）科研立项

本次改善活动，医院申报省级科研立项两项——《目标导向为基准的个体化最小镇静策略在ECMO患者中应用的多中心研究》《基于有限元和计算流体力学分析A型主动脉夹层不同插管策略的灌注效果比对》；市级科研立项4项，分别为《胸腔镜下三尖瓣置换术麻醉技术应用》《特异性靶向吸附技术在心脏危重症患者体外循环术中的应用》《液体加温仪不同的温度设定与心脏瓣膜置换术体外循环后的体温相关性研究》《快速康复麻醉技术在先天性心脏外科手术中的应用研究》。

（十）标准化作业

本次改善活动中，医院确立了五项标准化流程，分别为"心脏手术专科血液管理技术规范""血液回收机使用流程""自体血回输管理技术规范""心脏外科输血高风险患者评估流程""体外循环心脏手术节约用血策略"。

（十一）检讨与改进

1.检讨与改进

护血圈本次改善活动检讨与改进表

活动项目	优点	缺点	今后努力方向
主题选定	根据医院实际情况发现问题，主题为科室当前急需改善的热点问题	主题范围过小，未涉及多个学科之间的合作	计划在本圈基础上进一步扩大开展范围，提高节约用血效果
活动计划选定	按圈能力拟定可行性计划，圈员能够按计划、分工认真实施	思路不清晰，衔接不够紧密	加强团队合作及交流，圈员更加知晓圈项目的流程、工作
现况把握	收集数据切合实际、客观、及时	数据收集较费时间及人力，且收集不易	尽可能收集相关资料，分析更全面
目标设定	设定的目标基于圈能力的计算和标杆医院数值，符合医院实际，可行性高	目标执行积极性及质量水平参差不齐	争取目标值下降达到更低值

续表

活动项目	优点	缺点	今后努力方向
解析	QCC手法运用得当，圈员积极开动脑筋深入分析	QCC手法运用不熟练，耗费时间比较长	加强QCC和专业学习，提高圈员的洞察力，改善圈的分析能力
对策拟定	群策群力，对策性强，对策具有可行性	客观条件制约部分对策采纳	争取效益性及可行性达到更高统一
对策实施与检讨	对制定的对策，圈员都能积极实施，发现问题及时反馈检讨	部分人员不重视对策的实际执行	今后持续保持各项对策的实施，让改善落实更彻底
效果确认	客观分析，成效显著，圈员成就感强	附加成果欠缺	效果继续跟踪，不断完善
标准化	将圈运作过程中的关键点制订成标准化流程，便于推广实施	部分人员流程不熟悉，执行不到位，未能全面落实措施	标准不是一成不变的，日常工作中有针对性地灵活运用，不断完善
圈会运作情形	圈员团结协作，讨论气氛活跃、愉快，能感受到活动带给他们的成就感	圈员对于面对问题的勇气略欠缺，对于成功解决问题缺乏信心	让被改善科室给予圈活动相关回馈，让圈员从中得知自身的优势与不足
残留问题	节约用血效果与措施还需继续改进，未来可以联合多学科一起进行整体节约用血改进		
残留问题解决方法	下一步准备由麻醉科牵头成立血液管理MDT，进一步将体循管道微小化		
预计完成日期	成立血液管理MDT于2021年3月前完成，体循管道微小化设计于2021年3月前完成		

2. 效果维持

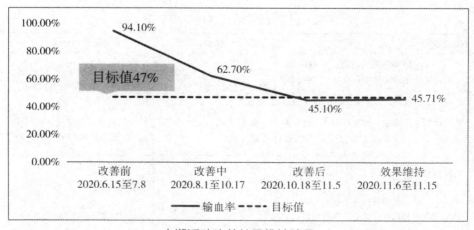

本期活动改善效果维持阶段

（十二）下期活动主题

根据本期主题选定表的打分次序，确定下一期活动的主题为：降低全麻患者术后低体温发生率。

评价项目 备选主题	领导重视度 （30%）	圈能力 （26%）	重要性 （22%）	本期达成性 （22%）	总分	排名	选定
提高首台手术准点执行率	43×30%	43×26%	37×22%	39×22%	40.8	4	
降低气管插管术后声嘶发生率	32×30%	25×26%	31×22%	17×22%	25.16	2	
降低心脏手术患者术后谵妄发生率	29×30%	35×26%	35×22%	27×22%	22.28	3	
降低全麻患者术后低体温发生率	47×30%	47×26%	51×22%	41×22%	29.6	1	★
降低麻醉药品管理差错率	31×30%	31×26%	31×22%	25×22%	21.92	5	
评价说明	分数	领导重视度	圈能力	重要性	本期达成性		
	1	不太重视	0—50%	不太重要	不可行		
	3	重视	51%—75%	一般重要	可行		
	5	极重视	76%—100%	非常重要	极可行		
依据评价法进行主题评价，共11人参与选题过程，票选分数：5分最高、3分普通、1分最低，第一顺位为本次活动主题							

二、案例总结

本案例的亮点包括：

1.对主题的深度和广度进行充分分析，层次分明，逻辑清晰；

2.查阅了大量的文献，探讨很深入，囊括国内、国外、本医院现状数据水平；

3.由体外循环科、麻醉科、心外科、重症医学科、输血科、护理部等多学科团队组建的品管圈，多学科合作并利用信息化管理系统，医生主导的跨部门多学科团队改善；

4.本案例荣获广东省第四届品管圈大赛三等奖。

经验总结

1.通过品管圈和信息化结合，构建线上线下多模式"血液的管理知识"培训体系，充分利用互联网手段迅速、便捷集合学习；

2.由体外循环科、麻醉科、心外科、重症医学科、输血科、护理部等多学科团队组建的品管圈改善团队，构建"多学科协作"精细化血液管理模式；

3.在专利申请、技术应用、人才培养、省市科研立项、期刊论文发表等方面获得众多成果；

4.品管圈作为一种自下而上解决问题的有效工具，颠覆了过去单一自上而下的传统管理模式，实现了医院由经验管理到科学管理、粗放管理到精细化管理方式的转变。

扫一扫，获取完整案例

参考文献

1.梁铭会，刘庭芳，董四平.品管圈在医疗质量持续改进中的应用研究[J].中国医院管理，2012(2):37-39.

2.漆昌乐.品管圈"纤夫"刘庭芳：243圈激起的医院变革[EB/OL].健康界，2015-11-13[2023-05-19].https://www.cn-healthcare.com/article/20151113/content-479635.html

3.陈俊凯，黄建丰，王晏婷.玩转品管圈[M].北京：光明日报出版社，2018.

4.石川馨.质量管理入门[M].刘灯宝，译.北京：机械工业出版社，2021.

5.袁宝华.袁宝华论质量与管理[M].北京：人民出版社，2017.

6.桂克全.解密华西[M].北京：光明日报出版社，2014.

7.张红梅，张俊娟.品管圈白问百答——问题解决型品管圈[M].郑州：郑州大学出版社，2021.

8.段烨.培训师的21项技能修炼[M].北京：北京大学出版社，2013.

9.杜书伍.将才：让年轻人少奋斗5年[M].太原：山西出版社，2011.

10.刘润.5分钟商学院：工具篇[M].北京：中信出版社，2022.

11.李永昌，刘玉秀，王小峰，谢秦，徐晓莉.以品管圈促进医院质量建设的实践与思考[J].中国卫生质量管理杂志，2020（2）：88-90.

好书精选

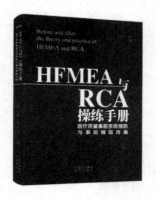

　　"工欲善其事必先利其器"，会用工具能让"解决问题"变成"高效解决问题"。本书深入浅出地介绍了 HFMEA 和 RCA 的理论、循序渐进地教授具体实施步骤、循证实践地示范 10 个经典案例，更有 18 种常用工具和手法详解。旨在教大家用好 HFMEA 和 RCA，培养主动探索、自我进化的思维，从而实现质量持续改进。

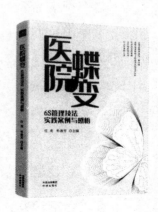

　　本书用通俗易懂的语言详细论述了医院推行 6S 管理的过程、步骤和方法，精选 31 个信而有证的实践案例和 20 篇实践感悟，展示医院将 6S 管理内化于心、外化于行的成果。

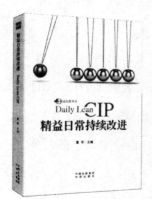

　　本书真实记录了一家医院如何构建和实践精益日常持续改进系统的全过程。以精益管理思想的起源和概述为起点；以升华标准化、创新和领导力的精益理念作结语；中间详述了精益日常持续改进系统的四大模块——看板管理、沟通管理、领导巡访和精益项目在泰心医院的实操做法。适读于每一位渴望精益的医院管理者。

本书通过深入剖析医院所面对的艰难困顿，以真实案例与翔实数据，讲述如何运用 PROPEL 六步法，改善患者照护、员工参与度与医疗品质。由上海申康医院发展中心组织翻译，清华大学医院管理研究院常务副院长张宗久等行业大咖倾情推荐。

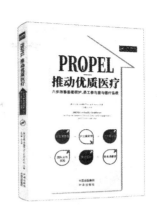

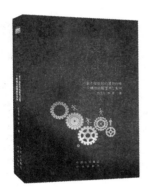

精细化管理，被业内视为丽水市中心医院的耀眼"名片"，令许多人想望风襄。《赢在精细》正是对该院过去二十多年来卓有成效的精细化管理实践的深刻总结和提炼归纳。书中洋洋洒洒的文字，以医院探索精细化管理的缘起为开端，逐章讲述患者体验管理、行政管理、环境管理、效率管理、质量管理、创新驱动、后勤管理等条线的典型措施，以及遇到的阻力和破题与思考。书中不仅蕴含医院管理理念和意识，更多的还是实际操作层面的内容，是国内医管绝佳实战教材。

本书以医院管理者的视角，结合国内当下医保支付制度改革的进程和热点对 DRG 进行了全面深度解析，书中涵盖了医疗质量管理、财务管理、生产线管理模式、临床路径管理、绩效管理等一系列丰富内容。旨在帮助医院中高层管理者、医务人员透彻理解 DRG 和 DIP，从而推动医院精细化管理和公立医院高质量发展。

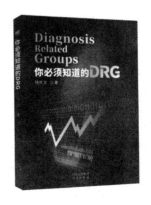

健康界 与您共建学习型医院

如有图书质量问题或邮购及咨询意愿，请联系健康界图书发行部：
王老师　电话：15311513081
质量投诉或盗版侵权举报请发邮件至wangfang@hmkx.cn

扫一扫，关注
健康界悦读微信公众号
获取书讯，优惠购书